YANKEXUE JICHU YU SHIJIAN

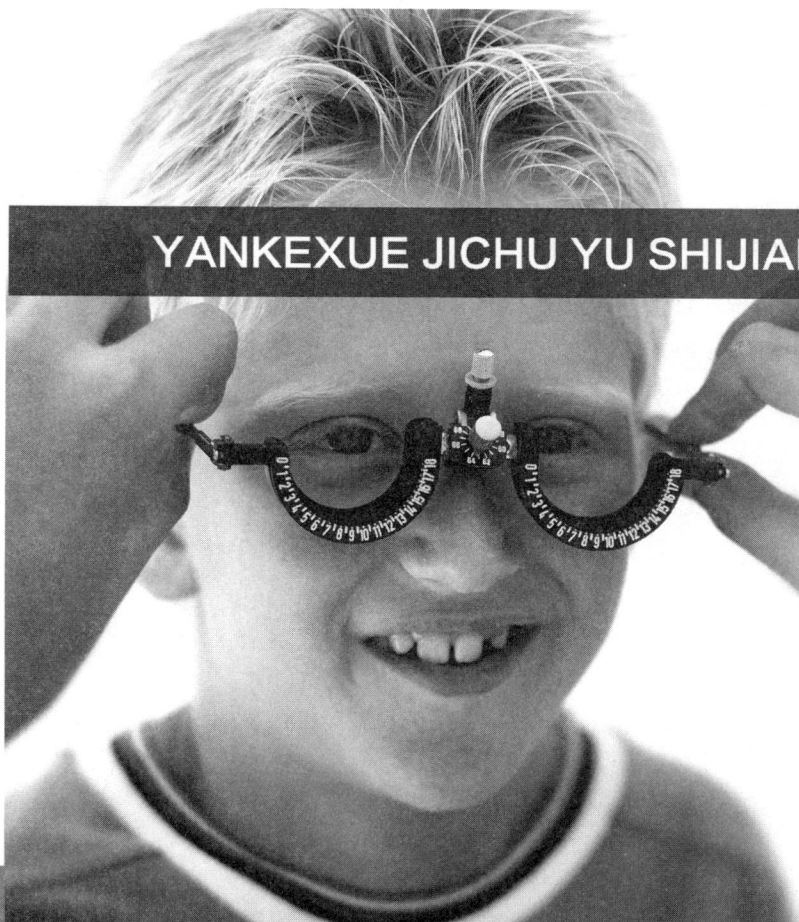

眼科学基础与实践

主 编 刘晓燕 左 晶 冷云霞 相自越 殷 莉 韩宝雁

黑龙江科学技术出版社

图书在版编目（CIP）数据

眼科学基础与实践 / 刘晓燕等主编. –– 哈尔滨：
黑龙江科学技术出版社, 2018.2
ISBN 978-7-5388-9757-9

Ⅰ.①眼… Ⅱ.①刘… Ⅲ.①眼科学 Ⅳ.①R77

中国版本图书馆CIP数据核字(2018)第115001号

眼科学基础与实践
YANKEXUE JICHU YU SHIJIAN

主　　编	刘晓燕　左　晶　冷云霞　相自越　殷　莉　韩宝雁
副 主 编	蒋　莉　马萧萧　杨倩倩　王　涛
	郑　宇　张　剑　肖　华
责任编辑	李欣育
装帧设计	雅卓图书
出　　版	黑龙江科学技术出版社
	地址：哈尔滨市南岗区公安街70-2号　邮编：150001
	电话：（0451）53642106　传真：（0451）53642143
	网址：www.lkcbs.cn　www.lkpub.cn
发　　行	全国新华书店
印　　刷	济南大地图文快印有限公司
开　　本	880 mm×1 230 mm　1/16
印　　张	11
字　　数	352 千字
版　　次	2018年2月第1版
印　　次	2018年2月第1次印刷
书　　号	ISBN 978-7-5388-9757-9
定　　价	88.00元

前　言

　　近几年来，随着经济、科技、文化的发展，人们的生活水平不断提高，医学模式发生了巨大的变化，眼科学顺应国人期望寿命延长与生活质量提高的需求，成为临床医学发展最迅速的专业之一。眼科学内容不断拓展和延伸，新的治疗手段和措施不断更新和完善。眼科疾病涉及面广，病因复杂，严重影响人们的身心健康，给社会、家庭以及个人带来沉重的负担，引起了社会的广泛关注。

　　眼科疾病的正确诊断和治疗，要求每一位医师既要有扎实的理论基础又要有丰富的临床经验，只有不断学习，才能提高诊断水平，更好地诊治疾病，减轻患者负担。

　　本书首先详细介绍了眼的解剖组织学、眼科常见症状及常用检查技术，然后重点阐述了眼科常见疾病的发病机制、诊断方法、治疗手段等内容。本书选材较新颖，图表清晰，详细而不繁杂，实用性较强。编者成员多系从事眼科专业多年且具有丰富临床经验的一线医生，希望本书能为眼科医务工作者处理相关问题提供参考，也可作为医学生和各基层医生学习之用。

　　在编写过程中，由于作者较多，写作方式和文笔风格不一，再加上时间、经验有限，难免存在疏漏和不足之处，望广大读者提出宝贵意见和建议，以便再版时更正，谢谢。

编　者
2018 年 2 月

目　录

第一章

眼的解剖组织学

眼为视觉器官，包括眼球、视路和附属器三部分。眼球和视路完成视觉功能。眼附属器则具有保护及运动等功能。

眼球（eye ball）近似球形，其前后径平均为24mm，垂直径为23mm，水平径为23.5mm。眼球位于眼眶内，其前面有眼睑保护。

第一节　眼球的组织解剖

眼球位于眼眶前部，借眶筋膜与眶壁联系，周围有眶脂肪垫衬，以减少眼球的震动。眼球前面有眼睑保护。正常眼球向前平视时，突出于外眶缘12～14mm，由于眶外缘较上、下、内缘稍偏后，使眼球外侧部分暴露在眼眶之外，故易受外伤。

眼球由眼球壁与眼球内容物所组成。

眼球壁分为三层，外层为纤维膜，中层为葡萄膜，内层为视网膜，视网膜神经节细胞发出的纤维，汇集形成视神经（图1-1）。

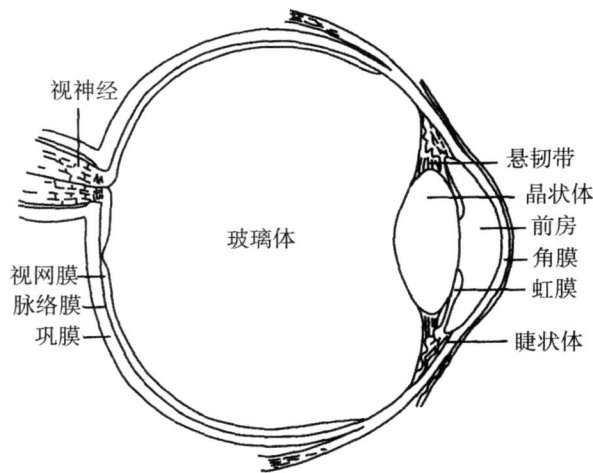

图1-1　眼球水平切面

眼球内容物包括充满前房及后房内的房水、晶状体及玻璃体，三者均透明而又有一定屈光指数。通常与角膜一并构成眼的屈光系统。

一、纤维膜

纤维膜（fibrous tunic）主要由纤维组织构成，是眼球的外膜，前1/6为角膜，后5/6为巩膜，二者之间的移行处为角膜缘。

（一）角膜

角膜（cornea）完全透明，约占纤维膜的前1/6，从后面看角膜为正圆形，从前面看为横椭圆形。成年男性角膜横径平均值为11.04mm，女性为10.05mm，竖径平均值男性为10.13mm，女性为10.08mm，3岁以上儿童的角膜直径已接近成人。中央瞳孔区约4mm直径的圆形区内近似球形，其各点的曲率半径基本相等，而中央区以外的中间区和边缘部角膜较为扁平，各点曲率半径也不相等。从角膜前面测量，水平方向曲率半径为7.8mm；垂直方向为7.7mm，后部表面的曲率半径为6.22～6.80mm，角膜厚度各部分不同，中央部最薄，平均为0.5mm，周边部约为1mm。

角膜分为五层，由前向后依次为：上皮细胞层（epithelium）；前弹力层（lamina elastica anterior），又称bowman膜；基质层（stroma）；后弹力层（lamina elastica posterior），又称descemet膜；内皮细胞层（endothelium）。

1. 上皮细胞层　上皮细胞层厚约50μm，占整个角膜厚度的10%，由5～6层细胞所组成，角膜周边部上皮增厚，细胞增加到8～10层（图1-2）。

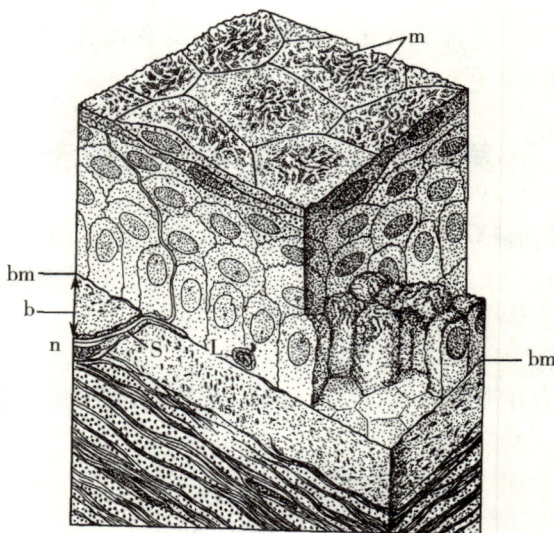

图1-2　角膜上皮层模式图

角膜上皮细胞为复层上皮，细胞分为三种：基底细胞、翼状细胞及表层细胞。角膜上皮细胞的表层细胞，其前表面具有广泛的微皱褶及微绒毛（m）；角膜神经（n）穿过前弹力层（b），在基底细胞的基底膜（bm）附近失去施万鞘（S）进入上皮层；在两个基底细胞之间可见淋巴细胞（L）（s）；为基质层的浅层

上皮细胞层为复层上皮，细胞分为三种：基底细胞（basal cells）、翼状细胞（wing cells）、表层细胞（superficial cells），在基底细胞与翼状细胞层间偶尔可见淋巴细胞及吞噬细胞。

（1）基底细胞层：基底细胞层为一单层细胞，位置最深，细胞的底部紧接前弹力层，细胞的顶部与翼状细胞连接，每个细胞的大小及形状基本一致。细胞为多角形，高柱状，其高18μm，宽10μm。

（2）翼状细胞：翼状细胞为多角形，在角膜中央区有2～3层，周边部变为4～5层，翼状细胞的前面呈凸面，其后面呈凹面，它向侧面延伸变细，形似翼状，与其相邻的细胞及基底细胞相连接，当基底细胞进行有丝分裂向前移入翼状细胞层时，仍保持其多角形，但逐渐变细。细胞核变为扁平，且与角膜表面平行，细胞质致密。

（3）表面细胞：表面细胞分为两层，细胞长而细，细胞长约45μm，厚度约4μm，其细胞核扁平，长约25μm。

假若细胞的表面层保护完好，其前面的细胞膜显示出许多小的微皱褶（microplicae）及微绒毛（microvilli），微绒毛高0.5～1.0μm，粗约0.5μm，微皱褶高0.5μm，粗0.5μm，微绒毛及微皱褶是表面上皮细胞正常结构的一部分，对角膜前泪膜的滞留起着重要的作用。

2. 前弹力层　过去认为前弹力层是一层特殊的膜，用电镜观察显示该膜主要由胶原纤维所构成。

前弹力层厚 8 ~ 14μm，由胶原及基质所构成。除了 Schwann 细胞延伸到该层以外，前弹力层没有细胞成分，Schwann 细胞的延伸部分沿着神经穿过的隧道到达角膜上皮层。前弹力层的前面是光滑的，与角膜上皮基底膜相毗邻，其后面与基质层融合在一起。角膜周边部，前弹力层变薄，可出现细胞，甚至毛细血管。

3. 基质层　角膜基质层由胶原纤维所构成，厚约 500μm，占整个角膜厚度的 9/10，基质层共包含有 200 ~ 250 个板层，板层相互重叠在一起。每个板层厚约 2μm，宽 9 ~ 260μm，其长度横跨整个角膜。板层与角膜表面平行，板层与板层之间也平行，角膜板层由胶原纤维组成，胶原纤维集合成扁平的纤维束，纤维束互相连合，形成规则的纤维板，纤维板层紧密重叠，构成实质层。

在板层中，除其主要成分胶原纤维以外，尚有纤维细胞（fibrablasts，keratocytes）及基质，还可以看到 Schwann 细胞并偶见淋巴细胞，巨噬细胞及多形核白细胞。

4. 后弹力层（又名 Descemet 膜）　后弹力层是角膜内皮细胞的基底膜。该膜很容易与相邻的基质层及内皮细胞分离，后弹力层坚固，对化学物质和病理损害的抵抗力强。当整个角膜基质层破溃化脓时，它仍能存留无损，故临床上可见后弹力层膨出。正常角膜后弹力层可以再生，如有损伤撕裂为裂隙，将为内皮细胞形成新的后弹力层所修复。假若后弹力层被撕裂为大的裂口，则裂口的边缘向后卷曲进入前房，这显示后弹力膜有一定的弹性。

在角膜周边部，后弹力层增厚，向前房突起，其表面为内皮细胞所遮盖。这些突起在 1851 年和 1866 年分别由 Hassall 和 Henle 所发现，故称为 Hassall - Henle 小体或疣，这种疣起始于青年时期，随着年龄的增长而逐渐增多。

5. 内皮细胞层　角膜内皮为一单层细胞，约由 500 000 个六边形细胞所组成，细胞高 5μm，宽18 ~ 20μm，细胞核位于细胞的中央部，为椭圆形，直径约 7μm。在婴幼儿，内皮细胞进行有丝分裂，但在成年后不再进行有丝分裂，当内皮细胞损伤后，其缺损区由邻近的内皮细胞增大，扩展和移行滑动来覆盖。

6. 角膜的血管　角膜之所以透明，其重要因素之一是角膜组织内没有血管，血管终止于角膜缘，形成血管网，营养成分由此扩散入角膜。角膜缘周围的血管网由睫状前血管构成，睫状前动脉自四条直肌肌腱穿出后，在巩膜表层组织中向前，行至距角膜约 4mm 处发出分支穿入巩膜达睫状体，参与虹膜大环的组成。其本支不进巩膜，继续前行至角膜缘，构成角膜缘周围的血管网。本支在形成血管网之前发出小支至前部球结膜，是为结膜前动脉，与来自眼睑动脉弓的结膜后动脉相吻合。

7. 角膜的神经　角膜的感觉神经丰富，主要由三叉神经的眼支经睫状神经到达角膜，睫状神经在角膜缘后不远处，自脉络膜上穿出眼球，发出细支向前伸延互相吻合，并与结膜的神经吻合，在巩膜不同深度形成角膜缘神经丛，自神经丛有 60 ~ 80 支有髓神经从角膜缘进入角膜，进入角膜后神经鞘消失，构成神经丛分布于角膜各层。浅层的神经丛发出垂直小支穿过前弹力层，并分成细纤维分布于上角膜上皮之间，所以角膜知觉特别敏感。

（二）前房角

前房角（angle of anterior chamber）是前房的周边部分，其前壁为角巩膜交界处，后壁为虹膜，介于前壁与后壁之间为前房角的顶部，称为房角隐窝（angle recess），房角隐窝即为睫状体的底部所构成，所谓前房角，主要由上述三者所组成。

前房角是房水排出的主要途径，前房内的房水通过前房角的小梁网及 Schlemm 管外流。

1. Schlemm 管　Schlemm 管是围绕着前房角的环形管状腔隙，位于内巩膜沟的基底部。管的外侧壁紧贴角巩膜缘的实质层，管的内侧壁与最深部的角巩膜小梁网毗邻；管的后界为深层巩膜组织，管的前面为角巩膜小梁网。环形的 Schlemm 管其周径约 36mm，其横切面为圆形、椭圆形或三角形，管腔直径变化很大，在 350 ~ 500μm 之间。Schlemm 管并非一条规则整齐的管道，经过中分出若干分支，如同河流，时而分支，时而合流，但最终汇合归一。

Schlemm 管由一层内皮细胞所衬覆，其周围包绕一薄层结缔组织。

外集合管（External collecter channel）起始于 Schlemm 管的外侧壁，约 25～35 条，房水由外集合管排出，直接注入巩膜深层静脉丛，经巩膜内静脉丛，再注入上巩膜静脉丛，最后流入睫状前静脉。有少数外集合管穿过巩膜，出现于巩膜表面，管内为房水，直接注入睫状前静脉，是为房水静脉（Aqueous vein）。外集合管相互连接，并且与巩膜深层静脉丛连接，但与邻近的巩膜内动脉没有连接。

外集合管的组织结构与 Schlemm 管相似，外集合管衬覆的内皮及其周围的结缔组织外膜均为 Schlemm 管外侧壁的延续，在外集合管与巩膜静脉丛连接处，结缔组织的外膜消失。

内集合管（internal collecter channels）也称 Sondermann 管。Iwamoto（1967）及 Hogan（1971）等借助电镜观察发现，内集合管起始于 Schlemm 管后部，向前弯曲形成分支，终止于内层的小梁网。内集合管没有贯穿整个小梁网厚度把 Schlemm 管与前房连接起来，也不是 Schlemm 管与小梁内间隙的通道，实际上内集合管为 Schlemm 管的膨大，以增加 Schlemm 管内侧壁的面积。内集合管的结构与 Schlemm 管相似，管腔覆盖一层内皮，其周围包绕着结缔组织。

2. 小梁网　小梁网（trabecular meshwork）位于 Schlemm 管以外的内巩膜沟中，介于 Schlemm 管与前房之间。子午线切面呈三角形，三角形的尖端向前，与角膜后弹力层纤维接近，基底部向后，与巩膜突相接，前部小梁网为 3～5 层，后部小梁网为 15～20 层。

小梁网分为角巩膜部分及色素膜部分，前者占小梁网的大部分，后者为一层疏松的网，覆盖于角巩膜小梁网的内表面。

（1）角巩膜小梁网：角巩膜小梁网（corneoscleral meshwork）起始于角膜后弹力层终端及深部角膜的实质层，向巩膜、巩膜突及睫状体方向伸展，终止于巩膜突。有部分小梁穿过巩膜突与睫状体的基质及睫状肌的纵行纤维相连接。

角巩膜小梁网由许多扁平的小梁薄片（sheet）所构成。薄片上带有孔洞并有分支，薄片的分支不仅在同一层次相互连接，而且层与层之间也有连接，薄片与薄片之间形成小梁内间隙，薄片上的孔洞与其邻近的小梁内间隙相交通。一层层小梁网重叠着，但小梁薄片上的孔洞并不重叠，房水从前房经沟通小梁内间隙的孔洞流入 Schlemm 管。薄片上的孔洞大小不等，其直径为 12～20μm，从小梁网的最内层至 Schlemm 管部孔洞逐渐变小，Schlemm 管的内侧壁没有孔洞。

光镜观察，每个小梁薄片包括 4 种成分：①中央核心部为结缔组织，其纤维呈环形排列。②核心部周围为致密的弹力组织。③在弹力组织外为来自角膜后弹力层的玻璃膜。④薄片表面覆盖着一层内皮，形成小梁内间隙。

（2）葡萄膜小梁网：葡萄膜小梁网（uveal trabecular meshwork）的小带（cord）起始于睫状体，向前伸延，附着于 Schlemm 环附近，小梁网小带从睫状体向前延伸发出分支，小带之间的分支相互连接形成网状，并与外侧的角巩膜小梁网连接。小带的直径 4～6μm，网眼的大小 30～40μm，葡萄膜小梁网最多不超过 2～3 层。

（3）虹膜突（或称梳状纤维）：有蹄动物的眼中，从虹膜至角巩膜交界处有跨越前房角的色素小梁，状如梳齿，故名为梳状纤维（pectinate fibers）或梳状韧带（pectinate ligament）。在人类，上述组织仅存在于 6 个月以前的胎儿，此后大部分消失，但用前房角镜检查，大多数成人眼中仍可见到为数不多的梳状韧带残余。由于该组织起源于虹膜，故又名虹膜突（iris processes）。

虹膜突为较大的突起，起始于虹膜，跨越前房角，终止于巩膜突部位，也有一部分终止于小梁网的中部。

3. 巩膜突　巩膜突（scleral spur）是眼球内面巩膜最前突出的部分，位于 Schlemm 管的后端，构成内巩膜沟的后凹面，由巩膜纤维所组成，是小梁网后界的标志。角巩膜小梁网附着在巩膜突上，睫状肌的纵行纤维也附着在巩膜突上，所以睫状肌的活动可以通过巩膜突影响小梁的功能，从而可能改变房水的流畅度。

4. Schwalbe 环　Schwalbe 环（schwalbe ring）位于角膜后弹力层终端的外侧，相当于小梁网的最前端，故也称前界环（anterior border ring），主要由胶原纤维构成，胶原纤维的方向呈环形排列。有些教科书描述 Schwalbe 环部位的组织增厚或者隆起突向前房，但组织学证实，这种增厚或隆起并非多见。

Allen 等（1955）报道仅占 15%，Schwalbe 环这一名词主要用于前房角镜下描述小梁网前部的终末端。

5. 神经 小梁网的神经包括感觉、交感及副交感神经纤维，来自巩膜突附近的睫状神经丛及睫状体上腔神经丛。从上述神经丛发出的轴突向前向外伸延，其分支进入小梁网，分布于小梁网的各个部分。

（三）巩膜

巩膜（sclera）占纤维膜的后 5/6，质地坚韧，不透明，呈瓷白色，由致密相互交错的纤维所组成。其外表面为眼球筋膜所包裹，前面又被球结膜所覆盖，三者于角膜缘附近相连接。巩膜内面邻接脉络膜上腔，内有色素细胞分布，故呈棕色。儿童因巩膜薄，在白色的背景上透出葡萄膜的颜色而呈蓝色。老年人的巩膜可因脂肪物质沉着略呈黄色。巩膜向前与角膜相连，向后至视盘部。

巩膜的厚度各个部位不同，最厚部分在后极部，约 1mm。从后极部向前逐渐变薄，赤道部 0.4 ~ 0.6mm；在四直肌附着部，巩膜最薄，仅为 0.3mm，直肌腱的厚度，一般也为 0.3mm，附着部之前的厚度是二者厚度之和，约 0.6mm，过此前行，巩膜厚度又稍增加，接近角膜缘增厚为 0.8mm，至角膜缘，由于巩膜内、外沟，巩膜再度变薄。

在眼球后极部的鼻侧，有巩膜后孔，又称巩膜管，为视神经的出口，管为漏斗形，内口直径较小，1.5 ~ 2.0mm，外口直径较大，3.0 ~ 3.5mm。形成内口的边缘向视神经方向突出，嵌着视神经，并与脉络膜相连。在这个区域，巩膜外 2/3 的组织沿视神经向后掺合到视神经硬脑膜鞘中，内 1/3 向巩膜后孔的中央扩展，形成薄板，被视神经纤维穿过，构成许多小孔，称为巩膜筛板（lamina cribrosa），此外由于缺少巩膜，是眼球纤维层最薄弱的部分，青光眼病，若筛板不敌眼内压而致后退，形成病理凹陷，当然形成病理性凹陷的原因可能与筛板部位的缺血有关系。

在眼球前部，也有一个大孔，称为巩膜前孔，作为巩膜前孔，即角巩膜交界处，不规则的巩膜纤维掺和到角膜周边部的基质层，从后面看，巩膜前孔为圆形，其直径为 12mm，从前面看，巩膜前孔为横椭圆形，是由于上下方巩膜纤维的伸展多于水平方向之故，孔径为 11 ~ 12mm。

在角巩膜交界处，巩膜表面凹陷如沟状，称为外巩膜沟，与其相应的巩膜内侧面有相符的内巩膜沟，内沟的后唇向前突，称为巩膜突，为睫状肌的附着点。Schlemm 管位于内巩膜沟的基底部，在 Schlemm 管的内侧为前房角的小梁网结构。

巩膜被许多血管和神经穿过，但本身血管很少。在眼球后部视神经周围，有睫状后长和睫状后短动脉及睫状神经穿入眼内。睫状后短动脉和睫状短神经一部分直着穿入，另一部分斜着穿入；睫状后长动脉和睫状长神经斜着穿入，从后向前，向内把巩膜凿成小管，管中血管与神经之间有纤维组织分隔，在眼球赤道部之后约 4 ~ 6mm 处，有 4 ~ 6 个涡静脉穿出眼球，上直肌两侧的一对静脉及下直肌两侧的一对静脉，自眼球内后斜着穿出眼球外壁，把巩膜凿成 3 ~ 4mm 的小管。眼球前节与角膜缘相距 2 ~ 4mm，有睫状前动脉和静脉穿入及穿出眼球。

巩膜的组织结构从外往里分为三层：①巩膜上层。②巩膜实质层。③巩膜棕黑板。

1. 巩膜上层（episclera） 前巩膜上层含有血管，是巩膜实质层表面的一部分，向外与球结膜下组织及眼球筋膜相连接，深部并入巩膜实质层。前巩膜上层由于眼球筋膜及直肌周围的血管组织参与而增厚，该层含有色素细胞，巨噬细胞及淋巴细胞。

巩膜上层的胶原纤维束较细，排列方向不规则，所含基质较丰富，纤维细胞较少见。巩膜上层中的血管，有睫状前动脉的主要分支、小动脉、毛细血管及小静脉，巩膜上层中含有无髓鞘神经纤维及有髓鞘神经，神经纤维末端不具有特殊结构。

2. 巩膜实质层（scleral stroma） 巩膜实质层由胶原纤维束，纤维细胞及一定量的基质所组成。巩膜胶原纤维束的走行方向及其大小均不规则，眼球前部与后部，巩膜浅层与深层分布的纤维束也有差别，胶原纤维束向各个方向发出分支又相互融合，形成纤维束之间的交错。

3. 巩膜棕黑板（lumina fusca） 巩膜棕黑板是三层巩膜组织中最内的一层，也是脉络膜上腔的外侧壁。组成该层的胶原纤维束较实质层更为细小，巩膜最内层的胶原纤维束分离为更细的纤维束，这些细微的纤维束具有分支，与脉络膜上腔及睫状体上腔的纤维束相连接，致使巩膜的内面与脉络膜及睫状体的外面之间的分界线不明显。该层胶原纤维束之间有较多的色素细胞及载有色素的巨噬细胞，使巩膜内面呈棕色外观，所以叫做棕黑板。

4. 巩膜的血管　巩膜组织中血管很少，几乎全分布于巩膜上层，巩膜实质层基本上不含血管，前部近角膜缘的巩膜上层中有毛细血管网。直肌附着部的前后，巩膜上层也有血管网，后部视神经周围的巩膜中有视神经动脉环或称 Zinn 动脉环。

二、葡萄膜

葡萄膜（uvea）是眼球壁的第二层膜，位于巩膜与视网膜之间。前面有孔即瞳孔，后面为视神经穿过。因此膜具有许多色素，又称色素膜（tunica pigmentosa）。又因具有丰富的血管，所以也叫血管膜（vascular tunic）。由于该膜有丰富的血管及大量色素，使其颜色呈棕黑色，似紫色的葡萄，故称葡萄膜。葡萄膜自前向后分为虹膜、睫状体和脉络膜三个相连续部分。

（一）虹膜

虹膜（iris）是葡萄膜的最前部，位于晶状体前面，为一圆盘形膜，中央有圆孔，称为瞳孔（pupil）。瞳孔直径为 2.5~4.0mm。瞳孔周围虹膜的基质内，有环形排列的瞳孔括约肌，由副交感神经支配，使瞳孔收缩；虹膜基质层后面有放射状排列的肌纤维，称瞳孔开大肌，由交感神经支配，使瞳孔开大。

虹膜根部附着在睫状体前面的中央。根部较薄，所以眼部挫伤时易发生虹膜根部解离。虹膜小环为虹膜的最厚部分，再向内达瞳孔缘又变薄。瞳孔缘依附在晶状体前面，得到晶状体支持，当晶状体脱位或摘除后，虹膜因失去支持而产生震颤。

虹膜的颜色主要因基质中所含色素的多少而不同。白色人种，因缺乏色素，则虹膜呈浅黄色或浅蓝色；有色人种因色素多，虹膜色深，呈棕褐色（图1-3）。

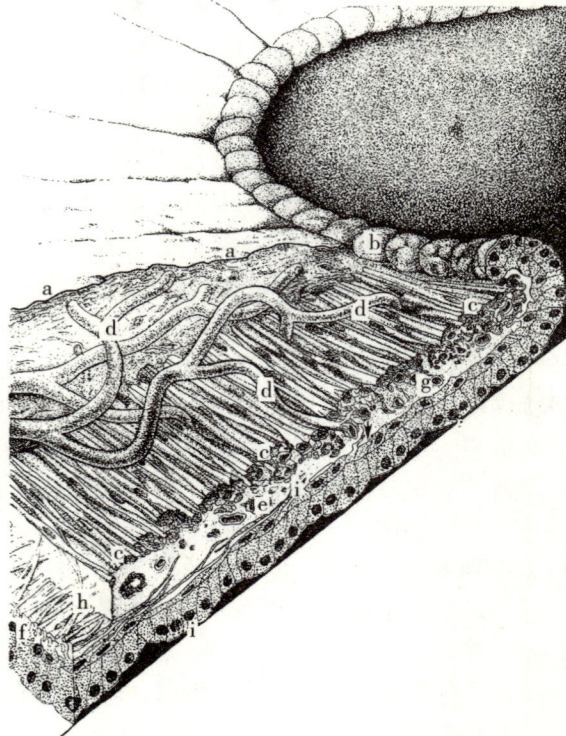

图1-3　虹膜的组织结构

a：虹膜的前表面；b：瞳孔缘的后色素层；c：瞳孔括约肌；d：小动脉；e：块状细胞；f：瞳孔开大肌；g：前色素上皮；h：突状结构；i：后色素上皮

虹膜前面距瞳孔缘约 1.5mm 处，有一隆起的环状条纹，即虹膜小环，或称为虹膜卷缩轮（iris frill）。虹膜小环将虹膜表面分为两个区域，小环外部分为睫状区，内部分为瞳孔区。虹膜小环附近，有许多穴状凹陷，叫虹膜小窝，在虹膜睫状区的周边部也有小窝。这些凹陷的所在部，房水可以直接与虹膜基质中的血管接触。在虹膜周边部有与角膜缘成同心排列的皱褶，系为瞳孔开大时形成的皱襞。瞳孔缘镶以窄的黑色环，呈花边状，系虹膜后面色素上皮的前缘，也代表视杯的前缘。

虹膜的组织结构由前向后可分为 4 层：①前表面层。②基质与瞳孔括约肌。③前上皮与瞳孔开大肌。④后色素上皮。

1. 前表面层　前表面层（anterior border layer）由色素细胞及纤维细胞所组成，纤维细胞的突起分支构成致密的网。该层没有胶原纤维。在虹膜不同部位，前表面层的厚度不同，虹膜睫状区的周边部及瞳孔区的领部（collarette），前表面层较厚；虹膜隐窝处很薄，甚至缺如。棕色虹膜较厚，蓝色虹膜较薄。

多年来认为虹膜前表面为一层内皮细胞所覆盖。Vrabbe（1951—1952）指出，出生时，人的虹膜前表面确实有一层内皮细胞覆盖，但 1～2 岁以后内皮细胞消失，为纤维细胞所代替。电镜观察研究也证实了虹膜前表面没有真正的内皮细胞。

2. 基质（stroma）　虹膜基质系胶原结缔组织构成的框架网（framework），框架网组织排列疏松，网眼内包含有黏多糖基质及液体。这种框架网支撑着前表面层、括约肌及开大肌。在虹膜根部，框架网与睫状体的结缔组织相连续。当瞳孔开大与收缩时，虹膜基质向周边或中心部移动，则虹膜基质趋于折叠或展平。瞳孔括约肌、血管及神经位于框架网内。虹膜基质内包含有纤维细胞、色素细胞、块状细胞（clump cells）、肥大细胞（mast cells）、巨噬细胞及淋巴细胞，其中纤维细胞与色素细胞为基质中的主要细胞。虹膜基质中不含弹力组织。

瞳孔括约肌（sphincter muscle）位于虹膜瞳孔区的基质层。在瞳孔缘，胶原纤维将括约肌边缘与色素上皮相连接，括约肌的后面与结缔组织的致密层相连接，这些结缔组织与瞳孔开大肌相延续。

3. 前上皮与瞳孔开大肌层（anterior epitheliumand dilation muscle layer）　虹膜有两层上皮，即前上皮层与后上皮层。前上皮层也就是瞳孔开大肌层。

虹膜前上皮层的每个细胞由两部分组成：细胞顶部，也称上皮部；细胞基底部，也称肌肉部。上皮细胞的两部分，其形态结构截然不同。

前上皮的肌肉部由细胞顶部发出的舌状突起所构成，这些突起进入基质层，组成 3～5 层的瞳孔开大肌。瞳孔开大肌，从虹膜根部呈辐射状向瞳孔方向伸延，终止于瞳孔括约肌中部的后面，在此处，开大肌的终末端与括约肌融合，形成突状结构（spur – like structures）。自开大肌的终末端，到瞳孔缘，上皮细胞的肌肉部消失，仅保留上皮部，细胞变为立方形。瞳孔开大肌向周边部伸延，终止于虹膜根部，在此处，上皮细胞的肌肉部消失，上皮细胞向后延续到睫状突，成为睫状突的色素细胞层。

前上皮的顶部与后上皮的顶部相连接。前上皮的顶部包含有扁平的细胞核、细胞器及色素颗粒。

4. 后色素上皮（posterior pigment epithelium）　后色素上皮细胞呈长方形，细胞质内含有许多圆形黑色素颗粒，这些色素颗粒比色素细胞内的颗粒大得多。

（二）睫状体

睫状体（ciliary body）是葡萄膜的中间部分，前接虹膜根部，后端以锯齿缘为界移行于脉络膜。外侧与巩膜毗邻；内侧环绕晶状体赤道部，面向后房及玻璃体。睫状体分为两部，即睫状体冠（corona ciliaris）或称绉部（pars plicata）和平坦部（pars plana）。睫状冠长约 2mm，其内侧表面有 40～80 个纵形放射状突起，指向晶状体赤道部，称睫状突（ciliary processes），睫状突与晶状体赤道部相距 0.5mm。平坦部长约 4mm，形成一环，故又称睫状环（orbiculus ciliaris）。从睫状体至晶体赤道部有纤细的晶状体悬韧带与晶状体联接。

整个睫状体形成一带状环，其颞侧较宽，约 6.7mm；鼻侧较窄，约 5.9mm。前后切面，睫状体呈三角形，可分为前、内和外三边。前边最短，为三角形的基底，其中央部为虹膜根部附着；内边即睫状体的内面，为游离缘，朝向玻璃体；外边是睫状肌，与巩膜毗邻。睫状体上腔介于睫状肌和巩膜之间。

从内向外将睫状体分为五个部分：①无色素睫状上皮。②色素睫状上皮。③基质。④睫状肌。⑤睫状体上腔。

1. 无色素睫状上皮（unpigmented ciliary epithelium） 无色素睫状上皮构成睫状体的最内层。该层从虹膜根部延伸而来，将睫状冠与平坦部的表面覆盖，然后向锯齿缘伸延，与视网膜的感觉部分（sensory retina）相连接。接近虹膜根部的无色素上皮往往也包含一些色素。

2. 色素上皮细胞（pigmented epithelium） 色素上皮细胞为单层细胞，起始于虹膜根部，向后延伸至锯齿缘。色素上皮细胞向前延续与虹膜开大肌上皮相延续，向后与视网膜色素上皮相延续。这层延续的上皮来源于视杯的外上皮，是神经外胚层，但没有分化为具有特殊神经感觉的组织。

色素上皮与无色素上皮的连接处相当平滑，没有细胞与细胞之间的交错对插。

3. 基质（stroma） 睫状体的基质分为二部分：①内结缔组织层与血管。②Bruch 膜。

（1）内结缔组织层（inner connective tissue layer）：内结缔组织层由细胞、胶原、血管及神经所组成。在睫状冠部，该层较厚，且将上皮层与肌肉层分隔。在平坦部，该层变薄。在睫状突顶部该层最厚，在突间凹陷，该层最薄。青年人，结缔组织稀疏；老年人，一部分胶原纤维发生玻璃样变。

（2）Bruch 膜：脉络膜的 Bruch 膜是由视网膜色素上皮的基底膜、两层胶原及其间的弹力组织和脉络膜毛细血管的基底膜所组成，其主要成分为胶原及弹力组织。所谓脉络膜的 Bruch 膜表层部分（视网膜色素上皮的基底膜）继续向前延伸为睫状体色素上皮的基底膜。胶原与弹力组织也向前延伸，经过锯齿缘进入睫状体平坦部的基质内，在靠近睫状冠后部逐渐消失。

4. 睫状肌 睫状肌（ciliary muscle）由平滑肌纤维束所组成，分为三部分：①外侧者为前后排列的子午纤维部分（meridional portion），纵行纤维（longitudinal）。②内侧者为斜行排列的放射纤维部分（radial portion）。③前部者为环形排列的环形纤维部分（circular portion）。三部分纤维均起始于睫状肌的肌腱，所谓睫状肌腱即巩膜突及其周围的结缔组织。

（1）子午纤维（纵行纤维）：子午纤维位于最外侧，起始于巩膜突；沿子午线方向向后伸延，肌纤维相当致密。肌束相互交叉形成 V 字形，V 字形的开口朝前，尖部向后。肌纤维的终末呈三支或三支以上的放射状分支，即所谓肌星（muscle stars），终止于脉络膜上腔的前部。

（2）放射纤维（斜行纤维）：放射纤维位于子午纤维内侧，起始于巩膜突，肌肉纤维不沿子午线纵行排列，而是朝着睫状突方向向内倾斜，呈放射状。肌纤维束相互交叉形成 V 字形，其开口向前，尖端向后，肌纤维的末端的肌腱，附着于前部及后部睫状突的结缔组织。放射纤维与子午纤维之间为丰富的胶原结缔组织所分隔。

（3）环状纤维：环状纤维位于睫状体的前内部，子午纤维的内侧。起始于巩膜突，肌肉纤维斜度几乎与赤道平行，呈环行排列。肌束结成 V 字形。肌纤维末端的肌腱附着于前部睫状突末端的结缔组织。

5. 睫状体上腔 睫状体上腔（supraciliaris）由含有色素的结缔组织板层带所组成。板层带起始于睫状肌的纵行纤维，向外伸延，与巩膜相延续。当睫状体与巩膜分离时，结缔组织板层带仍附着在睫状体上，其残端保留在巩膜上。板层带由一般的胶原纤维所组成，胶原纤维中包含有纤维细胞及色素细胞，板层带的表面没有真正的上皮覆盖。板层带与睫状体相连处，板层带的胶原与细胞和睫状肌的结缔组织相延续；在巩膜下，与内巩膜的胶原相连接。在睫状体上腔常见神经节细胞，特别是平坦部更为常见。

（三）脉络膜

脉络膜（choroid）为葡萄膜的最后部，在视网膜和巩膜之间，是一层富有血管的棕色薄膜，营养视网膜的外层。脉络膜由视网膜锯齿缘开始，后止于视神经周围，覆盖眼球后部。

脉络膜主要由血管组成，其血管来自眼动脉的睫状后短动脉与睫状后长动脉。睫状后短动脉有10~20 小支在眼球后极部视神经周围，穿过巩膜而形成脉络膜血管；睫状后长动脉有 2 支，在视神经内、外两侧穿过巩膜，向前到睫状体，以后又各分为 2 支，形成虹膜大动脉环（annulus iridis major），其分支主要供给虹膜及睫状体，此外，睫状后长动脉还发出回返支供应前部脉络膜。静脉汇成 4~6 支涡静脉，在眼球赤道部后，上、下直肌旁穿出巩膜，注入眼静脉，最后流入海绵窦。脉络膜的血管由粗细可分为三层：接近巩膜的血管最大，为大血管层；靠近视网膜的最细，为毛细血管层；两层之间为中大血管层。

脉络膜的组织结构由内向外分为 4 层：①Bruch 膜。②毛细血管层。③基质。④脉络膜上腔。

1. Bruch 膜（bruch membrane）　　Bruch 膜起始于视盘边缘，然后向四周延伸至锯齿缘。

Bruch 膜由以下各层组成：①视网膜色素上皮的基底膜。②内胶原层。③弹力层。④外胶原层。⑤脉络膜毛细血管的基底膜。

（1）视网膜色素上皮的基底膜（basement membrane of the retinal pigment epithelium）：视网膜色素上皮的基底膜是由微丝构成的一层薄膜。构成该膜的微丝向外延伸与胶原连接，向内延伸与色素上皮的细胞膜接近。

（2）内胶原层（inner collagenous zone）：内胶原层由排列疏松的胶原微丝构成。

（3）弹力层（elastic layer）：弹力层是 Bruch 膜的支柱，由细长的直纤维构成，这些纤维交织成多层次的格子网（grillwork）。

（4）外胶原层（outer collagenous zone）：外胶原层比内胶原层薄，其结构与内胶原层类似。

（5）脉络膜毛细血管的基底膜（basement membrane of the choriocapillaris）：脉络膜毛细血管的基底膜为 Bruch 膜的最外层，是脉络膜毛细血管内皮的基底膜，它比色素上皮的基底膜薄。

2. 脉络膜毛细血管（choriocapillaris）　　脉络膜毛细血管位于脉络膜的内层。其动脉来源分为三个部分：①睫状后短动脉，为脉络膜毛细血管的主要来源。②睫状后长动脉的回返支，睫状后长动脉从锯齿缘向后延伸，发出分支，供给锯齿缘部及赤道部。③来自睫状前动脉的分支穿过睫状肌，进入脉络膜毛细血管网。睫状前动脉与睫状后动脉系统之间有广泛的吻合支。

脉络膜毛细血管静脉回流，首先进入毛细血管网外侧的小静脉，然后进入涡静脉系统。

脉络膜毛细血管的管腔直径较大，所以红细胞通过脉络膜毛细血管的管腔时，可以 2～3 个同时并行。

脉络膜毛细血管的超微结构与肾小球及其他内脏器官的毛细血管相类似，其内皮细胞有许多环形窗孔，且窗孔有隔膜遮盖。在毛细血管的内壁，内皮细胞窗孔甚多。

3. 基质（stroma）　　脉络膜基质由疏松的胶原纤维组成框架，其中包含有血管、神经及细胞。作为基质的框架组织胶原纤维并不丰富，脉络膜大部分空间为血管、神经及细胞所占据。在脉络膜基质中包含有色素细胞、纤维细胞、巨噬细胞（macrophage）、肥大细胞（mast cells）、浆细胞（plasma cells）及淋巴细胞（lymphocytes），其中主要为色素细胞与纤维细胞。

4. 脉络膜上腔（suprachoroide）　　脉络膜上腔位于脉络膜与巩膜之间，其组织结构主要为起源于脉络膜及巩膜的胶原纤维。胶原纤维形成的网，包含有纤维细胞、色素细胞、神经节细胞及神经丛，睫状后长、后短动脉及睫状神经均由该区穿过。

三、视网膜

视网膜（retina）为一透明薄膜，起自视盘周围向前衬覆在脉络膜内面，其前缘呈锯齿状，故名锯齿缘（ora serrata）。视网膜仅在视神经穿过处和锯齿缘与其外面的组织紧紧连接。视网膜后极部有一浅漏斗状凹，称中央凹（fovea centralis），直径约 1.5mm。当死后不久变为黄色，故称黄斑（macula lutea）。黄斑鼻侧约 3mm 处有一淡红色圆盘即视盘（optic papilla），直径约 1.5mm。视盘是视网膜神经纤维汇聚穿出眼球的部位，其中央呈漏斗状凹陷，称为生理凹陷，是神经纤维汇合时填充不完善所致。

视网膜中央动脉与静脉由视盘处进出眼球，在视网膜内层分支直到锯齿缘，彼此不相吻合。视网膜中央动脉除和 Zinn 动脉环分支有小吻合外，和脉络膜血管系统几乎完全分开。有时可见 Zinn 动脉环分支穿出视盘颞侧到达视网膜，即视网膜睫状动脉。视网膜内五层（脑层）由视网膜中央动脉供血；外五层（感觉神经上皮层）由脉络膜毛细血管供血。

视网膜本部主要由三种细胞构成：光感受器细胞（第一神经元），双极细胞（第二神经元）和神经节细胞（第三神经元）。光感受器细胞又分为视杆细胞和视锥细胞，称为神经上皮层。双极细胞和神经节细胞为传导组织，称为脑层，在脑层中还有协调兴奋的所谓联合组织，即水平细胞和无长突细胞。此外，在视网膜本部还有神经胶质，起支架作用，如 Müller 细胞，星形胶质细胞和小神经胶质细胞。

视网膜的组织结构极为复杂，由外往内分为 10 层：①色素上皮层。②视杆细胞与视锥细胞层；③外界膜。④外核层。⑤外丛状层。⑥内核层。⑦内丛状层。⑧神经节细胞层。⑨神经纤维层。⑩内界膜（图 1 − 4）。

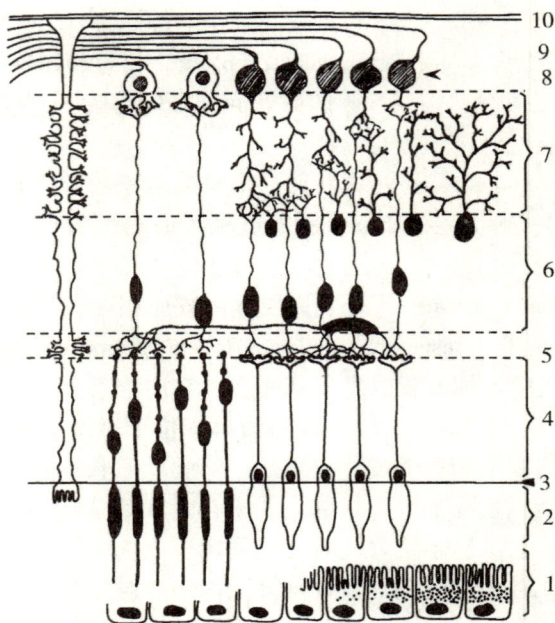

图 1 − 4　视网膜

1. 视网膜色素上皮；2. 视杆与视锥；3. 外界膜；4. 外核层；5. 外丛状层；
6. 内核层；7. 内丛状层；8. 神经节细胞层；9. 神经纤维层；10. 内界膜

（一）视网膜色素上皮

视网膜色素上皮（the retinal pigment epithelium）由单层色素上皮细胞所构成，排列十分规则。细胞呈多角形。细胞分为三部分，即顶部、体部和基底部。每只眼有 $4.2 \times 10^6 \sim 6.1 \times 10^6$ 个视网膜色素上皮细胞。视网膜色素上皮细胞无再生能力，细胞死亡后不被替换，而是邻近的细胞向侧面滑动，以填补死亡细胞遗留下来的空间。

以下分述视网膜色素上皮细胞的细胞膜、细胞质与细胞核的结构。

1. 细胞膜　视网膜色素上皮细胞的顶部与光感受器的视杆细胞和视锥细胞的外节紧密邻近，但这两种细胞之间并没有连接。细胞的基底部附着在 Bruch 膜之上。

视网膜色素上皮细胞顶部的细胞膜，朝着视杆细胞与视锥细胞的方向发出许多长度不同的微绒毛（microvilli），微绒毛的细胞膜与细胞质实为细胞体的延续。微绒毛分为两类：一类细长，这些绒毛延伸到光感受器之间的间隙，另一类粗短，这类绒毛包绕在视杆细胞与视锥细胞的外节，形成光感受器外节的鞘膜。微绒毛与光感受器外节之间无细胞连接结构，仅充满粘多糖类细胞基质。

视网膜色素上皮细胞侧面与其毗邻细胞的细胞膜之间有不同宽度的细胞间隙，细胞间隙起始于基底部，向顶部延伸，在顶部，细胞间隙为 zonula、adherens 和紧密联接（zonula ocuiudent）所封闭，形成所谓视网膜的外屏障。

2. 细胞质　在电子显微镜下，视网膜色素上皮细胞的胞质中除了可以看到一般常见的细胞器，如线粒体、核糖体、内质网以外，还可以看到许多大的色素颗粒及板层结构包涵体。

细胞质中含有大量的色素颗粒，构成了色素上皮细胞的显著特征。色素颗粒长 2 ~ 3μm，直径

$1\mu m$。色素颗粒分布于细胞的顶部及中段，基底部几乎没有色素。色素颗粒有多种形态，在细胞顶部为针叶状，在细胞核周围为圆形或椭圆形。色素颗粒的主要作用为减少来自巩膜的反射光，捕捉光传导过程中未被光感受器吸收的光子，防止光的散射和反射，使得视网膜成像清楚。

在顶部细胞质内，可以看到板层包涵体，该包涵体实为被视网膜色素上皮细胞吞噬的视杆细胞外节的膜盘，膜盘结构比较完整。在细胞的基底部膜盘结构已遭破坏，膜盘与膜盘之间的界限模糊不清，膜盘组织浓缩。

视网膜色素上皮细胞的吞噬作用是其主要的功能之一，光感受器外节末端陈旧的膜盘不断脱落，被视网膜色素上皮细胞迅速吞噬，而新的膜盘不断地从光感受器外节基部形成，视网膜色素上皮细胞吞噬脱落膜盘的功能对视觉细胞外节的更新及维持正常视觉至关重要。

3. 细胞核　视网膜色素上皮细胞的细胞核位于基底部，呈椭圆形，由于切片的方向，也可呈圆形。

视杆细胞与视锥细胞周围无血管区，其营养来源于脉络膜毛细血管。色素上皮细胞基底部的细胞膜向细胞质内陷，形成许多折叠，这就增加了与脉络膜毛细血管接触的面积。顶部的细胞膜发出微绒毛，形成致密的网状组织，光感受器外节插入其间，这就形成两层广泛的接触。视网膜色素上皮是光感受器进行新陈代谢所需的物质的重要传递途径。从脉络膜毛细血管向光感受器运送的液体、盐及代谢物质均经过色素上皮细胞。

（二）视杆细胞与视锥细胞层

视杆细胞与视锥细胞（rod and cone）位于外界膜以外，由粗的内节与细的外节所构成。在视网膜色素上皮层与外界膜之间的$1/2$处，为内外节的移行部，该处为细长的收缩部（a slight constriction）将内外节连接，且两部分的细胞膜仍然是延续的。

全部视网膜有视杆细胞 $110 \times 10^6 \sim 125 \times 10^6$ 个，视锥细胞 $6.3 \times 10^6 \sim 6.8 \times 10^6$ 个。在黄斑中心凹处，视锥细胞密度最高，每平方毫米 147 300 个。距中心凹$10°$，视锥细胞迅速减少，在周边部，每平方毫米大约稳定在 5 000 个。黄斑部没有视杆细胞，距中心凹 $130\mu m$ 处开始出现。距中心凹 5～6mm 处，视杆细胞密度达到最高极限，每平方毫米为 160 000 个。向锯齿缘部，数目继续减少，每平方毫米为 23 000～50 000 个。

视杆细胞与视锥细胞的组织解剖分为外节、连接部及内节三部分。

视杆细胞外节（rod outer segments）由一系列的圆盘堆积起来所构成。一根视杆细胞由 600～1 000 个圆盘重叠排列起来所组成。圆盘周围为视杆细胞的细胞膜所包绕，但圆盘与细胞膜不连接。圆盘与视杆细胞外节的长轴成直角。每一个圆盘由两个单位膜构成，两个单位膜在末端相连接。

视杆细胞的连接部将内节与外节连接起来。该连接部长约 $1\mu m$，为视杆细胞最细的部分，其直径由 $2.5\mu m$ 减少到 $0.3\mu m$。连接部有连接纤毛（connecting cilium），纤毛周围为细胞质及细胞膜所构成。

视杆细胞内节（rod inner segment）为长圆筒形，由外部的椭圆体（ellipsoid）及内部的视肌样质（myoid）所组成。椭圆体由连接部与外节相连接，视肌样质与外核层内的细胞体相连接。椭圆体内有相当多的线粒体，一个横切面往往可以看到 30～50 个。

在视肌样质的细胞质内，有许多排列不规则的滑面内质网，也可看到粗面内质网。在靠近外界膜处，有许多高尔基体的空泡。游离核糖体往往形成多聚核糖体。也可以看到少量的线粒体。

视锥细胞外节（cone outer segment）的组织结构与视杆细胞基本相同，但视锥细胞的内侧段比其外侧段粗，所以形成特殊的锥体形。

视锥细胞的连接纤毛（connecting cilium）结构及排列与视杆细胞相同，但比视杆细胞纤毛短些。

视锥细胞内节（cone inner segment）也是由椭圆体与视肌样质所组成。

（三）外界膜

光镜下观察，传统观点认为外界膜（the outer limiting membrane）是一层具有网眼的薄膜，视杆细胞与视锥细胞的内节穿过其网眼。外界膜从视盘边缘起，延伸至锯齿缘。

Arey（1932）首先提出，外界膜并非一般概念的膜，而是由视杆细胞与视锥细胞与 Müller 细胞相连接的终末带（terminal bars）。Coher（1965）及 Spitznas（1970）在电镜下观察灵长目动物及人眼视网膜，了解清楚外界膜并不是一层膜，而是由细胞与细胞之间的连接结构粘连小带所构成。这些粘连小带为光感受器（视杆细胞与视锥细胞内节）和 Müller 细胞、Müller 细胞与 Müller 细胞及光感受器与光感受器之间的连接结构。

（四）外核层

外核层（outer nuclear layer）包括视杆细胞与视锥细胞的细胞体，其细胞体具有细胞核及细胞质，从细胞体发出的轴突（axons）伸向外网状层，与双极细胞及水平细胞相突触（synapse）。

靠近视盘鼻侧，有 8～9 层细胞核，越向周边部，外核层变薄，细胞核层次减少，在视盘颞侧旁，外核层较薄，只有 4 层细胞核。在黄斑中心凹部，有 10 层细胞核，均为视锥细胞核。除锯齿缘外，视网膜的其他部位，有 5 层细胞核，其中，靠近外界膜的一层为视锥细胞核。

视杆细胞与视锥细胞体的胞质结构基本相同。向外界膜延伸的部分，称为视杆细胞外纤维（outer rod fiber）或视锥细胞外纤维（outer cone fiber）。细胞核周围排列着许多神经管，神经管占据细胞体的大部分，神经管延伸进入轴突。

（五）外丛状层

外丛状层（outer plexiform layer）为疏松的网状结构，是光感受器视杆细胞与视锥细胞的终末和双极细胞树突及水平细胞突起相连接的突触部位。该突触部位是视觉信息处理与传递的基本结构。此外，还包含有 Müller 细胞的突起。

黄斑部的外丛状层最厚，约 $51\mu m$，这是由于黄斑部的视杆细胞与视锥细胞发出的轴突最长，且走行方向倾斜，在中心凹者轴突走向几乎与外界膜平行，失去网状结构，而呈纤维样外观，所以黄斑部的外网状层称为 Henle 纤维层。黄斑部以外，外网状层变薄，约 $2\mu m$ 厚。由于光感受器数目的减少，赤道部以外的网状层变得更薄。

外丛状层分为三部分：①外区，包括起始于视杆细胞与视锥细胞体发出的轴突，称为视杆细胞内纤维（internal rod fiber）及视锥细胞内纤维（internal cone fiber）。此外，还有 Müller 细胞的突起。②中区，包括视杆细胞与视锥细胞轴突的末端。视杆细胞轴突的末端呈梨形小球，称为视杆细胞小球（rod sphenole）。视锥细胞轴突的末端呈扁平的棱锥形，称为视锥细胞小足（cone pedide）。③内区，为双极细胞树突，水平细胞突起及 Müller 细胞突起所占有。

视杆细胞小球位于外网状层的中部，小球内面的细胞膜向细胞质内陷，形成凹陷区。从内核层细胞发出的双极细胞的树突及水平细胞突起进入凹陷区，构成突触结构，其功能为传递光感器所产生的神经冲动。

（六）内核层

内核层（inner nuclear layer）有四种细胞：水平细胞、双极细胞、Müller 细胞及无长突细胞（amacrine）。无长突细胞及水平细胞有长的分支与其他细胞相突触，可使视网膜的功能协调一致。双极细胞组成了传导系统第一神经元。Müller 细胞对视网膜起支持及营养作用。

内核层细胞按层次排列，最外层为水平细胞的胞体，与外网状层相毗邻。外中间层为双极细胞，内中间层为 Müller 细胞体，最内层为无长突细胞，与内网状层相毗邻。

1. 水平细胞（horizontal cells）　水平细胞有 1～2 层，这些细胞从核周发出许多短突及一个长突。长突长达 1mm 以上。

水平细胞分为 A、B 两种类型，A 型水平细胞为视锥细胞水平细胞，B 型水平细胞可能为视杆细胞水平细胞。每个 A 型细胞发出七组短突，与七个视锥细胞小足相连接，参与七个三联体。每一个视锥细胞小足与 2～4 个水平细胞相连接。B 型水平细胞发出 10～12 组短突。目前尚不清楚一个 B 型细胞与几个视杆细胞相接触。

2. 双极细胞（bipolar cells）　双极细胞主要位于外中间层。光学显微镜下双极细胞分为三大类：拖布型双极细胞；小型双极细胞；扁平型双极细胞。

拖布型双极细胞（mop bipolar cells）也叫视杆细胞双极细胞，仅与视杆细胞相连接。

小型双极细胞（midget）紧贴外网状层分布，这种细胞相当小，为视锥细胞双极细胞，其树突在外网状丛中只与一个视锥小足相连接，它的轴突末端在内网状层也只与一个小型神经节细胞相连接。所以，在视网膜中，视锥细胞、小型双极细胞和小型节细胞的数目相等，使之从视锥到视神经纤维形成一对一的排列。

扁平型双极细胞（plat bipolar cells）也叫毛刷型双极细胞（brush bipolar cells），向外网状层延伸的树突主要与视锥细胞相接触，向内网状层延伸的轴突末端，与各种类型的神经节细胞的树突相突触（synapses）。

3. Müller 细胞（Müller cells）　Müller 细胞是巨大的细胞，细胞体位于内核层，但细胞突起却占据从内界膜到外界膜的整个视网膜厚度，甚至越过外界膜形成绒毛纤维，即所谓纤维栏。

就功能而言，Müller 细胞是重要的细胞，Müller 细胞是视网膜的支架，并提供营养物质。它给神经细胞提供了葡萄糖，且含有大量的乳酸脱氢酶，具有合成糖原以及储备糖原的能力。

Müller 细胞突起分支包绕着大部分神经细胞；使其神经纤维隔离。Müller 细胞也是填充间隙的细胞（spaceoccupying cells），它的突起分支占据视网膜各层中神经细胞所没有占据的空隙。

Müller 细胞的细胞体位于内核层的内中间区，其细胞突起分布于视网膜各层，分述如下：

（1）放射状突起（radial processes）：在内核层的中间区，从 Müller 细胞的胞体发出放射状突起，这些坚韧的主干突起纵贯视网膜全层。在神经纤维层，放射状突起的终末端呈圆锥形膨大，参与内界膜的结构。

（2）蜂窝状网（honey comb meshwork）：在外核层、内核层及神经节细胞层，从 Müller 细胞放射状突起的侧壁发出带状分支，这些分支突起形成网状，包绕着神经细胞的胞体。

（3）水平纤维（horizontal fibers）：在外丛状层、内丛状层及神经纤维层，从 Müller 细胞放射状突起的侧壁向水平方向发出微细的分支，这些水平分支包绕着神经细胞的树突、轴突及突触，并向血管表面发出小的分支。

（4）纤维栏（fiber baskets）：Müller 细胞放射状突起向外延伸，越过外界膜，形成微细的绒毛纤维，称为纤维栏。这些绒毛纤维包绕着光感受器的内节。

4. 无长突细胞（amacrine cells）　Cejal 把这类细胞叫无长突细胞，是因为该类细胞没有轴突。

无长突细胞的胞体位于内核层的内下层，从细胞体各个方向发出突起，沿着内核层，进入内网状层，与双极细胞、神经节细胞相突触。

（七）内丛状层

内丛状层（internal plexforme layer）主要是视网膜脑神经第一神经元与第二神经元的连接处，由内核层与神经节细胞层的许多突起所构成，是双极细胞、无长突细胞与神经节细胞相突触的部位。

（八）神经节细胞层

神经节细胞层（ganglion cell layer）主要由神经节细胞的细胞体组成，此外还有 Müller 细胞及神经胶质细胞和视网膜血管分支。神经节细胞为视网膜（脑）的第二神经元。在视网膜大部分区域，神经节细胞仅为一层，但在视盘颞侧变为两层，至黄斑部增加到 8～10 层。向中心凹方向，神经节细胞又逐渐减少，中心凹部神经节细胞完全消失。

神经节细胞的树突进入内网状层，其轴突不分支，向内延伸，其走行方向与视网膜平行，形成神经纤维层，最后形成视神经纤维。轴突的大小不等，大的轴突发自大的神经节细胞，小的轴突发自小的神经节细胞，Müller 细胞及神经胶质细胞潜入神经节细胞之间。

（九）神经纤维层

神经纤维层（nerve fiber layer）主要由神经节细胞的轴突所组成，此外还有传出纤维、Müller 细胞、神经胶质细胞和视网膜血管。神经纤维层含有丰富的血管系统为该层的显著特点。

神经节细胞的轴突从视网膜各方向延伸到视盘形成视神经。围绕视神经周围，神经纤维层最厚，其厚度 20 ~ 30μm，向视网膜周边部逐渐变薄，至锯齿缘附近，散在的神经节细胞与神经纤维合并为一层。视网膜鼻侧的神经纤维直接到达视盘，颞侧的神经纤维不穿过黄斑，而呈弧形绕过黄斑达视盘。在水平子午线上的神经纤维，从黄斑上方绕过；在水平子午线下的则绕过黄斑的下方。从而在黄斑部颞侧形成一条横缝，神经纤维由此缝呈羽毛状起始。黄斑本身的纤维自鼻侧直接到视盘的颞侧，组成重要的黄斑乳头束。

神经纤维层的神经单位由两种类型的原始纤维组成：传入（centripelal）纤维，把冲动从视网膜神经节细胞传入大脑；传出纤维（centrifugal），把大脑发出的冲动传到视网膜。传出纤维可能具有调节血管的功能。

视网膜神经胶质（retinal glia）分为四类：星形细胞；血管周围的神经胶质细胞；Müller 细胞；网状内皮组织的微小胶质细胞。视网膜神经胶质对视网膜组织起支持及营养作用，并使不同的神经轴突彼此隔离。

（十）内界膜

1968 年 Wolff 借助电子显微镜观察研究，他正确揭示了内界膜（inner limiting membrane）的组织结构：Müller 细胞的基底膜与胶质细胞组成内界膜的主要部分，其余部分由玻璃状体纤维及粘多糖类所组成，两者与基底膜相连接。

（十一）视网膜特殊部位的结构

1. 视神经盘　视神经盘处仅有神经纤维，视网膜其他各层包括 Müller 纤维和内界膜均不存在，光线落到视盘上不能引起视觉，故称为生理盲点。

2. 黄斑　视网膜正对视轴处为黄斑（macula lutea），直径 1 ~ 3mm，该区中央有一小凹称中心凹（foveal centralis），是视力最敏锐处。

黄斑中心凹处视网膜最薄，其厚度约为 0.37mm，而其中央的中心小凹仅 0.13mm 厚。该处色素上皮细胞变厚，排列紧密，仅有视锥细胞而无视杆细胞，视锥细胞变为细长，形似视杆细胞。外核层较厚，但在中心小凹处变薄，只有一单层细胞核。外丛状层变厚，纤维走向平行于视网膜表面，称为 Henle 纤维。由周围向中央，内核层、内丛状层、神经节细胞层和神经纤维层逐渐变薄乃至消失。这些层次在中心凹周边部增厚，形成稍隆起的边缘。

由于黄斑中心凹视网膜很薄，只有视锥细胞，其他层次缺如，在中心凹的四周倾斜排列呈坡状。光线到达中心凹时，无其他各层细胞的阻碍，使射入的光线直接落在视锥细胞的感光部分。而且三级神经元在此处为单线联系，因此，黄斑视觉最敏感而精确。

3. 锯齿缘　锯齿缘（ora serrata）是视网膜本部终止的锯齿形边缘。视网膜锯齿缘紧密粘连在脉络膜的内面，玻璃体也紧密与锯齿缘内面粘连。

视网膜锯齿缘部色素上皮细胞变大，形状不规则。视杆细胞与视锥细胞变短，数目减少，距锯齿缘 1 ~ 2mm 两者消失。内、外核层变薄，最后融合为一层。神经节细胞稀疏，与神经纤维层混合为一层，距锯齿缘 0.5 ~ 1.0mm 两者终止。神经胶质大量增多，外界膜向前延伸于睫状体两层上皮之间。内界膜变薄向前连续于睫状体内界膜。视网膜所有的重要组织均终止于锯齿缘，视觉功能消失。实际上，视网膜色素上皮向前延续于睫状体色素上皮，视网膜本部向前延续于睫状体无色素上皮，两者称为视网膜睫状体部；同样，两者于虹膜后面的延续部称为视网膜虹膜部。

老年人锯齿缘部常有囊样变性。囊状空隙开始于外丛状层，后渐增大，直到填充于内、外界膜之间的全部组织。

四、视神经

视网膜神经节细胞发出的纤维，汇集成视盘，直径 1.5mm。其纤维穿过巩膜筛板出眼球，形成视神经（optic nerve）。视神经是指自视盘起至视交叉前角止，全长 42 ~ 47mm。按其部位可划分为四段：球内段，在巩膜内；眶内段，自眼球至视神经孔；视神经管内段，在视神经管内；颅内段，出视神经管直到视交叉。

（1）球内段：包括视盘和筛板部分，长约 1mm。视神经穿过脉络膜和巩膜而离开眼球，脉络膜和巩膜被穿过处称为巩膜脉络膜管。在此处，巩膜组织外 2/3 层向后伸展，构成视神经鞘的硬膜，巩膜内 1/3 层横过巩膜管，作为视神经的支架。这一部分由前面看作筛状，故名筛板，筛板的孔为视神经纤维所穿过。视神经在筛板以前的部分，也就是用检眼镜能看见的部分，叫视神经盘（optic papilla）或视盘（optic disc），由无髓神经纤维构成。

（2）眶内段：长 25～30mm。此段视神经呈 S 形，因为其长度大于眼球到视神经孔的距离，所以眼球可随意转动，不受牵制。

（3）视神经管段：长 4～10mm，位于骨性视神经管内，还有眼动脉在视神经下面一起穿过视神经管。

颅内段：长约 10mm，横切面为椭圆形，和视交叉前角相连。

视网膜神经节细胞发出的神经纤维，汇集成视神经，入颅后在蝶鞍处形成视交叉。来自双眼视网膜鼻侧半的纤维在此处相互交叉到对侧，与同侧未交叉的视网膜颞侧半的纤维合并成视束。

黄斑乳头束纤维数量甚多，排列也密，占视网膜纤维总数的 65%，但所占面积仅为视网膜面积的 1/20，由视盘颞侧进入视神经，在视神经的切面上占 1/3 的面积，呈楔形，尖端朝向轴心，上下纤维间有明显的水平缝分开。

视网膜的周围性纤维根据来自不同的象限可分为：①上弓状纤维：系视网膜颞上象限发出的纤维，由视盘颞上区进入视神经。②下弓状纤维：系视网膜颞下象限发出的纤维，由视盘颞下区进入视神经。③上辐射状纤维：系视网膜鼻上象限发出的纤维，由视盘鼻上区进入视神经。④下辐射状纤维：系视网膜鼻下象限发出的纤维，由视盘鼻下区进入视神经。自视网膜最周边部发出的纤维行于视网膜神经纤维层的最深层（接近脉络膜），进入视神经时则处于最边缘部；自视网膜中央区发出的周围纤维则行于视网膜神经纤维层的最浅层（接近玻璃体），进入视神经时则处于轴心部。

由视网膜各象限发出的周围纤维在视神经内基本上保持着视网膜的排列关系，例如来自颞上象限者位于颞上方；来自鼻下象限者位于鼻下方。但由于黄斑乳头束的纤维在视盘与视神经球后段占居颞侧部位，故颞侧上下周围纤维被推向上下方而不能相遇于水平线。在球后 10～15mm 处，黄斑乳头束转向轴心部位，使得颞侧上下周围纤维相遇于颞方水平线上。在接近视交叉处，视神经有内旋 45° 的现象，因此各象限纤维束的地位稍有改变：颞上象限的纤维改居正上方；鼻下者改居正下方；颞下者居正外侧；鼻上者居正内侧。

视神经外面被视神经鞘膜所包裹，是由三层脑膜延续而来，即硬脑膜、蛛网膜和软脑膜。最内层为软脑膜，围绕视神经并分出间隔连同血管深入视神经内，把视神经分成束。这些血管来自眼动脉及其分支，在软脑膜吻合成软脑膜血管网并随间隔分布。硬脑膜在最外层，较厚。硬脑膜和软脑膜之间有一细致的薄膜，即蛛网膜，此膜藉结缔组织小带将硬脑膜和软脑膜在多处连接在一起。三层鞘膜间的鞘间隙分别叫做硬脑膜下间隙和蛛网膜下间隙，前为盲端止于眼球后，向后通向大脑的同名间隙，间隙内充满脑脊液。临床上颅内压增高时，可引起视盘水肿，另一方面，当眼眶深部感染时，也能累及神经周围的脑膜间隙而扩散到颅内。

筛板前视神经纤维无髓鞘，质透明，筛板以后开始有髓鞘，故较球内段为粗。如筛板前有髓鞘时，在视网膜上可见有髓神经纤维。视神经在球后的直径为 3mm，在视盘为 1.5mm。

视神经纤维没有 Schwann 神经膜，故与一般周围神经不同，损伤后不能再生。

视盘由视网膜中央动脉和视神经动脉环的分支供给营养。

在视神经周围的巩膜内，有睫状后短动脉分支吻合而成的动脉环，称 Zinn 环。脉络膜血管、Zinn 动脉环和软脑膜血管分支营养球内段视神经。

视神经眶内段由眼动脉及其分支供养。主要包括两类分支：①视网膜中央动脉进入视神经前（即进入点的后方），从眼动脉及其分支（包括视网膜中央动脉）发出 6～12 支小血管，自视神经的周围（主要是上方和两侧）穿入硬脑膜、蛛网膜，血管四周被一部分硬脑膜和蛛网膜覆盖而达软脑膜血管网。②视网膜中央动脉穿入硬脑膜时发出的一支或更多的血管立即进入软脑膜，并向前、向后和环着发出分支与软脑膜血管网吻合，再发出分支进入视神经；此外，视网膜中央动脉穿入硬脑膜时发出的分支，有的与视网膜中央动脉平行着进入视神经，这种血管曾被称为视网膜中央副动脉（或称视神经中央动脉），向前达筛板，向后朝视神经孔方向延伸，这支血管不断发出分支。

视神经管内段由颈内动脉直接发出的软脑膜动脉供养。颅内段则由颈内、大脑前及前交通动脉分别发出的分支供养。

视神经外面包裹的脑膜富有感觉神经纤维，发生球后视神经炎时，若眼球转动，患者感到球后疼痛。

五、前房

前房（anterior chamber）的前界为角膜内皮，后界为虹膜前面及晶状体的瞳孔区。前房周边部的界限为小梁网，睫状体及虹膜周边部。内皮细胞覆盖着角膜及小梁网，纤维细胞及一些色素细胞覆盖着虹膜及睫状体的前表面。

从角膜顶点平面至虹膜根部平面之间的距离约为 4.2mm，至虹膜瞳孔区的平面距离为 3.6mm，两者相差 0.6mm，前者大于后者，其原因在于晶状体使虹膜瞳孔区向前移位。正常成人前房轴深 3.0～3.5mm，近视眼前房较深，远视眼前房可能较浅。

前房内充满房水（aqueous humor）。房水由睫状突产生，进入后房，经瞳孔流入前房，然后由前房角经小梁网及 Schlemm 管排出眼外。少部分房水经虹膜表面的隐窝被虹膜吸收，也有经过悬韧带间隙到晶状体后间隙，通过玻璃体管进入视神经周围的淋巴。此外尚有小部分房水经脉络膜上腔而吸收，房水的产生率与排出率保持平衡。

六、后房

后房（posterior chamber）间隙较小，形状不规则，从睫状体分泌的房水充满后房，经瞳孔流入前房。后房间隙的大小，与眼的调节（accommodation）有关。在调节状态下，晶状体向前凸，后房变窄，在无调节状态下，后房变宽。

后房的前界为虹膜后面的色素上皮，前侧界为虹膜与睫状体的连接部，前中间界为与晶状体接触的虹膜，真正的后界为玻璃体的前表面，侧界为具有睫状突及突间凹的睫状冠。

按照传统，后房分为以下几个部分：

1. 后房的固有部（the posterior chamber proper）　后房的固有部位于虹膜的后面，晶体悬韧带－玻璃体系统的前面，该区间隙充满房水。

2. 韧带部分（the zonular porteric）　韧带部分位于前韧带与后韧带之间。

3. 悬韧带后间隙（the retrozonular space）　位于后部悬韧带与玻璃体之间，该间隙称为 Petit 管。

房水是透明的液体，房水含量为 0.25～0.30mL（前房约 0.18mL，后房约 0.06mL）。主要成分为水，约占总量的 98.75%。因房水来源于血浆，所以房水的化学成分与血浆相似，但蛋白质含量较血浆者明显减少。而房水中维生素 C、钠离子、氯离子等比血浆中的含量高。房水的比重为 1.006，屈光指数为 1.333 6。房水的生理功能为角膜及晶状体提供营养并维持正常的眼内压。

七、晶状体

晶状体（lens）为富有弹性的透明体，形似双凸透镜，位于虹膜之后，玻璃体之前。晶状体分为前后两面，两面相接的边缘为赤道（equater）。前面的曲度较小，弯曲半径约为 9mm，前曲面的顶点或前面的中心点称为前极。后面的曲度较大，弯曲半径为 5.5mm，弯曲面的顶点或后面的中心点称为后极。前后极间的直线叫做晶状体轴，轴的长度也即晶状体厚度为 4～5mm。晶状体直径 9～10mm。晶状体借助韧带（晶状体悬韧带）与睫状体连接以固定其位置。晶状体赤道为圆环形，与睫状突相距约 0.5mm。

晶状体的组织结构为：①包围整个晶状体的囊。②位于前囊下的上皮细胞。③晶状体细胞（晶状体纤维）。④晶状体悬韧带。

（一）晶状体囊

晶状体囊（lens capsule）是一层透明的厚的基底膜，具有弹性，它包绕着晶状体上皮及晶状体细胞。靠近赤道部的前囊与后囊的表面为悬韧带的附着处，致使囊的表面不平，呈齿状隆起。

根据晶状体部位不同及年龄变化，晶状体囊的厚度有所不同，前囊较后囊为厚。相当于悬韧带附着部的赤道以前及以后，较前极及后极为厚。成年人的前囊较婴幼儿者为厚。Young（1966）证明晶状体囊是晶状体上皮细胞的分泌产物，为上皮细胞的基底膜，囊与上皮紧密相连，两者之间没有任何间隙。上皮细胞代谢旺盛区（生发区）即赤道部的前囊及赤道部囊最厚，后囊为胚胎上皮细胞的产物，出生以后，后囊下已无上皮细胞，后囊不再增厚，所以后囊最薄。

（二）晶状体上皮

晶状体上皮（lens epithelium）位于前囊及赤道部囊下，新生晶状体细胞的表面，为单层上皮细胞。后囊下没有上皮，因为后部上皮在胚胎发育过程中已形成原始晶状体细胞。

晶状体上皮分为中央部（前极部），赤道部及介于中央部与赤道部之间的中间部。中央部为静止区，中间及赤道部为生发区。

中央部的上皮细胞见于前极部，细胞呈立方形，该区的上皮细胞一般看不到有丝分裂。

中间部的上皮细胞呈柱状，该区上皮细胞常见有丝分裂。

赤道部的上皮细胞不断增生形成新的晶状体细胞。在赤道部，上皮细胞的基底部伸长及细胞核变为扁平，伸长的细胞基底部突起沿着囊的内面向后极延伸，与此同时，上皮细胞的顶部突起在邻近的上皮细胞内面向前极延伸。上皮细胞转变为带状晶状体细胞的过程发生在整个晶体赤道部的周围，因此，晶状体细胞的突起从各个方向延伸到前极及后极。由于新的晶状体细胞不断地形成，老的晶状体细胞越来越多的并入晶状体皮质，而这些晶状体细胞的细胞核，在赤道部以前排列为新月形的弯曲带，称为晶状体弓（lens bow）。最后，深部的晶状体细胞并入晶状体核而细胞核消失。

（三）晶状体细胞

晶状体细胞（lens cells）为有棱角的六边形长带，细胞的横切面为六边形。由于细胞较长，传统上把晶状体细胞称为晶状体纤维（lens fibers）。成人眼晶状体有 2 100～2 300 个晶状体细胞。皮质部的晶状体细胞长 8～12mm，宽 7μm，厚 4～6μm，表层的细胞比深层者长，最年轻的细胞位于囊下。晶状体细胞有规则的排列成行，纵贯整个皮质，终止于囊下不同深度的前皮质缝与后皮质缝。当晶状体细胞向前后缝伸延时，细胞变薄、变宽，到达末梢端以前变得相当弯曲，与对侧来的晶状体细胞末梢端相会，形成复杂的交错对插（interdigitations）。前皮质缝是由上皮细胞顶部突起的交错对插所形成，交错对插出现在同一层（同一代）晶状体细胞之间。在皮质深层，晶状体细胞终末端在缝线相会连接的方式更为复杂。

（四）晶状体悬韧带（zonules）

晶状体悬韧带是连接晶状体赤道部和睫状体的纤维组织，用以保持晶状体的位置。

起始于锯齿缘的悬韧带纤维与玻璃体前界膜接触，止于晶状体赤道部的后囊。起始于睫状体平坦部的悬韧带纤维，是最粗，最坚固的韧带纤维，在向前伸展过程中，与一部分睫状突相接触，然后轻度转弯，与起自睫状突的纤维相交叉，而附着于晶状体赤道部的前囊。起始于睫状突间凹的悬韧带纤维，是悬韧带纤维中数目最多的一种，在向后延伸的过程中，越过向前走的纤维，附着到晶状体赤道部的后囊。

悬韧带由透明、坚硬、无弹性的纤维所组成。

八、玻璃体

玻璃体（vitreous）为无色透明胶质体（gellike），其主要成分为水，约占 99%。玻璃体充满眼球后 4/5 的空腔内，其形状符合于所在的空腔，前面以晶状体及其悬韧带为界，形成前面扁平的球形。玻璃体前面有蝶形凹面，称为玻璃体凹，也叫髌状窝（fossa patellaris），以容纳晶状体。玻璃体的其他部分与睫状体及视网膜相毗邻。

玻璃体包括玻璃体皮质、中央玻璃体及中央管三部分。

1. 玻璃体皮质　玻璃体皮质（vitreous cortex）是玻璃体外周贴近睫状体及视网膜的部分，玻璃体致密，锯齿缘以后称为玻璃体后皮质，锯齿缘以前称为玻璃体前皮质。

玻璃体后皮质较厚，2～3mm，紧贴视网膜，前方止于锯齿缘，玻璃体前皮质较薄，在晶状体后面，是玻璃体的前界，玻璃体皮质经过晶状体边缘向睫状体伸展，在平坦部的后部附于睫状体上皮。

2. 中央玻璃体　中央玻璃体（central vitreous）为玻璃体的中央部分，从视盘边缘开始向前伸展，与睫状体和玻璃体前膜相接触。

3. 中央管　中央管（central canal）为玻璃体中央的空管，亦称透明管，系 Cloquet 管退化而残留的组织，前界为玻璃体前膜的晶状体髌状窝，向后伸延至视盘，管壁是玻璃体的浓缩，不是真正的薄膜，为胚胎发育中的原始玻璃体所在部位，有时有透明样动脉残留。

玻璃体表面与其周围组织的关系：玻璃体最前部与晶状体悬韧带的后部纤维紧密相连，Petit 曾把空气注入两者之间使其间隙扩大，而后把玻璃体前表面与悬韧带之间的间隙称为 Petit 管。玻璃体和睫状体平坦部及睫状突之间均有悬韧带分隔，故该处玻璃体有被韧带压迫所致的放射状小沟。

玻璃体前表面亦作为后房的后界，玻璃体前表面与晶状体后囊之间有约 9mm 直径的圆环形粘连，称为玻璃体囊膜韧带，亦称 Wilger 韧带。在青少年此粘连比较紧密，随着年龄的增长逐渐变得松弛，所以老年人做白内障手术晶状体与玻璃体容易分离。在圆环形 Wilger 韧带中央部为髌状窝，玻璃体与晶状体后囊附着比较松弛，甚至两者分离形成间隙，称为 Berger 晶状体后间隙。在光学切面上表现为晶状体后的光学间隙区。此间隙向后形成 Cloquet 管圆锥形的前端部分，这种胚胎玻璃体的残留，在晶状体后囊可以看到。

除了在视盘周围及黄斑部以外，玻璃体很少与视网膜的内界膜粘连，即便有些粘连也是细小而易分离的。

玻璃体与视盘周围的视网膜内界膜有较紧密的粘连。玻璃体后膜在视盘前转向前，形成 Cloquet 管的壁，而在视盘处 Cloquet 管的底部称为 Martegiani 区，由此向玻璃体内伸延是为连续的 Cloquet 管。

玻璃体与黄斑部中心凹周围的视网膜内界膜有稍紧密的粘连，这种粘连形成 2～3mm 的小环，见于青少年，成人后消失。

玻璃体与锯齿缘附近的睫状体上皮及视网膜内界膜有着最紧密的粘连，其范围从锯齿缘向前 2mm，向后 4mm，该部位是玻璃体与眼球壁最牢固的附着处，即使病理改变或标本受到固定，该处玻璃体仍保持粘连，即使受到严重外伤，也不脱离，如果撕下玻璃体，该处的睫状体上皮随同而下；并且所有玻璃体胶原纤维可以追查到这个区域，故该处称为玻璃体基底（vitreous base），亦称玻璃体的起始部。

（刘晓燕）

第二节　眼附属器的组织解剖

眼附属器包括眼睑、结膜、泪器、眼外肌和眼眶。

一、眼睑

眼睑（eye lids）分上睑和下睑，覆盖眼球前面，上睑较下睑大而宽。上睑上界为眉，下睑下界与颊部皮肤相连续，无明显分界。眼睑游离缘名为睑缘。上、下睑缘间的缝隙名为睑裂（palpebral fissue），在成人其长度平均为 27.88mm，其宽度平均为 7.54mm。睑裂在颞侧联合处名为外眦（external canthus），呈锐角；在鼻侧联合处名为内眦（internal canthus），呈马蹄铁状，其间有一小湾叫泪湖，湖内有泪阜（caruncle）。上、下睑缘近内眦处，各有一稍突起的小孔，称为泪点。睑缘宽约 2mm，分前后两唇。前唇钝圆，后唇呈锐角，两唇间皮肤与黏膜交界处形成浅灰色线，称为灰线，将睑缘分为前后两部。前唇有睫毛 2~3 行，上睑有睫毛 100~150 根，下睑有 50~70 根。毛根深居结缔组织和肌肉内，此处有变态的汗腺和皮脂腺（即 Moll 腺和 Zeiss 腺），其导管开口于睫毛囊。后唇有多数小孔排列成一行，这些小孔是睑板腺（即 Meibom 腺）导管开口，腺本身位于睑板内。上睑皮肤有一沟，称上睑沟，有此沟者为双重睑。

眼睑组织分为 5 层，由前向后顺序为：皮肤、皮下疏松结缔组织、肌层、纤维层和睑结膜。

1. 皮肤层　是人体最柔薄的皮肤之一，容易形成皱褶。

2. 皮下组织层　为疏松结缔组织所构成，故易引起水肿。

3. 肌层　包括眼轮匝肌、上睑提肌及 Müller 肌。眼轮匝肌（orbicularis muscle）由面神经支配，司眼睑闭合。位于皮下结缔组织和睑板之间，形似一扁环，以睑裂为中心环绕上、下眼睑。眼轮匝肌分为近眶缘的眶部和近睑缘的睑部。前者的纤维位于眶骨内缘，由上颌骨的额突开始，纤维走行呈环形，止点仍固定在额突处；后者的纤维起自眼睑内眦韧带；转向外侧呈半圆形，终于眼睑外眦韧带。

眼轮匝肌除以上两部外，尚有泪囊部，也叫泪囊肌或 Horner 肌。此部虽小，功能颇大。此肌的深部纤维，起始于泪后嵴后方的骨面；经泪囊后方达睑板前面，加入眼轮匝肌睑部的纤维中。泪囊肌这样附着，可使睑接触眼球前面。起于泪后嵴深部的眼轮匝肌纤维与起自泪前嵴浅部的纤维，共同包绕泪囊。泪囊部肌纤维还紧紧包绕泪小管。这些肌纤维在排出泪液之功能上有重要意义。日常闭眼与睁眼时，眼轮匝肌的收缩与弛缓，可使泪囊规律地收缩与扩张，借此吸入泪液，并驱使泪液由结膜囊流入鼻腔。

在眼轮匝肌纤维中，尚有一单独而纤细的纤维束，向睑板腺开口处的后方行走，这是眼轮匝肌的睫毛部，亦名 Riolan 肌。此肌收缩时，可向眼球方面压迫睑缘，使腺体的分泌物排出至睑缘。

上睑提肌（levator palpebrae superiors）由视神经孔周围的纤维环上方附近开始，沿眶上壁向前呈扇状展开，最后附着在上睑板上缘、眼睑皮肤、眼轮匝肌和结膜上穹隆部。此肌受动眼神经支配。由于上睑提肌纤维分布的特点，收缩时可同时提起上睑各部分，包括眼睑皮肤、睑板和睑结膜。

Müller 肌，分别起自上睑提肌下面和下直肌的筋膜，并附着在上、下睑板的上、下缘。此肌受交感神经支配，使睑裂开大。

4. 纤维层　由睑板和眶隔两部分组成。

（1）睑板（tarsal plate）：为致密的结缔组织所构成，质硬如软骨，是眼睑的支架。上睑板较下睑板宽而厚，呈半月形，两端移行于内外眦韧带上。睑板内有垂直排列的皮脂腺，称睑板腺（meibom 腺），上睑约有 30 个，下睑约有 20 个。每个腺体中央有一导管，各中央导管彼此平行，垂直排列并开口于睑缘，分泌油脂，有防止泪液外流作用。

（2）眶隔（septum orbitale）：或称睑筋膜（palpebral fascia），为一弹性结缔组织膜，围绕眶缘，与眶骨膜连接，向前则附着于睑板前面，因此睑板与眶隔互相融合，犹如一体，在上睑，眶隔与上睑提肌的鞘膜掺杂，且随之前行，直连皮肤；在下睑眶隔完整，与睑板融合。眶隔形成睑与眶的隔障，在渗出性病变时，可制止双方渗出物相互渗透。

5. 睑结膜层　紧贴于睑板后面（见结膜）。

（1）眼睑的血管：眼睑的血液供应来自颈外动脉的面动脉支（包括面动脉、颞浅动脉和眶下动脉）及颈内动脉的眼动脉分支（包括鼻梁动脉、眶上动脉和泪腺动脉）。

眼睑的浅部组织由上述血管分支形成丰富的动脉网所供应。深部组织由睑内外侧动脉形成的睑动脉弓供应。

来自鼻梁动脉的睑内侧动脉有上下两支，分布到上睑的称为上睑内侧动脉，下睑的称为下睑内侧动脉，分别与来自泪腺动脉的上睑外侧动脉及下睑外侧动脉相互吻合，形成睑缘动脉弓及周边动脉弓。睑缘动脉弓较大，位于靠近睑缘的睑板与眼轮匝肌之间。周边动脉弓较小，位于睑板上缘，提上睑肌与眼轮匝肌之间。从睑缘动脉弓发出分支向前分布于眼轮匝肌，向后至睑板腺与结膜。静脉则汇入眼、颞及面静脉中，这些静脉皆无静脉瓣，因此化脓性炎症有可能蔓延到海绵窦而导致严重后果。

（2）眼睑的淋巴管：分为内外两组引流，下睑内侧 2/3 和上睑内侧 1/3 由内侧淋巴组引流至下颌下淋巴结；上下睑的其余部分则分浅深二组分别由外侧淋巴组引流至耳前淋巴结和腮腺淋巴结。

（3）眼睑的感觉：由第Ⅴ脑神经第Ⅰ、Ⅱ支支配。

二、结膜

结膜（conjunctiva）是一层薄而透明的黏膜，覆盖在眼睑后面和眼球前面。按其不同的解剖部位可分为睑结膜、球结膜及穹隆结膜三部分。由结膜形成的囊状间隙称为结膜囊（conjunctivalsac）。在内眦泪阜外侧有半月形结膜皱襞，称为半月皱襞（plica semilunaris），相当于低等动物第三眼睑的遗迹。

1. 睑结膜（palpebral conjunctiva）　与睑板紧密连接，不能推动。正常者薄而透明，表面平滑，可见垂直走行的小血管，并隐约可见睑板腺。在上睑离睑缘后唇约2mm处，有一与睑缘平行的浅沟，称睑板下沟，常为异物存留之处。

2. 穹隆结膜（fornical conjunctiva）　为球结膜和睑结膜的移行部分，多皱褶，便于眼球活动，其上皮细胞为复层柱状上皮细胞，上皮细胞下含有多量淋巴细胞，有时形成滤泡。

3. 球结膜（bulber conjunctiva）　覆盖于眼球前面的巩膜表面，与巩膜前面的眼球筋膜疏松相连，易推动。易因水肿或出血而隆起。在角膜缘处结膜上皮细胞移行为角膜上皮细胞，因而结膜疾病易累及角膜。

在泪湖内有一小隆起，叫泪阜。高约5mm、宽约3mm，呈黄红色。泪阜为介于皮肤和黏膜之间的变态皮肤组织，表面为不角化的复层上皮，并有皮脂腺、汗腺、副泪腺和细毛。

结膜的血管：来自眼睑的动脉弓及睫状前动脉。睑缘动脉弓于睑板下沟处穿过睑板分布于睑结膜。周围动脉弓发出下行及上行支供给睑结膜、穹隆结膜及距角膜缘4mm以外的球结膜，此动脉称为结膜后动脉，此血管充血称为结膜充血。睫状前动脉在角膜缘外35mm处穿入巩膜，其末梢细小的巩膜上支不进入巩膜，继续前进组成角膜周围的血管网，此血管充血时为睫状充血。两种不同的充血对疾病诊断极为重要。睫状前动脉继续前进过程中向表层分支，分布于球结膜，称为结膜前动脉，与结膜后动脉吻合。

结膜淋巴管丰富，有时可见球结膜上有类似串珠的透明物，即淋巴管潴留所致。

结膜受三叉神经分支所支配。

结膜的腺组织：

1. 杯状细胞　在结膜上皮层内，呈圆形或椭圆形。核靠近基底部，分泌黏液。多见于球结膜，而睑缘部缺如。这种细胞对于湿润眼球表面甚为重要。

2. 副泪腺　即Krause腺和Wolfring腺，位于穹隆部结膜下面。其组织结构和泪腺同。

三、泪器

泪器包括分泌泪液的泪腺和排泄泪液的泪道（图1-5）。

1. 泪腺（lacrimal gland）　由细管状腺和导管组成，是分泌泪液的器官，位于眼眶外上方的泪腺窝内，被上睑提肌腱板分隔为较大的眶部和较小的睑部泪腺。排泄管10~20根，开口于外上穹隆结膜。此外，尚有副泪腺。血液供应来自眼动脉的泪腺支。泪腺神经为混合性神经，包括来自第Ⅴ脑神经眼支的感觉纤维和起源于颈内动脉丛的交感纤维，以及来自桥脑泪腺核的分泌纤维，司泪液的分泌（副交感神经）。

2. 泪道（lacrimal passages）　包括泪点、泪小管、泪囊和鼻泪管。

1）泪点（lacrimal puncta）：是两个微突起的圆形小孔，环绕以致密的结缔组织，位于上、下睑缘内侧部分，距内眦约6mm处。泪点开口面向泪湖。

2）泪小管（lacrimal canaliculi）：起自泪点，上下睑各一小管，向内侧进行至泪囊，管长约10mm。管的开始部分垂直，长约2mm，继则成直角向内弯转，单独或连成一短干（称泪总管）通入泪囊。

3）泪囊（lacrimal sac）：位于泪骨的泪囊窝内，在内眦韧带的后面。泪囊的顶端闭合成一盲端。下端与鼻泪管相连续，该处较狭窄。长约12mm，宽4~7mm。

4）鼻泪管（nasolacrimal duct）：上接泪囊，位于骨性鼻泪管内，向下开口于鼻腔的下鼻道。

泪液排到结膜囊后，依靠瞬目运动和泪小管虹吸作用，向内眦汇集于泪湖，经泪点、泪小管、泪囊、鼻泪管而排入下鼻道。

泪液为弱碱性透明液体，除含有少量蛋白和无机盐外，尚含有溶菌酶（lysozyme）和免疫球蛋白A（IgA）补体系统、β溶素及乳铁蛋白，故泪液除有湿润眼球的作用外，还有清洁和杀菌作用。在正常状态下，16h内分泌泪液0.5~0.6mL。

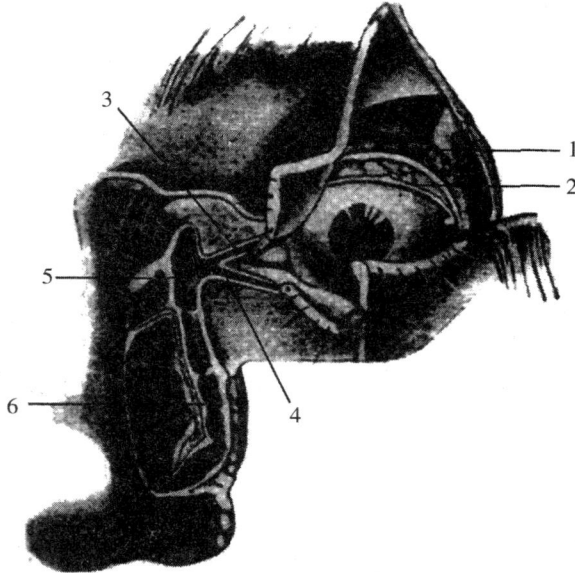

图1-5　泪器

1. 眶部泪腺；2. 睑部泪腺；3. 上泪小管；4. 下泪小管；5. 泪囊；6. 鼻泪管

泪器的组织结构：

1）泪腺：为管状、葡萄状浆液腺，含有多数小叶。每一腺泡有两层细胞，内层为圆柱状的分泌细胞，外层为扁平的肌上皮细胞，位于基底膜上。导管衬以双层上皮，内层立方、外层扁平，大导管外有纤维组织围绕。叶间有结缔组织、弹力纤维、淋巴细胞和浆细胞等。

2）泪点和泪小管：泪点为泪小管外口，由含有丰富的弹力纤维的结缔组织环绕。泪小管为复层上皮所衬覆，上皮下面富有弹力组织，因此可用探针将泪小管扩大。管外有眼轮匝肌部分纤维围绕，可使泪小管垂直部分收缩。

3）泪囊与鼻泪管：二者的构造相同，在基底膜上有两层上皮，浅层为柱状，深层为扁平上皮，其间也有杯状细胞。间质分两层：上皮下面为腺样层，内有淋巴细胞，有时形成淋巴滤泡；再下为纤维结缔组织。鼻泪管段周围的静脉丛很丰富。

4）泪器的血管：泪腺动脉来自眼动脉，沿外直肌上缘向前分布到泪腺。当动脉穿过泪腺或从泪腺的外侧绕到其前方后，分布到结膜和眼睑。

泪道的血液供应，来源有三：

1）来自眼动脉者：睑内侧上动脉供应泪囊；睑内侧下动脉供应鼻泪管。

2）来自面动脉者：为内眦动脉，供应泪囊与鼻泪管。

3）来自颌内动脉者：眶下动脉供应泪囊的下部与鼻泪管的上部；蝶腭动脉的鼻支供应鼻泪管的下部。

四、眼外肌

眼肌分内外两组。眼内肌在眼球内，包括瞳孔括约肌、瞳孔开大肌和睫状肌。眼外肌共有6条：4条直肌和2条斜肌。

4 条直肌是内直肌（medial rectus）；外直肌（lateral rectus）；上直肌（superior rectus）；下直肌（inferior rectus）。这 4 条直肌都从眶尖部围绕视神经孔的纤维环（总腱环）开始，各成一束，向前向外展开，穿过眼球筋膜止于巩膜。4 条直肌围成锥体形，以视神经孔为顶点，眼球为底部，视神经位于其内，故又称肌锥。内、外直肌附着在角膜内、外两侧，上、下直肌附着在角膜上、下两侧。附着处的肌腱做扇状展开并和巩膜融合，因此巩膜最前部增厚。内、外直肌附着处规则而整齐，与角膜缘平行。当内、外直肌收缩时，眼球向内或外转动，不发生偏斜。上、下直肌附着处不与角膜缘平行而微斜，其颞侧附着处较鼻侧距离角膜缘为远。当上、下直肌收缩时，主要分别使眼球上转和下转，同时还使眼球内转。4 条直肌附着处和角膜缘的距离为：内直肌 5.5mm，下直肌 6.5mm，外直肌 6.9mm，上直肌 7.7mm。

2 条斜肌是上斜肌（superior oblique）和下斜肌（inferior oblique）。它们走行方向较直肌复杂。上斜肌从视神经孔周围的总腱环开始，沿眶内上壁向前通过滑车。滑车（trochlea）为一坚固的纤维环，位于眶内上缘稍后处，肌腱可在其中来回滑动。上斜肌腱穿过滑车后又移行为肌纤维，并转向后、外侧，穿过眼球筋膜，经上直肌下面，做扇状展开，在赤道部后方止于眼球外上部。下斜肌由眶壁内下缘稍后方的骨壁开始，经过下直肌下面向外上方延展，在赤道部后方到达眼球外侧，穿过眼球筋膜止于眼球后外侧下方。上斜肌主要使眼球内旋，同时还使眼球下转和外转，下斜肌主要使眼球外旋，同时还使眼球上转和外转。

眼外肌的神经支配：除上斜肌为滑车神经支配、外直肌为外展神经支配外，其他眼外肌均由动眼神经支配。

血液供给：由眼动脉的肌支供给。肌支常为内外二主支以及不同数目的一些小支。这些小支发自眼动脉，也可发自泪腺动脉和眶上动脉。二主支中，外支分布到外直肌、上直肌、上睑提肌和上斜肌；内支较大，分布到下直肌、内直肌和下斜肌。分布到四条直肌的肌支向前穿过肌腱形成睫状前动脉。

五、眼眶

眼眶（orbit）是由额骨、蝶骨、筛骨、腭骨、泪骨、上颌骨和颧骨 7 块颅骨构成，为四棱锥状骨腔，左右各一，底向前、尖向后。眼眶有上、下、内、外 4 壁，两眶内壁几乎平行，外壁则由后向前外侧展开。眶内壁由上颌骨额突、泪骨、筛骨纸板和蝶骨体小部分构成，其前面有泪囊窝，泪囊位于其内。眶外壁由颧骨和蝶骨大翼构成。眶上壁由额骨和蝶骨小翼构成。眶下壁由上颌骨、颧骨和腭骨眶突构成。

眼眶外侧壁较坚硬，其他三壁骨质菲薄，且与额窦、筛窦、上颌窦、蝶窦相邻，故这些鼻窦有病变时，可累及眶内组织（图 1-6）。

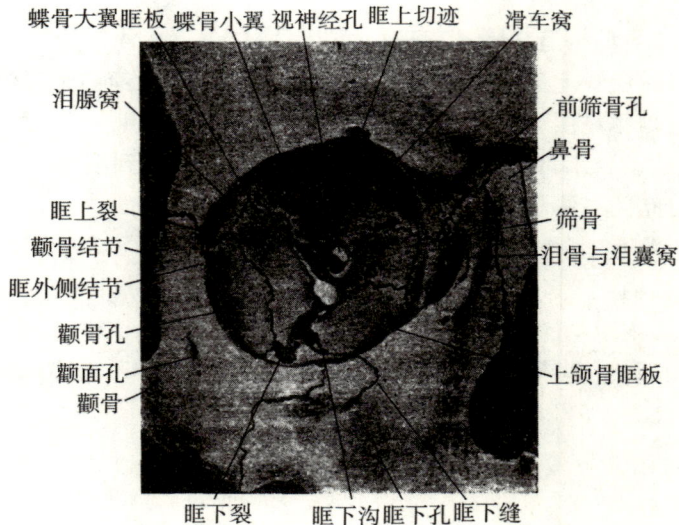

图 1-6　眼眶前面观

眼眶的孔、裂、窝：

视神经孔（optic foramen）在眶尖部，此孔经蝶骨小翼的根部进入颅中窝，此骨道称为视神经管（Optic canal），长 4～9mm，宽 4～6mm，内有视神经和眼动脉穿过。

眶上裂位于视神经孔外侧，在眶上壁与眶外壁的分界处，与颅中窝相通。该裂有第Ⅲ、Ⅳ、Ⅵ脑神经及第Ⅴ脑神经第Ⅰ支、眼神经、眼上静脉及脑膜中动脉的眶支和交感神经纤维等穿过。此处受损则出现眶上裂综合征。

眶下裂在眶外壁与眶下壁之间，有第Ⅴ脑神经第Ⅱ支分支、眶下神经和眶下动脉及眼下静脉一支等通过。

眶上切迹（或孔）及眶下孔，均有同名的神经和血管通过。

眼眶外上角有泪腺窝，内上有滑车窝，内侧壁有泪囊窝。泪囊窝前缘为泪前嵴，后缘为泪后嵴，平均长 16.10mm，宽 7.68mm，下接鼻泪管，前后泪嵴为泪囊手术的重要解剖标志。

眼眶骨膜：即眼眶筋膜，该膜疏松地附于眶壁，但在眶缘、眶尖、骨缝、骨孔和眶上、下裂处和眶骨愈着。眼眶筋膜在视神经孔处和硬脑膜及视神经硬膜相移行，向前和眶缘骨膜相连并和眶隔相延续。

眼球筋膜（fascca bulbi）为一薄层纤维组织膜，覆盖在眼球表面，自视神经周围向前直到角膜缘附近，形成一囊，名为 Tenon 囊。囊内面光滑，与巩膜间有细的纤维束相连，其和巩膜间的间隙叫巩膜上腔。眼球筋膜向后和视神经硬膜移行，向前在角膜缘处和巩膜紧密愈着。筋膜后部为睫状血管和神经穿过；其赤道部被涡静脉穿过；前部有 6 条眼肌腱穿过，筋膜由此反折向后包围肌腱成为肌鞘，如同手指套戴在手指上一样。由肌鞘发出纤维薄膜和薄束，扩展到其他部位起支持和固定作用。上直肌和上睑提肌间有纤维束相连，使二者协同动作；下直肌、下斜肌鞘有纤维束相连并止于下睑板和睑结膜下穹隆部，协助开大睑裂；内、外直肌鞘扩展部呈三角形且较强大，分别止于泪骨和颧骨结节，可限制内、外直肌过度运动，故又名外侧遏制韧带（check liga ment）。眼球筋膜下部增厚形成吊床状悬韧带（lock wood 韧带），起支持眼球的作用。

眶内除眼球、眼外肌、血管、神经、泪腺和筋膜外，各组织之间充满脂肪，起软垫作用。眶内无淋巴管及淋巴结。

（刘晓燕）

第三节　眼的血液循环

眼球的血液供给来自颈内动脉的眼动脉（ophthalmic artery），眼附属器的血液供给除眼动脉外，还有一部分来自颈外动脉的面部动脉系统（面动脉、颞浅动脉及眶下动脉）。

一、动脉系统

眼球的血液供应：眼球的血液供给为来自眼动脉的视网膜中央血管系统及睫状血管系统。眼动脉起自颈内动脉，当颈内动脉穿过硬脑膜离开海绵窦处分出眼动脉。眼动脉在视神经硬脑膜鞘内随视神经穿过视神经管，在接近视神经管的眶端处穿出硬脑膜鞘进入眼眶后部。

1. 视网膜中央动脉（central retinal artery）　在视神经孔前方附近，由眼动脉发出。在视神经下面，紧贴硬脑膜，前行到达球后 6.4～14.0mm（平均9.34mm）处穿入视神经硬脑膜及蛛网膜，到达蛛网膜下隙，在蛛网膜下隙内继续前进，经过一个短距离，成直角穿过软脑膜，到达视神经中央，且披上软脑膜的外衣，陪随视网膜中央静脉向前延伸，穿越筛板，进入眼球内，出现在视盘的表面，再分为鼻上、鼻下、颞上、颞下四支，分布于视网膜内。较粗大的血管位于内界膜下神经纤维层。毛细血管网分为浅层与深层，浅层稍粗而较稀，分布于神经纤维层内；深层较细而致密，位于内颗粒层。近锯齿缘处则形成单层而稀疏的血管网。在黄斑区愈近中心凹血管愈稀少，在中心凹 0.4～0.5mm 区域为无血管区。

视网膜中央动脉为终末动脉，除了在巩膜管与视神经动脉环有少数几支吻合外，其他无吻合支。

2. 睫状后短动脉（short posterior ciliary artery）　当眼动脉还在视神经下方时，发出鼻侧及颞侧两个主干，然后每个主干各分出 2~5 小支，在视神经周围穿过巩膜，进入脉络膜内逐级分支，直至毛细血管。睫状后短动脉主要供应视网膜的外四层。在视盘周围的巩膜内，睫状后短动脉的小分支吻合形成视神经动脉环（又称 Zinn 环或 Haller 环），从动脉环发出许多分支，向内到视神经，向前到脉络膜，并向后到视神经的软脑膜血管网。分布到视神经的分支又发出细小分支至视盘及其邻近的视网膜。有时有较大的分支，即视网膜睫状动脉，自视盘颞侧缘起始，向颞侧伸延，分布到黄斑。

3. 睫状后长动脉（long posterior ciliary artery）　自眼动脉发出（有时可与睫状后短动脉一同起始于眼动脉），共两支，于视神经的鼻侧和颞侧斜行穿入巩膜（穿入点较睫状后短动脉靠前），经脉络膜上腔直达睫状体后部，开始发出分支，少数分支返回脉络膜前部，大多数分支前行到睫状体前部，与睫状前动脉吻合形成虹膜动脉大环（circulus arteriosus iridis major），由此环发出分支至睫状肌、睫状突及虹膜。虹膜动脉大环并不在虹膜内，而在睫状体内。

4. 睫状前动脉（anterior ciliary artery）　是由四条直肌的肌动脉发出的分支。在眼眶深部，眼动脉发出肌动脉，向前行进至四条直肌。上、下、内三条直肌的肌动脉各发出两条睫状前动脉，外直肌的肌动脉发出一支睫状前动脉。睫状前动脉自四条直肌肌腱发出后，在巩膜表层组织中向前，行至角膜缘后4mm 处发出分支穿入巩膜，与睫状后长动脉吻合，构成虹膜动脉大环。未穿入巩膜的睫状前动脉本支继续向前，形成结膜前动脉。

二、静脉系统

静脉系统有三个回流途径：

1. 视网膜中央静脉（central retinal vein）　在视神经内与视网膜中央动脉伴行，常在视网膜中央动脉入视神经处的眼球侧离开视神经，经眼上静脉或直接回流到海绵窦。

2. 涡静脉（vortex vein）　共 4 条，收集部分虹膜、睫状体和全部脉络膜的血液，约在眼球赤道之后 6mm 斜着穿出巩膜，上直肌的两侧有一对，下直肌两侧有一对。涡静脉斜着穿出巩膜的巩膜小管长约 4mm，从眼球外面能看到静脉在巩膜管内经过所形成的黑线。上直肌旁的两支静脉经眼上静脉，下直肌旁的两支静脉经眼下静脉进入海绵窦。有时涡静脉的数目较多。

3. 睫状前静脉（anterior ciliary vein）　收集虹膜、睫状体和巩膜的血液，于角膜缘附近穿出巩膜，经眼上及眼下静脉入海绵窦。

眼上静脉（superior ophthalmic vein）：为眶内最大的静脉。在眶缘上内角鼻根附近，由面的眶上静脉与内眦静脉合成。此静脉沿眼动脉的路径向后行走，常在总腱环的上方，向后通过眶上裂，进入海绵窦。

眼下静脉（inferior ophthalmic vein）：起始于眶下壁前方，呈一静脉丛样向后行走，或先与眼上静脉汇合，再进入海绵窦，或单独进入海绵窦。眼下静脉经过眶下裂与翼静脉丛相交通，在眶下缘处与面前静脉相交通。

海绵窦（cavernous sinuses）：为一大静脉腔，位于颅腔内蝶骨体两侧。窦中有许多纤维样小梁，切片下呈海绵状，因此而得名。

（刘晓燕）

第二章

眼科常见症状

第一节 视力障碍

一、急性视力下降

1. 一过性视力丧失（指视力 24h 内恢复正常，通常在 1h 内）

（1）黑矇：①直立性低血压，双侧。②一过性脑缺血发作，通常单侧。椎基底动脉供血不足，通常双侧。③视盘水肿，通常双侧。④视网膜中央或分支动脉痉挛。⑤偏头痛（伴有或无随后的头痛）。

（2）不常见的情况：缺血性视神经病变、眼缺血综合征、青光眼、中枢神经系统病变。

（3）其他原因：过度疲劳、饥饿、精神刺激等。

2. 视力丧失达 24h 以上

（1）常见：视网膜中央动脉阻塞、视网膜中央静脉阻塞、玻璃体积血及视网膜出血、视网膜脱离、视神经炎。

（2）不常见：①伴有疼痛：急性闭角型青光眼发作期、急性视神经炎（眼球运动痛）、各种眼外伤，葡萄膜炎。②非真实性：偶然发现的单眼视力低下、癔症、伪盲。

二、慢性视力下降

1. 逐渐的、无痛性的视力下降（可历时数周、数月或数年）

（1）眼部疾病：角膜变性、白内障、屈光不正、原发性开角型青光眼、慢性闭角型青光眼、玻璃体混浊、脉络膜视网膜炎、年龄相关性黄斑变性、糖尿病视网膜病变、视神经炎、视神经网膜炎、视网膜色素变性。

（2）全身疾病：脑肿瘤、脑炎、脑膜炎，其他中枢神经系统病变，颅脑外伤、高血压、糖尿病、白血病等。

2. 伴有眼充血、疼痛的视力下降　角膜炎、巩膜炎与浅层巩膜炎、虹膜睫状体炎、全葡萄膜炎、化脓性眼内炎、全眼球炎、眶蜂窝织炎。

三、视物变形

视物变形主要发生于视网膜疾病。视物变大、变小或弯曲。

（1）黄斑疾病：中心性浆液性脉络膜视网膜病变、年龄相关性黄斑病变、高度近视黄斑病变、黄斑前膜。

（2）视网膜脱离。

（3）角膜不规则散光。

四、闪光感

1. 伴有眼部器质性病变　视网膜脱离、玻璃体后脱离、脉络膜视网膜炎、玻璃体机化牵拉。

2. 不伴眼部器质性病变　偏头痛、晕厥前（低血压、低血糖、过度疲劳及精神刺激引起）。

五、眼前黑影

眼前黑影表现为眼前有大或小的黑影遮挡。

1. 活动的（又称飞蚊症）　玻璃体液化后脱离，玻璃体出血，中间型葡萄膜炎，后葡萄膜炎。

2. 不活动的　角膜斑翳、白内障、视网膜瘢痕、黄斑病变。有些患者视野出现由视网膜、视神经或中枢神经系统疾病导致的盲点。

六、视物模糊

视物模糊表现为视物不清、重影或模糊一片：屈光不正和老视、角膜斑翳、白内障。

七、视野缺损

1. 主觉的视野缺损

（1）中心性的：黄斑病变，如黄斑部裂孔、黄斑部视网膜脱离、年龄相关性黄斑变性。

（2）向心性的：视网膜色素变性、视神经萎缩、青光眼。

（3）某一方向的：视网膜脱离，与脱离方向相对的方向视野缺损。

2. 不能自觉的视野缺损　通过视功能检查可确诊。

八、夜盲

1. 眼部病变　视网膜色素变性、视杆细胞功能不良、静止型白点状眼底（又称小口病）、进行性视网膜萎缩、脉络膜视网膜炎、视神经萎缩、严重的青光眼、高度近视。

2. 全身病变　维生素 A 缺乏症、昼盲（白日视力不良，傍晚时视力反而较佳）、先天性视锥细胞功能不良（全色盲）。

（左　晶）

第二节　眼痛

一、眼眶痛

眶上神经痛、鼻窦炎、眶骨膜炎、眶蜂窝织炎。

二、眼睑痛

麦粒肿（睑腺炎）、眼睑脓肿、眼睑疱疹。

三、眼球痛

结膜、巩膜和浅层巩膜、眼球筋膜炎症，虹膜睫状体炎，角膜炎，电光性眼炎，眼内炎，全眼球炎，青光眼，眼球萎缩，视疲劳。可伴有眼刺激症状。

四、眼球后痛

球后视神经炎、眶内肿瘤、蝶窦炎。

五、伴有头痛的眼痛

（1）严重的眼病：急性闭角型青光眼、急性虹膜睫状体炎、葡萄膜大脑炎、交感性眼炎。

（2）其他原因：血管神经性头痛、偏头痛、发热、中毒等。

（左 晶）

第三节 眼红

一、眼睑发红

眼睑皮肤炎症，如睑缘炎、麦粒肿、霰粒肿（睑板腺囊肿）或外伤。

二、结膜发红

结膜发红可为结膜充血或睫状充血，见于结膜炎症，或角膜、虹膜睫状体、巩膜病变引起。

青光眼急性发作期，眼内炎，严重眼外伤。

结膜发红也可为新生血管或结膜下出血。

（左 晶）

第四节 眼不适

一、眼痒

（1）结膜炎：病毒性结膜炎、春季结膜炎、过敏性结膜炎。

（2）巨乳头性结膜炎或其他接触镜相关眼病。

（3）干眼症。

（4）睑缘炎。

（5）过敏或接触性皮炎：药物、化妆品、化学气体，昆虫飞入眼。

二、畏光

1. 眼部病变引起

（1）炎症性：结膜炎、角膜炎、虹膜睫状体炎、电光性眼炎、眼内炎和全眼球炎。

（2）非炎症性：视疲劳、瞳孔散大、无虹膜（先天性或后天性）、全色盲。

2. 全身病变引起　白化病、神经衰弱、热病。

三、异物感

1. 角膜病变　角膜炎、角膜异物、角膜上皮擦伤、浅层点状角膜炎、角膜上皮炎、电光性眼炎。

2. 结膜病变　结膜炎、结膜异物（在睑板上沟的异物易于忽略）、干眼症。

3. 眼睑病变　睑缘炎、睑内翻、倒睫。

4. 戴角膜接触镜　略。

四、眼干涩

干眼症、沙眼、米库利兹（Mikulicz）综合征、视疲劳。

五、眼烧灼感

慢性结膜炎、角膜上皮炎、睑缘炎、电光性眼炎、干眼症。

（冷云霞）

第五节　流泪与溢泪

泪液分泌过多，不能正常排出而自睑裂部流出为流泪。泪液排出受阻为溢泪。

一、流泪

1. 炎症刺激　如结膜炎、角膜炎、虹膜睫状体炎、巩膜炎、睑缘炎、电光性眼炎。
2. 外因刺激　如风沙、烟尘、光线、毒气，角、结膜异物和擦伤、裂伤，角膜上皮炎和上皮脱落，倒睫，睑内翻，睑闭合不全结膜暴露。
3. 全身因素　疼痛刺激和精神因素。

二、溢泪

泪道阻塞（先天性、后天性或外伤引起）。
1. 眼睑位置异常　下睑外翻，泪点外翻，泪液不能进入泪道。
2. 泪点病变　眼睑烧伤和化学伤使泪点位置异常，泪点先天性或后天性闭塞，泪点有新生物，不能导入泪液。
3. 泪管病变　炎症引起泪小管狭窄、阻塞或闭锁。外伤性泪管断裂。
4. 泪囊病变　泪囊炎症、囊肿或肿瘤。
5. 鼻泪管病变　先天性鼻泪管下端瓣膜阻塞。鼻炎或上颌窦炎引起鼻泪管狭窄或阻塞，致慢性泪囊炎。

（冷云霞）

第六节　分泌物

1. 大量脓性分泌物　急性细菌性感染。
2. 少量脓性分泌物　病毒、科－韦（Koch－Weeks）杆菌、葡萄球菌、链球菌及包涵体感染。
3. 浆液性或黏液－纤维蛋白性分泌物　病毒性感染和过敏性病变。
4. 分泌物细胞学检查（结膜分泌物涂片或结膜刮片）
（1）多形核白细胞：见于细菌感染。
（2）单核细胞：见于病毒感染。
（3）嗜酸粒细胞：见于过敏性反应。
（4）角化上皮：见于眼干燥症。
（5）包涵体：见于沙眼、包涵体性结膜炎。

（冷云霞）

第七节　复视

1. 单眼复视　用一眼注视时出现两个影像，遮盖一眼后复视仍存在。
（1）屈光不正：近视、散光。
（2）虹膜根部离断，多瞳，晶状体半脱位。
（3）斜视矫正术后（原有异常视网膜对应）。
（4）生理性（由于晶状体的三棱镜效应）。
2. 双眼复视　用双眼注视一物体时为两个影像。遮盖一眼后复视消失。见于斜视，异常视网膜对应，眼球运动障碍，融合障碍，眼镜的三棱镜效应及生理性复视。

（1）水平复视：水平肌麻痹，分开麻痹，集合麻痹，集合痉挛，急性共同性内斜视，核间麻痹。

（2）垂直复视：垂直肌、斜肌麻痹，眶壁骨折，Graves 眼病。

（相自越）

第八节　视疲劳

视疲劳又称眼疲劳。患者有用眼后（尤以视近物后）眼部不适，视物模糊，眼发干，烧灼感，眼痛，眼眶痛，可伴有全身症状，如头痛、头晕、恶心等。

1. 眼部原因　屈光不正（远视、散光、假性近视），屈光参差，未戴合适的眼镜。

（1）调节功能障碍：老视眼，调节衰弱，调节痉挛。

（2）眼肌功能障碍：外隐斜，内隐斜，集合无力，融合无力。

（3）眼病所致视力不良。

2. 全身原因　身体衰弱，病后恢复期，内分泌紊乱，哺乳期，更年期，神经官能症，过度疲劳。

3. 环境原因　光线过强（眩光）或过暗，阅读物过于细小，字体与背景对比度低，视标不稳定，以及显示器终端综合征。

（相自越）

第九节　眼压异常

一、高眼压

1. 伴有眼红痛，视力下降　急性闭角型青光眼，青光眼睫状体炎综合征，恶性青光眼，继发性闭角型青光眼（葡萄膜炎、晶状体膨胀期、晶状体脱位、眼内肿瘤），炎性继发性开角型青光眼，术后继发性青光眼，脉络膜上腔出血，球后压力升高（炎症、肿瘤或出血）。

2. 不伴眼红痛，视力逐渐下降　慢性闭角型青光眼，原发性开角型青光眼，继发性青光眼，使用糖皮质激素（局部或全身），高眼压症。

二、低眼压

伤口漏，睫状体脉络膜脱离，视网膜脱离，睫状体休克，眼内炎，应用降眼压药物，眼球萎缩，眼前段坏死。眼球破裂伤，眼球钝挫伤。

（相自越）

第三章

眼科检查技术

第一节　眼外部一般检查

对所有眼病患者，都应先做眼外部一般检查。眼外部检查，也就是眼前部检查，包括用肉眼可以观察到的眼前方各部分，如眼睑、泪器、结膜、角膜、巩膜、前房、虹膜、瞳孔、晶状体、眼球、眼眶、眼肌、眼压等检查法。

进行眼部检查时，要养成先右后左、从外到内的习惯，以免在记录左右眼时混淆或遗漏。再有，检查时，应两侧对照，如两眼不同，应先查健眼，再查患眼，尤其在患传染性眼病时，更应如此，以免两眼间交叉感染。

一、眼睑检查法

一般在患者面向自然光线下用望诊即可，必要时则需要用触诊以协助检查。检查眼睑时应同时检查眉毛、睫毛、睑缘和睑板是否正常。

首先应注意有无先天异常，如眼睑缺损、睑裂缩小、内眦赘皮、下睑赘皮、上睑下垂等。有下睑赘皮时，应想到可以因下睑皮肤皱褶压迫睫毛使其倒向后方而摩擦角膜。有上睑下垂时，应鉴别其是真性或假性、部分性或完全性；真性完全性者，应当用两手的拇指分别用力横压在患者两眉弓上方之处，并嘱患者用力睁眼，此时可以发现患侧因不能利用额肌协助提起上睑而完全不能睁开该眼；部分性者，则此时仍可稍微睁开；在有眼睑痉挛或患严重外眼病以后，特别在患有重沙眼的患者，并非由于上睑提肌的损害而发生的暂时性上睑下垂，则为假性上睑下垂，在患有面神经麻痹的患者，为检查患者眼轮匝肌的肌力时，检查者可将双侧上睑各放一只手指，嘱患者用劲闭眼，由于各手指的感觉不同即可比较出两眼睑肌力的不同；再嘱患者似睡眠状轻闭两眼时测量其闭合不全的睑裂大小。如要测量其确切肌力，则须用眼睑肌力测量计检查。额肌或上睑提肌活动幅度检查，可用尺测出 mm 数。

继之再观察眼睑皮肤有无异常，如皮下出血、水肿或气肿（炎性或非炎性）、皮疹、瘢痕、肿瘤等。怀疑有气肿时，用一手之示指和中指轮替轻轻压迫眼睑，可以发出捻发音。如上睑有初起之肿物时，可令患者向下看，在将上睑铺平在眼球上以后，则易于触出；检查下睑时，则令其向上看以后触之。同时应注意肿物之硬度及有无压痛，并检查有无耳前或颌下淋巴结的继发炎症或转移。

检查眼睑有无位置异常，应比较双侧睑裂的宽窄以确定有无上睑下垂或睑裂开大，单纯测量睑裂宽度并不可靠，应在嘱患者向前方直视时检查上睑缘遮盖角膜的宽度（正常情况下，上睑约遮盖角膜上缘 1～2mm，睑裂宽约 10mm），观察上、下睑有无内翻倒睫，倒睫是否触及角膜，观察眼睑有无外转或外翻，并应同时发现各种眼睑位置异常的原因。

令患者向下看，同时检查者可用拇指轻轻向上牵引上睑，就可以显示出上睑缘，在向上看时而以拇指轻轻向下牵引下睑，就可以显示出下睑缘；检查睑缘有无红肿、肥厚、钝圆等现象，观察有无分泌物、痂皮或新生物；注意睑缘间部睑板腺开口处有无阻塞或睫毛生长；检查睫毛的数量、粗细、行数和生长位置，有无过多、过少和过粗、过长现象，或受睑缘疾病影响而脱掉成睫毛秃。注意睫毛颜色，在交感性眼炎、原田病和 Vogt – Koyanagi 病时，睫毛可全部变成白色；更应注意检查睫毛生长的方向和倾斜度的大小，有无倒睫和睑内翻，平视时我国人上睑睫毛倾斜度多为 110° ~ 130°，下睑多为 100° ~ 120°。并应检查睫毛根部有无湿疹、鳞屑、痂皮或脓肿。用拇指和示指可以触知上睑板的宽度（正常为 3 ~ 4mm）和厚度，以确定有无炎症等现象。

二、泪器检查法

1. 泪腺检查法　正常情况下，泪腺是不能被触知的。令患者向鼻下方看，以相对侧手的拇指尽量将上睑外眦部向外上方牵引，就可以将因炎症或肿瘤引起肿胀的睑部泪腺暴露在外眦部上穹隆部结膜下，以便于检查。在检查泪腺的泪液分泌量是否正常时，可用 Schirmer 试验。其方法是在正常无刺激情况下，用一个宽 5mm、长 35mm 的条状滤纸，一端 5mm 处折叠放在下睑外或内 1/3 处的结膜囊内，其余部分就自睑裂悬挂在眼睑之外，眼可睁开，在不要使滤纸条掉出眼外的条件下患者也可以随意瞬目。泪液分泌正常时，5min 后，滤纸条可被浸湿 10 ~ 15mm。

如反复试验少于此数，甚至仅边缘部湿润，则为分泌减少。如 5min 湿及全长，则可为分泌过多。

在疑为眼干燥症患者时，还应进行泪膜破裂时间（BUT）试验，这是测定泪膜稳定性，最可靠的方法。检查前患者先在裂隙灯前坐好，1% 荧光素滴眼，预嘱患者适当延长睁眼时间。用较窄的钴蓝光往返观察角膜前泪膜，当被荧光素染色的泪膜出现黑洞（常为斑状、线状或不规则干斑）时，即表示泪膜已经破裂，在瞬目后至出现泪膜破裂，用秒表记录下来，这时间即为泪膜破裂时间。

正常人泪膜破裂时间为 15 ~ 45s，小于 10s 为泪膜不稳定。因检查结果，常是变异很大，宜测 3 次，取其均值。

当瞬目后泪膜不能完整地遮蔽角膜表面，而出现圆点形缺失（干斑），此种情况表示破裂时间为零。

2. 泪道检查法　先用示指轻轻向下牵引下睑内眦部，同时令患者向上看，即可查见下泪点的位置和大小是否正常，有无泪点内转、外转、外翻、狭小或闭塞；在泪囊部无红肿及压痛时，令患者向上看，可在用示指轻轻牵引下睑内眦部的同时，转向内眦与鼻梁间的泪囊所在部位加以挤压，如果泪囊内有黏液或脓性分泌物，就可以看见由上或下泪点流出。如果泪点正常，泪囊部也未挤压出分泌物，但患者主诉为溢泪，则可在结膜囊内滴一滴有色液体，如荧光素溶液或蛋白银溶液等，然后再滴数滴硼酸溶液或生理盐水，使之稀薄变淡；令患者瞬目数次，头部稍低，并于被检眼同侧的鼻孔中放一棉球或棉棍；1 ~ 2min 后，令患者擤鼻，如泪道通畅，则鼻孔中的棉球或棉棍必能被染出颜色。用荧光素等有色溶液试验阴性时，则可用泪道冲洗试验（syringe test）以检查泪道有无狭窄或阻塞。方法是用浸以 1% 丁卡因或其他表面麻醉剂和 1/1 000 肾上腺素液的棉棍，放在欲检查眼的内眦部，即上、下泪点处，令患者闭眼，挟住该棉棍 5 ~ 10min，然后以左手示指往外下方牵引下睑内眦部，令患者向外上方看；以右手用圆锥探子或 Bowman 探子将泪点扩大；再将盛以生理盐水的泪道冲洗器的钝针头插进泪点及泪小管，慢慢注入生理盐水，在泪道通畅时，患者可感觉有盐水流入鼻腔或咽喉；如由下泪点注水而由上泪点溢出，则证明为鼻泪管阻塞，或为泪囊完全闭塞而仅有上、下泪小管互相沟通，如水由原注入的泪点溢出，则证明阻塞部位在泪小管，在注入盐水以前，应嘱患者头稍向后仰，且稍向检查侧倾斜，并自己拿好受水器，以免外溢的液体沾湿衣服。如果想确知泪囊的大小和泪道的通畅情况，可将泪囊照上法冲洗以后，注入碘油，然后做 X 线摄片检查。

注意操作要轻巧，遇有阻力切勿强行推进，以免造成假道。所用 Bowman 探针，应先从 "0 ~ 00" 号开始，逐渐增加探针号数，直到 4 号为止。

如果泪囊部有急性炎症，应检查红肿及明显压痛区域，并检查有无波动或瘘管。

三、结膜检查法

结膜的检查最好在明亮自然光线下进行，但必要时仍需要用焦点光线和放大镜的检查。应按次序先检查下睑结膜、下穹隆部、上睑结膜、上穹隆部，然后检查球结膜和半月襞。

检查睑部和穹隆部结膜时，必须将眼睑翻转；下睑翻转容易，只以左或右手拇指或示指在下睑中央部睑缘稍下方轻轻往下牵引下睑，同时令患者向上看，下睑结膜就可以完全暴露。暴露下穹隆部结膜则须令患者尽量向上看，检查者尽量将下睑往下牵引。

翻转上睑方法有二：一为双手法，先以左手拇指和示指固定上睑中央部之睫毛，向前和向下方牵引，同时令患者向下看；以右手示指放在相当睑板上缘之眉下凹处，当牵引睫毛和睑缘向前向上并翻转时，右手指向下压迫睑板上缘，上睑就能被翻转。如果用右手指不能翻转上睑，可以用玻璃棍或探针代替右手示指，则易于翻转。另一法为单手法，先嘱患者向下看，用一手的示指放在上睑中央眉下凹处，拇指放在睑缘中央稍上方的睑板前面，用这两个手指挟住此处的眼睑皮肤，将眼睑向前向下方牵引。当示指轻轻下压，同时拇指将眼睑皮肤往上捻卷时，上睑就可被翻转。

检查上穹隆部结膜时，在将上睑翻转后，更向上方牵引眼睑。用左或右手之拇指将翻转的上睑缘固定在眶上缘处，其他各指都固定在患者的头顶，同时令患者强度向下方注视，并以另一手之示指和中指或单用拇指，由下睑外面近中央部的睑缘下面轻轻向上向后压迫眼球，做欲将下睑缘推于上穹隆之后面的姿势，上穹隆部结膜就可以完全暴露。也可以用 Desmarres 牵睑钩自眼睑皮肤面翻转出穹隆部。

小儿的眼睑常因紧闭不合作而不容易用以上方法翻转，可用双手压迫法。即当由协助检查者将小儿头部固定之后，用双手的拇指分别压迫上下眼睑近眶缘处，就可将眼睑翻转，睑和穹隆部结膜即能全部暴露。但此法在怀疑患有角膜溃疡或角膜软化症的小儿禁用，以免引起严重的角膜穿孔。

球结膜的检查很容易，可用一拇指和示指在上下睑缘稍上及下方分开睑裂，然后令患者尽量向各方向转动眼球，各部分球结膜即可以露出。

分开睑裂后在令患者眼球尽量转向颞侧时，半月襞和泪阜即可以全部被看到。

按次序暴露各部分结膜以后，检查结膜时应注意其组织是否清楚，有无出血、充血、贫血或局限性的颜色改变；有无结石、梗死、乳头增生、滤泡、瘢痕、溃疡或增生的肉芽组织，特别注意易于停留异物的上睑板下沟处有无异物存在。检查穹隆部结膜时，应注意结膜囊的深浅，有无睑球粘连现象和上述的结膜一般改变。检查球结膜时应注意其颜色及其表面情况。

1. 颜色　有无出血、贫血或充血、色素增生或银沉着。球结膜充血有两种，深层者名叫睫状充血，又称角膜周围充血；浅层者名叫结膜充血，又称球结膜周边充血；应注意两者的不同点。

2. 表面情况　有无异物、水肿、干燥、滤泡、结节、溃疡、睑裂斑、翼状胬肉、淋巴管扩张或肿瘤。

检查半月襞的时候，应注意有无炎症或肿瘤。

四、角膜检查法

1. 一般的检查　应先在光线好的室内作一般肉眼观察。首先注意角膜的大小，可用普通尺或 Wessely 角膜测量器测量角膜的横径和垂直径。正常角膜稍呈横椭圆形。应先测量角膜的透明部分。我国男女角膜平均的大小，横径约为 11mm，垂直径约为 10mm。一般应同时测量上角膜缘的宽度，我国人上角膜缘约宽 1mm，因为我国人的上角膜缘较宽，所以一般多只以其横径决定角膜的大小。如果横径大于 12mm 时，则为大角膜，小于 10mm 时，则为小角膜。在弥散的自然光线下尚可观察角膜弯曲度之情况，如果怀疑呈圆锥形，则可令患者向下看，此时角膜的顶点就可将下睑中央部稍微顶起（图 3-1），由此更可以证明是圆锥角膜。同时也应注意是否为球形角膜、扁平角膜、角膜膨隆或角膜葡萄肿。

2. 照影法和利用 Placido 圆盘的检查法　用照影法检查时，令患者对窗而坐，并且固定其头，检查者与患者对坐，用一只手的拇指和示指分开被检眼的睑裂，使该眼随着检查者另一只手的示指向各方向转动。注意观察照在该眼角膜表面上的窗影像是否规则。

Placido 圆盘（placido disc）是一个有 20cm 直径的圆板，在其表面上有数个同心性黑白色的粗环（图 3-2），中央孔的地方放一个 6 屈光度的凸镜片；检查时令患者背光而坐，检查者一只手拿住圆盘柄放在自己的一只眼前并坐在患者对面，相距约 0.5m，用另一只手的拇指和示指分开被检眼的睑裂，由中央圆孔观察反射在患者角膜上的同心环，并令患者向各方向注视，以便能够检查全部角膜（图3－3）。

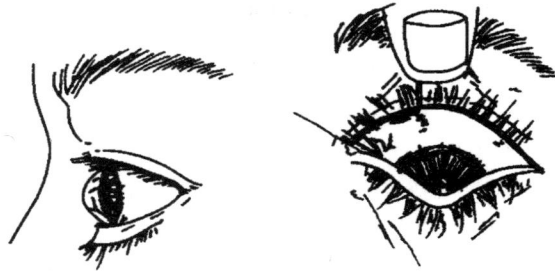

图3－1 圆锥角膜顶起下睑中央部

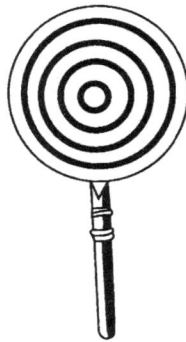

图3－2 Placido 圆盘

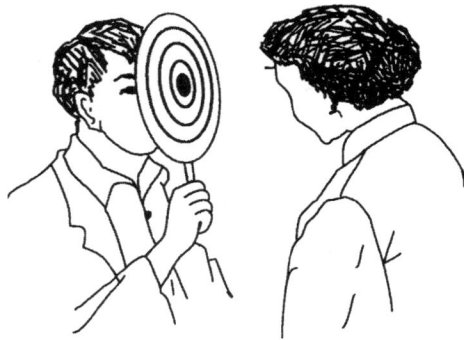

图3－3 Placido 圆盘检查法

如果角膜表面正常，应用以上两种检查方法都可以看出清晰而有规则的窗棂和环形的影像。如果看到各种不同光泽和形状不规则的影像，就可判断角膜表面是否有水肿、粗糙、不平等现象；此外，还可以检查出有无散光，并且可知散光为规则性抑或为不规则性；也可查出角膜有否混浊和异物。这种检查虽然操作简单，但非常实用。

3. 角膜染色法 由于结膜囊内不能容纳10μl以上的液体，也就是不能容纳一正常滴的1/5，所以如果在结膜囊内滴入一滴染色液时，染色液即会溢出结膜囊而流到下睑和颊部皮肤上，只用玻璃棍的一端蘸少许2%荧光素溶液放于结膜囊内，然后再滴1~2滴3%硼酸水或生理盐水轻轻冲洗结膜囊，一般正常角膜不能被染色，但有时在60岁以上的人的正常眼的角膜鼻下方可见有不超过5~9个很小的染色点，有时在年龄更大的人也可以见到更多的分布在整个角膜的染色点，这可能与角膜上皮的不断新生有关系，如果角膜表面有上皮剥脱、浸润或溃疡等损害时，即可明显地被染成绿色，应该记录着色处的部位、大小、深浅度、边缘情况和染色的深浅。这种染色法也可以用虎红溶液代替荧光素溶液。另有双重染色法，就是用2%荧光素溶液和0.5%～1.0%亚甲蓝水溶液先后各滴少许于结膜囊内，然后用生理盐水冲洗，在有角膜溃疡时，真正的溃疡部位被染成蓝色，其周围之上皮溶解区域则被荧光素染成绿色，在疱疹性树枝状角膜炎时，表现得最为典型。

如果怀疑有角膜瘘存在时，也可用荧光素溶液染色法以确定之；即用拇指和示指分开上下眼睑，同时令患者向下看，将荧光素溶液滴在角膜上缘处，当溶液慢慢流在角膜表面时，注意观察在可疑部位有无房水将荧光素冲出一条绿色小河现象；如果同时轻轻压迫眼球，则房水由瘘孔流出更为明显。

4. 集光检查法　又叫斜照法或焦点映光检查法。现在最常用的是将光源和高度凸镜片放在一起的锤形灯，或为聚光灯泡的手电灯，在明室中就可以得到焦点光线，用时非常方便。这种检查法设备虽然简单，但效果很大，再加用一个10倍放大镜做仔细检查，当将被检组织像扩大10倍时，更可以看出病变的详细情况。方法是用另一只手的拇指和示指持放大镜，放在被检眼之前，可随意调节放大镜与被检眼间的距离，用中指分开上睑，四指分开下睑而将睑裂开大，以便于检查角膜。

这种集光检查法也适用于结膜、前房、虹膜、瞳孔和晶状体等组织的检查。

用集合光线和放大镜的检查可以检查出角膜的细微改变，如角膜有无混浊，混浊为陈旧之瘢痕抑为新鲜之水肿，浸润或溃疡。还应注意角膜有无异物或外伤，有无新生血管，为深层者抑或为浅层者，有无后弹力膜皱褶、撕裂或膨出，或角膜后壁沉着物。记录以上各种改变都应注明它的形状、深浅度和所存在的部位等，普通角膜病变的部位可按以下的记录法，例如位于周边部或中央部；周边部者应以时钟上各钟点的位置为标准；中央和周边部之间的角膜部位，又可分为鼻上、鼻下、颞上、颞下四个象限的位置来表示。

关于精确决定角膜病变的深浅部位的检查方法，则须利用裂隙灯和角膜显微镜。

5. 角膜知觉检查法　为要证明角膜溃疡区与非溃疡区是否有知觉的不同，或证明三叉神经功能有无减低或麻痹现象，应做角膜知觉检查。树枝状角膜炎是角膜知觉减退最为常见的局部原因之一，带状疱疹也是角膜知觉减退的原因之一。检查时可将一小块消毒棉花搓成一尖形，用其尖端轻触角膜表面；要注意应从眼的侧面去触，最好不要使患者从正前面看到检查者的动作，以免发生防御性的眨眼而混乱正确结果。如果知觉正常时，当触到角膜后，必然立刻出现反射性眨眼运动。如果反射迟钝，就表示有知觉减低现象，如果知觉完全消失，则触后全无任何表现。两眼应作同样的试验，以便于比较和判断。

6. 小儿角膜检查法　在有严重羞明和眼睑痉挛的患者或小儿，可先滴一次1%丁卡因表面麻醉剂，然后用开睑器分开上下睑而检查角膜，但应绝对注意避免使用任何暴力，以免可能使有深溃疡的角膜发生人工穿孔。

小儿的眼睛常不容易检查，因其不会合作且不能令小儿安静不动。最好检查者和助手对坐，令小儿仰卧在助手的膝上，助手用肘挟住小儿的两腿，用手紧握住小儿的两手，检查者用两膝固定住小儿之头，用手或开睑器分开眼睑后进行检查。在角膜病状的许可下，如果用手分开眼睑时，最好用两手的拇指将其上下睑缘紧贴角膜表面轻轻分开，这样可以避免结膜将角膜遮盖而不能对角膜做仔细检查。如果用开睑器时，小儿的眼球常往上转，这时可将下睑的开睑器尽量拉向下穹隆，因可以使眼球稍微向下牵引，而便于做角膜的检查。

在检查或治疗1～2岁小儿眼时，可用毛毯或床单将小儿紧紧包裹，使其颈部与毯或床单的上方边缘相平，另由一位助手固定小儿的头，再依照上法做检查。

五、巩膜检查法

先用肉眼在自然光线下观察睑裂部巩膜，然后用左或右手拇指和示指分开被检查眼的睑裂，令眼球向上、下、左、右各方向转动而检查眼前部的各部分巩膜。也可用集合光线加放大镜以检查更细微的改变。首先应注意巩膜是否有变色改变，正常为白色，可发生黑色素斑、银染症、贫血或黄疸；老年人的巩膜稍发黄，小儿者稍发蓝，蓝色巩膜乃表示巩膜菲薄，透见深部色素所致。此外，尚应注意有无结节样隆起，在巩膜炎时，结节一般发生在角膜周围，并呈紫蓝色充血。由于巩膜组织变薄，可以出现巩膜葡萄肿。在有高眼压的患者，应特别注意有无前部或赤道部隆起的葡萄肿。前部者尚应鉴别是睫状部的葡萄肿或是间插葡萄肿。不论眼部受过穿孔性或钝挫性外伤后，都应仔细检查有无巩膜破裂；挫伤后引起破裂的部位常是发生在对着眼眶滑车所在部位的巩膜鼻上侧部分。

检查睫状血管时，在正常眼球前部只能看到很细的睫状前血管，它构成角膜周围毛细血管网的上巩膜分支的扩张所致的充血，叫作角膜周围充血或睫状充血。在有眼内压长期增高的患者和有动脉硬化的患者，常可以看见睫状前血管高度扩张和过度弯曲。检查睫状前血管时，可以用明亮的自然光线，用一手之拇指和示指分开睑裂，令患者的眼球随着另一只手的示指向上、下、左、右四个方向转动即可。

六、前房检查法

检查前房应注意其深浅和内容，更应注意前房角的情况。初学者对前房深度的准确认识需要有一定时间的学习。一般是须用集合光线由正前方观察，估计角膜中心的后面与瞳孔缘部虹膜表面间的距离，但是如果部分角膜有混浊时，就需要避开混浊部由侧面查看，正常前房深度（指中央部）约为 3mm 应注意年龄不同（过幼或过老的人前房较浅）和有屈光不正（远视者前房较浅，近视者较深）时前房深浅会各有不同；前房变浅可以是由于角膜变扁平、急性闭角型青光眼、虹膜前粘连或因患肿胀期老年性白内障使虹膜变隆起所致；前房变深可以是由于角膜弯曲度增大（如在圆锥角膜、球形角膜、水眼或牛眼时）或晶状体后脱位及无晶状体时虹膜过于向后所致。前房各部分深浅不同时，应仔细检查有无虹膜前后粘连，或晶状体半脱位。

为观察前房深浅，常可用手电侧照法来决定。即以聚光手电筒，自颞侧角膜缘外平行于虹膜照射。如虹膜平坦，则全部虹膜被照亮；如有生理性虹膜膨隆则颞侧虹膜被照亮，根据虹膜膨隆程度不同，而鼻侧虹膜照亮范围不等。如整个虹膜均被照亮则为深前房；亮光达虹膜鼻侧小环与角膜缘之间为中前房；如亮光仅达虹膜小环颞侧或更小范围，则为浅前房。

正常的前房内应充满完全透明的房水，但在眼内发生炎症或外伤以后，房水可能变混，或有积血、积脓或异物。轻度的混浊不能用肉眼看出，如果有相当程度的混浊则可致角膜发暗，甚至可用集合光线和放大镜看到前房内混浊物质的浮游而出现 Tyndall 征，或可直接见到条状或团絮状的纤维性渗出，积血和积脓可因重力关系沉积在前房的下方，且形成一个水平面，可随患者头部的转动方向而变换液面位置；检查时应注明水平液面的起止钟点。

七、虹膜检查法

检查虹膜要利用集光检查法，另加放大镜。要注意虹膜的颜色，有无色素增多（色素痣）或色素脱失（虹膜萎缩）区。在虹膜有炎症时，常可因虹膜充血而色变暗，但在虹膜异色性睫状体炎时，患侧虹膜则色变浅，这时一定要作双侧颜色的对比。正常时虹膜组织纹理应极清晰，但在发炎时，因有肿胀充血而可以呈污泥状；在正常情况下，一般是不能见到虹膜血管的，但当虹膜发生萎缩时，除组织疏松，纹理不清外，虹膜上原有的血管可以露出；在长期糖尿病患者及患有视网膜中央静脉阻塞后数月的患眼上，常可见到清晰的新生血管，外观虹膜呈红色，称虹膜红变或红宝石虹膜（rubeosis iridis），血管粗大弯曲扩张，呈树枝状分支。在虹膜上也常易发现炎性结节或非炎性的囊肿或肿瘤，位置和数量不定。也应注意有无先天性异常，如无虹膜、虹膜缺损、永存瞳孔膜等。还应检查虹膜的瞳孔缘是否整齐，如果稍有不齐或有虹膜色素外翻时，应返回再检查对照该处之虹膜有无瞳孔缘撕裂瘢痕或萎缩等改变。瞳孔缘撕裂和虹膜根部解离多是由外伤引起；在不能很好检查出有无虹膜后粘连的时候，必要时可以滴 2% 后马托品一次，或结膜下注射 1/1 000 肾上腺素溶液 0.1ml 以散大瞳孔，此法需要在测验瞳孔反应之后应用，以做最后证明。如在虹膜瞳孔缘全部与晶状体一面发生环形后粘连时，房水循环发生障碍，并聚集在虹膜后方，致使后房压力增高，即可引起虹膜膨隆现象，又称虹膜驼背，此时前房即呈一尖端向瞳孔方向的漏斗形。检查虹膜有无震颤，须令患者固定其头，用一只手的拇指和示指分开睑裂，再令患者眼球向上、下、左、右迅速转动，然后向直前方向看，此时则注意观察虹膜有无颤动现象；轻度震颤须在放大镜或裂隙灯下才能看出。

八、瞳孔检查法

检查瞳孔首先可用弥散性或集合光线观察，应注意它的大小（两侧对比）、位置、形状、数目、边缘是否整齐和瞳孔的各种反应如何。瞳孔的大小与照明光线的强弱、年龄、调节、集合等情况有关，所以检查出的结果也各有不同。在检查一位患者的瞳孔大小时，应在弥散光线下令患者注视 5m 以上远距离的某一目标，可用 Haab 瞳孔计（Haab pupillometer，图 3 - 4）放在内外眦部，与被检眼的瞳孔大小相比较，测出被检瞳孔的横径大小；或用 Bourbon 设计的一种瞳孔计（为直径 5cm 的黑色金属盘，其上有一圈不同大小直径的圆孔，由各孔旁画出有平行的白线，直达盘的边缘）。放于紧挨近眼球的部位，以测量瞳孔的大小（图 3 - 5）。

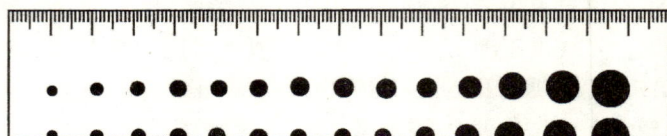

图 3 - 4　Haab 瞳孔计

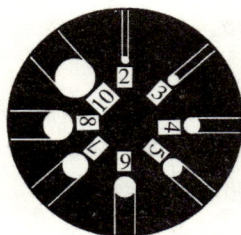

图 3 - 5　Bourbon 瞳孔计

正常情况下，瞳孔是一个位置于虹膜中央稍偏下鼻下方、直径为 2 ~ 4mm，且双侧等大、边缘整齐的圆形孔，对于光线及调节集合等作用都有灵敏的缩小反应。在检查比较细致的改变，如有无瞳孔缘虹膜后粘连、瞳孔缘虹膜撕裂、瞳孔区是否为机化膜所遮盖（瞳孔膜闭）、迟钝不明显的瞳孔反应等时，都可利用集光灯加放大镜作检查。

检查瞳孔的反应，无论对于发现眼局部情况，或了解中枢神经系统各部光反射径路的损害，都具有很大的临床意义。

临床上常用的检查方法有三种：①直接对光反应：患者面向检查者而坐，双眼注视 5m 以外远处目标。检查者以锤状灯或聚光手电灯，从侧方照射一眼，瞳孔正常时当光线刺激时应立即缩小，停止照射后随即散大。正常人双眼瞳孔的收缩与扩大反应，应是相等的，若一眼反应迟钝或不能持久，则该侧瞳孔属于病态。②间接对光反应或称同感反应：患者面向检查者而坐，在眼注视 5m 以外远处目标。检查者用聚光手电灯从侧方照射一眼，而观察另一眼瞳孔是否缩小。正常情况下，当光线投射于一侧瞳孔时，对侧瞳孔也同时缩小。③调节反应或称集合反应：先令患者注视远方目标（越远越好），然后再令其立刻注视距离患者眼前 15cm 左右处竖起的检查者或患者手指，观察瞳孔情况。正常人由远看近时，双侧瞳孔应随之同时缩小。如发现异常情况，应再做进一步检查。

九、晶状体检查法

检查晶状体时应注意晶状体是否透明，也就是观察其有无混浊存在。混浊是晶状体本身的改变示为晶状体前或后面附着的其他混浊物，或为晶状体内之异物。例如，虹膜后粘连所遗留的色素、不规则形的机化物或炎症后渗出物的机化薄膜，或为晶状体后面的睫状膜。也应注意晶状体的位置是否正常，有无脱位或半脱位；此外尚应注意检查晶状体是否存在。

检查以上各种情况，可以利用集光检查法、透照法（检眼镜检查法）、Purkinje – Sanson 检查法和裂隙灯检查等方法。

实行集光检查法检查晶状体是否有混浊时，应注意与老年性核硬化时瞳孔区所显示的灰白色反射相鉴别，此时必须用透照法做进一步的证明，透照时如瞳孔区呈现出弥漫性红色反射，则并非是晶状体混浊，而为老年性晶状体核硬化。

为了详细检查晶状体的全面情况，于检查前应散瞳，目前常用的散瞳剂为 2.5% 新福林液、复方托品酰胺等快速散瞳剂，也可用 2% 后马托品溶液。对晶状体鼻下方周边部进行细致的检查，可避免遗漏初发期老年性白内障。为观察晶状体是否已完全混浊。可做虹膜投影检查，即用集光光线，以 45° 倾斜度自瞳孔缘投向晶状体，晶状体上即可看出虹膜所造成的阴影。如混浊已位于前囊下，则不能看到虹膜影，表示晶状体已全部变混；如果出现一窄虹膜影；表示晶状体前皮质尚有少量未变混浊；在晶状体混浊位于深层而前皮质尚透明时，则出现较宽之虹膜阴影，以上两种情况都说明白内障尚未达到成熟期。

在检查晶状体有无向一侧倾斜的半脱位时，应用焦点光线注意观察瞳孔缘内能否看到灰白色圆形但边缘稍呈锯齿状的晶状体赤道部，并且应注意前房各部位的深浅改变及有无虹膜震颤，如果怀疑有全脱位，可进一步用 Purkinje – Sanson 法证明晶状体是否仍存在于瞳孔区。可在暗室内，将一个烛光放于被检眼的侧前方 30° 处，检查者在对侧 30° 处观察被检眼瞳孔区的角膜表面。在正常眼，此时可以出现三个烛光像，其中较明亮的中等大直立虚像是角膜表面所形成的，可随烛光做相同方向移动；中央直立最大而较模糊的虚像是晶状体前面所形成，最小而倒立的清晰实像是晶状体后面所形成，与烛光移动方向相反移动，如果看不到这最小的倒像，就可以确定晶状体不存在于原来的位置。

在眼球受外伤后，晶状体可全脱位至前房或玻璃体内，一般都同时伴有严重的继发性青光眼，如发生巩膜破裂时，晶状体也可能全部脱位至结膜下。

透照法检查晶状体有无混浊及位置异常，很有作用。

通过裂隙灯检查，可更精确细致地观察到晶状体的病变。

十、眼球及眼眶检查法

一般是在自然光线下用望诊方法检查。检查眼球时，应注意其大小、形状、有无突出或后陷，并应注意眼球的位置，有无不随意的眼球震颤。在检查大小和形状时，用两手的拇指和示指分别将两眼的上、下眼睑分开，比较两眼球的大小，并同时观察眼前部角膜有无相应的大小改变，以为先天性小眼球或牛眼、水眼的诊断辅助。令眼球尽量向各方向转动，以观察眼球是否呈球形，各方向的弧度是否大致相等。在眼球萎缩时，常见眼球变小，由于受四条直肌的压迫而变成四方形。

眼球在眼眶内可向前或向后移位，可沿眼球的矢状轴用眼球突出计测量眼球的位置；眼球向前移位可能由于眼球后方的肿物或其他占位性病变所引起，或是与内分泌有关。眼球后陷可能由于眶骨骨折或交感神经的损伤所引起。

眼球突出度可以分为绝对性、相对性和比较性三种。绝对性眼球突出度是指仅一次的单侧眼的测量值，这对临床观察无何重要性；相对性的是指对比双侧眼的测量结果，如右眼为 12mm，左眼为 14mm，则可能患者为左眼球的突出或右眼球的后陷；比较性的是指在一定时间的间隔后，比较同一只眼所测量出的结果，例如第一次测量结果为 12mm，相隔一段时间以后，结果为 14mm，则可怀疑该眼可能有进行性眼球突出。相对性和比较性眼球突出度的测量，在临床工作中很重要。

检查眼球突出度的方法，可用一两面有刻度的透明尺，尺的一端水平并准确地向直前方向放在颞侧眶缘最低处，检查者由侧面观察。当尺两侧的刻度和角膜顶点完全重合时，记录眶缘至角膜顶点之间的距离，注意点为检查时透明尺必须保持准确地向直前方向，否则容易发生误差。

另一种常用的测量法为使用 Hertel 眼球突出计（exophthalmometer）测量，检查时将突出计平放在两眼前，并将两侧的小凹固定在两颞侧眶缘最低处，令患者两眼向直前方看，观察突出计上反射镜里角膜顶点影像的位置。相当于第二反射镜中尺度上的 mm 数，即为眼球突出的度数。同时应当记录两颞侧眶缘间的距离，以作为下次再检查时的依据。我国人眼球的突出度一般平均为13.6mm，如果高于或低于此数时，可考虑为突出或后陷，但必须同时测量，且需要在相当时间间隔内测量数次作为比较。突出计的测量对单侧的突出或后陷意义较大。突出计上两个固定的小凹施加压力的大小，突出计上的两侧装置是否平行且放于同一水平都可以影响测量突出的结果，如两侧装置放得过近或过远，同样可使所测出的结果不够准确。所以应注意每次测量时所用的手劲都应当相同，并应注意突出计放置的部位力求准确。

眼球位置的异常对了解眶内肿瘤发生的部位很有意义。有斜视的患者应注明斜视的方向。如果发现有眼球震颤，应注明是引出的还是自发的，并注意震颤的方向，是垂直性、水平性、旋转性、振幅和频率等。

十一、眼肌及眼压检查法

眼球的运动是由六条不同的眼外肌相互配合而成。正常眼球运动范围，向颞侧时，角膜外缘可达外眦处；向鼻侧时，瞳孔内缘可与上下泪点连接成一直线；向上时瞳孔上缘可被上睑遮盖；向下时瞳孔一半被下睑遮盖。在门诊进行一般外眼检查法时，为检查六条肌肉的功能是否同时、等力、平行和协调。检查者与被检查者相对而坐，嘱被检查双眼跟随检查者手指向六个基本方位转动，即内转、外转、鼻上、颞上、颞下及鼻下，如有异常就可发现。注意在检查颞下及鼻下方位时，检查者的另一手须同时把双眼上睑抬起，方能观察得清楚。

如发现异常，疑为眼外肌麻痹时，则应在暗室内行复视试验；有隐斜或共同性斜视时，则应进一步做其他必要检查。

眼压的检查方法，常用的是指测法和眼压计测量法。指测法虽不能十分准确，但在取得经验后，是非常有意义的。临床眼科医师决定是否对患者要进行眼压计测量，常取决于指测法的结果。

指测法是让患者双眼尽量向下看，检查者把双手的中指和无名指放在患者额部作支持，再把两手的示指尖放在患者一侧眼的上睑板上缘，以两手的示指交替轻压眼球，藉传达到指尖的波动感，估量眼球的硬度。眼压正常者以 Tn 为代表，眼压稍高为 T+1，中度增高 T+2，高度增高 T+3；眼压稍低 T-1，中度减低 T-2，极软为 T-3。

（殷　莉）

第二节　眼功能检查法

眼功能检查主要是检查患者对事物的认识和分辨能力。眼功能检查包括形觉、色觉和光觉检查。形觉检查就是视力检查，视力可分为中心视力和周边视力。中心视力指视网膜黄斑部的视力。周边视力指黄斑以外的视网膜功能（即视野）。色觉检查是检测眼的辨色能力。光学检查是检测眼辨别明暗的能力。

一、视力检查法

测量视力是用视力表上的字形或图形。每一字形或图形的构成都是根据视角来计算。由一个物体两端发出的光进入眼内，在眼的结点形成的角度称为视角。视角越大在视网膜上成像越大。物体距眼越近，所成视角与视网膜像越大，距眼越远，所成视角与视网膜像越小，也就是视角大小与物体大小成正比，与距离远近成反比（图3-6）。要分辨两点是分开的，则由此两点发出的光投射在视网膜上的视锥细胞必须是两个不相邻的。两个视锥细胞间要夹有一个不受刺激的视锥细胞，否则两点会融合为一个正视眼能辨识两点间在眼结点最小夹角称为一分（1′）视角。视力表是以1′视角的标准而设计的，E字形或缺口环形视标都是5′视角，每一笔画是1′视角（图3-7）视力是视角的倒数，视力=1/视角。

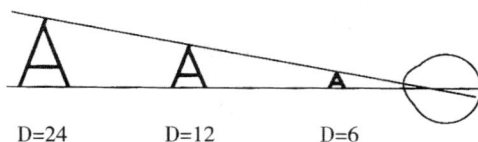

图 3－6　视标大小与距离的关系

D=24　　　D=12　　　D=6

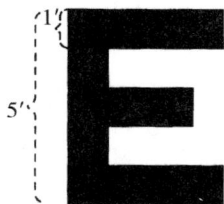

图 3－7　视力表字母各边按 5′视角构成

1. 远视力检查法　目前国内常用的有国际标准视力表和缪天荣教授采用数学原理设计的 5 分制对数视力表（1990 年国家颁布为我国第一个视力表的国家标准），用 E 字形，和航空驾驶员用的 Landolt 缺口环形视力表，都是以小数记录。还有适用于小儿用的图形视力表。国际上使用的 Snellen 视力表以 E 字形在 6m 远看，以分数记录（如 6/60 = 0.1，6/6 = 1.0）。近年来国内多有用投影仪视力表，日本 Nidek 投影器按国际标准视力表的小数记录法，可调出单个视标的视力表，没有一般视力表的字与字间的拥挤现象。

国际标准视力表和对数视力表距离为 5m，在房间不足要求标准时，可将视力表置于被检者坐位的后上方，于视力表的对面 2.5m 处放一平面镜，注视镜内所反映的视力表。视力表应有均匀一致，亮度恒定的人工照明（300～500Lux）。必须单眼检查，检查时用挡眼板凹面遮盖一眼，常规先查右眼，后查左眼。如戴镜应先查裸眼视力，后查戴镜视力。

国际标准视力表分 12 行，看清第一行为 0.1，第 10 行为 1.0，第 11 行为 1.2，第 12 行为 1.5。如被检者不能认出表上最大视标时，可令其走近视力表，直至能看清最大视标时，记录下其距离。

如在 3m 处方能读出 0.1，则该眼视力为 0.1×3/5 = 0.06，余类推。即每减少 1m，则减少 0.02。

如在 1m 处仍不能辨认出最大的视标时，则令患者背光而坐，检查者伸手指在患者眼前，使光线照在手指上，让患者辨认手指数目，记录其能辨认指数的最远距离，如一尺半指数。如果在最近距离仍不能辨认手指数，则可将手在患者眼前摆动，记录能辨认手动的最远距离。如两尺手动。

对只能辨认指数或手动的患者，为更进一步了解眼内部功能，应再检查光感及光定位。检查光感需在 5m 长的暗室内进行。检查时，将患者一眼用手帕完全遮盖，检查者一手持点燃的蜡烛放在患者被检眼前，另一手做时盖时撤的动作，由近及远，记录下患者辨认光感的最远距离（正常者应在 5m 远看到烛光）。然后再置蜡烛光在患者面前 1m 远查光定位。令患者向正前方注视，眼球不动，查左上，左中，左下，正上，正下，右上，右中，右下，记录患者能否正确指出光源的方向。可在光定位好的方向记录"＋"，定位不好的方向记录"－"。如全无光感，即以"无光感"或"黑矇"记录。

对数视力表远视力安放在 5m 距离。1′视角记 5.0，为正常视力 1.0。10′视角记 4.0，4.0 视力为 0.1。4.0 与 5.0 之间，增加一行视力记录相差 0.1，3.0 为 0.01，2.0 为手动，1.0 为光感，0 为无光感。最好的视力可测至 5.3，（同国际视力表的 2.0）目前已在体检、征兵、招工、学校、青少年视力检查及门诊广泛使用。

2. 近视力检查法　国际标准近视力表分 12 行，在每行侧有小数记法和正常眼检查时所用的标准距离。检查时光源照在表上，应避免反光，通常检查近视力表的距离可以不严格限制，令患者自己持近视力表前后移动，直至能看出最小号字的合适距离。正常者应在 30cm 看清第 10 行字（即 1.0）。

远近视力配合检查有助于疾病的诊断，尤其是屈光不正，利用近视力表可测知调节近点。方法是检查近视力，如能看清1.0行则令患者将近视力表渐渐移近。直至刚好能看清1.0行（再移近则模糊不清）之处，称为近点。视力表与角膜之距离即近点距离。近视眼的近点距离较正视眼近。而老视眼及高度远视眼近点距离延长。又交感性眼炎早期，交感眼的症状即表现近点距离延长。

John仿Jaeger的近距离视力表制作出的近视力表，表上有大小不同8行字，即从7到1a正常在30cm能读出1，仍延用Jr记录…Jr1字的大小相当于标准近视力表的1.0行的字迹。

Landolt环用小数记录，最小一行为2.0。儿童视力表以各种图像代替字母，用分数及英尺记录，用于2~3岁儿童。投影仪视力表调整出单个视标也适用于幼儿弱视者检查，另外可消除对视力表的背诵，也可用于伪弱视者。因为他不会知道视标的大小，可能看到0.4视标，而看不见0.2视标。

3. 激光干涉条纹测视力（laser interference fringes visual acuity，IVA）　激光干涉条纹所测视力在一定范围内不受屈光间质的影响，故能真正反映出视网膜－大脑的视觉功能。

检查者取坐位，头部固定于颌架和额托上，用单眼向激光干涉测试仪的窥视孔内注视，此时可看到圆形红色图像，检查者旋转旋钮，改变空间频率，受检测者即可看到黑红相间的条纹，最大条纹间隔以1.5周/每度视野＝0.05开始，再继续旋转旋钮，受检者看到条纹由粗逐渐变细，直到刚好能辨认出条纹为止，再旋转旋钮就不能辨认出，记录能辨认条纹这一挡空间频率值（周/每度视野），此时检查者可从荧屏上看出已换算好的视力值。条纹每挡的间隔为0.05。最好视力可达2.0。

4. 目前更新型的视力表是Smart Ⅱ　是以分数计算，以计算机为基础，整合视力评估系统，医生可以任意选用它所产生的不同的视标，包含有E字形、环形、图像、单个字、红、绿色等，在6m处检查，适用于各种年龄者，弱视，伪盲，及体检。也可查对比敏感度，在暗光和明室都可做检查。可得出更准确的视力。

二、视野检查法

眼睛注视某一物体时，不仅能看清该物体，同时也能看清注视点周围一定空间的物体，眼睛固视时所能看到的空间范围称为视野。视野的范围是由眼与注视目标的距离和被注视物体的大小决定的。视网膜的敏感度以黄斑中心凹为最高，距黄斑部越远则敏感度越降低。测量中心视力时采用大小不同的视标，测量周围视力亦一样。视力表的视标是按视角的大小制定的，根据视野检查所用视标的大小和检查距离也可同样计算出视角的大小，并借以测量周围视力的好坏。所用视标的大小不同，测量出的视野范围也有所不同。实验证明视标的视角最大限度为9°，超过9°也不会使视野再度扩大，但小于9°则视野就随视标的减小而缩小。

如果用不同大小的视标测出不同大小的视野，按照大小顺序排列，堆积在一个空间内，就能形成一个"视野山"，Traquair称之为盲海中的视岛。岛上任一点的垂直高度即表示为该点的视敏度，在同一垂直高度各点的连线表示视觉等高度的线圈，称为等视线（isopter）。正常视岛的顶峰相当于最敏感的黄斑中心注视点，由此点做一垂直线可将视岛分为鼻侧和颞侧两部分，鼻侧山坡是陡峭的，颞侧山坡是倾斜的。在顶峰附近有一深洞直达水平面，此洞相当于生理盲点区。海拔较低的视岛周边部对应于视野光敏度较低的周边视网膜。

测量视野不仅要测量岛的海岸线，也要测量岛内部的海拔高度。岛的海岸线是用最大视角的视标测出来的范围。顶峰是用小视角的视标测出来的范围而且只限于中心部。视野的大小是相对的，完全取决于视标的大小、颜色和检查距离，所以在检查时必须注意这几点。

周围视野非常重要，因它不仅能使人辨识周围的环境和物体的方位，并可辨识物体移动的速度。没有周围视野就看不清中心视野以外的人和物，这对生活有很大影响。在临床上有很多疾病其视野显示一定的改变，所以视野检查对于眼底病、视路和视中枢疾病的定位和鉴别诊断极为重要。

（一）正常视野

正常视野的大小可因视标的大小、颜色、检查距离、光线的强弱以及背景的不同而有所不同。此外生理解剖的不同，例如睑裂的大小、鼻梁和眼眶的高低以及瞳孔的大小等都可影响视野的范围。单眼的正常视野和双眼的正常视野不同。

1. 单眼视野（monocular field） 正常的单眼视野略近圆形，颞侧稍大于鼻侧。这种视野是视网膜有光感部分的投影，称为绝对视野。正常视野因受眼附近组织的影响而使其鼻侧视野显著减小，称为相对视野。一般视野系指相对视野而言。正常单眼视野的范围以下方为最大，上方最小。一般正常单眼视野外界上方为60°，下方75°，鼻侧60°，颞侧100°。用白色视标查得的视野最大，蓝色者次之，红色者更次之，绿色者最小。北京医学院（1964年）曾用电投影视野计以5mm视标检查31 026只正常眼的视野，发现我国正常人的上方视野比日本人的稍窄，而鼻下视野则比欧美人的稍宽些。

2. 双眼视野（binocular field） 双眼同时注视一点所能看见的视野范围称为双眼视野。双眼视野较单眼视野为大，除双颞侧新月区外，其他部分均为双眼同时都能看见的区域（图3-8）。利用双眼视野可以识别伪盲。

3. 生理盲点（blind spot） 在中心注视点外约15°，水平偏下约3°处有一竖椭圆形的视野缺损，称为生理盲点，由于是Mariotte 1663年发现的，所以又称为Mariotte盲点。生理盲点的横径为6°~8°，相当于视盘的大小，因为视盘处无视网膜，所以无感光功能，因此视野上呈现为绝对暗点。在生理盲点的上下方仔细检查，可见一弧形弱视区，为视盘附近大血管的投影，名为血管暗点（angioscotoma）。当眼压升高或压迫眼球时，血管暗点扩大而且更为明显。

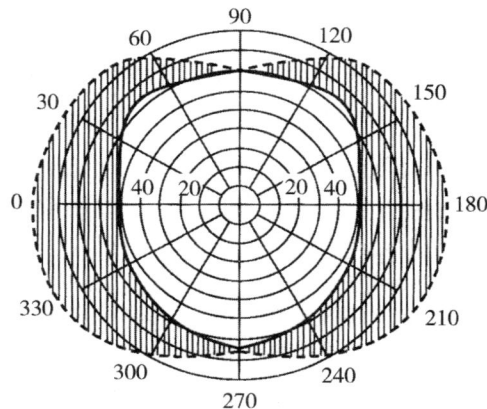

图3-8 双眼视野

（二）视野改变的类型

视野的改变主要是周边视野改变和视野中出现暗点。

1. 周边视野的改变 周边视野改变可根据视功能损伤的程度分为视野收缩和视功能低下（depression）。

视野收缩是指视野障碍从周边部开始，真正的收缩是指对所有的视标都是全盲，不管刺激的强弱如何，视野缺损都相同，边缘峻陡（steep），这是比较少见的。

大部分视野缺损是视功能低下，这要靠视野的定量检查才能发现，至少要查2个等视线或用定量视野计检查。刺激越大，视野越大则等视线就越大。这种视野收缩的边缘是倾斜状的（sloping）。分析视野的收缩或低下对疾病的早期诊断和估计预后有重要临床意义，尤其是部分低下对分析疾病的性质更为重要。功能普遍低下可见于屈光间质不清的患者。

视野的收缩或低下根据缺损的部位又可分为向心性、不规则性、偏盲性和水平性缺损。

1）向心性收缩或低下：视野形状不变，仅周围界限均等地收缩，患者常有一般性的视力减退，这是由于视网膜周边部的功能相应地丧失所致。轻度的向心性收缩患者并无感觉，高度的向心性收缩（视野呈管状）使患者感到行动极为不便。

2）不规则收缩：视野周围的境界呈不规则收缩，形状不一，以尖端向中心扇形或三角形者较多见。不规则收缩性状有以下几种：①扇形尖端位于生理盲点，如中心动脉某一分支栓塞。②扇形尖端位于中心注视点如视路疾患。③象限盲：为1/4视野缺损如视放射的前部损伤。④鼻侧视野显著收缩如青光眼。⑤颞侧视野显著收缩如视路疾患或视网膜鼻侧疾患。

3）偏盲性收缩：偏盲是视野的一半缺损，通常为垂直中线所分。真正的偏盲多系双眼同时发生，为视交叉和视交叉以上视路病变所发生的视野缺损。由于病变的位置和程度不同，因而偏盲的形态也有所不同。所以检查视野对脑部病变的定位诊断极为重要。偏盲性收缩或低下有以下几种。

（1）同侧性偏盲：为一眼的颞侧偏盲和另一眼的鼻侧偏盲，多为视交叉以后视路的病变所引起，可分为右侧同侧和左侧同侧偏盲；有完全性、部分性和象限性同侧偏盲。部分性同侧偏盲最为多见，缺损边缘呈倾斜性，双眼呈对称性或不对称性。上象限性同侧偏盲见于颞叶或距状裂下唇的病变；下象限性同侧偏盲则为视放射上方纤维束或距状裂上唇病变所引起。

（2）异侧偏盲：分为双颞侧偏盲和双鼻侧偏盲。双颞侧偏盲为视交叉病变所引起，程度可以不等，从轻度颞上方视野低下到双颞侧全盲。双鼻侧偏盲不是真正的偏盲，常由一个以上病变所致，为不规则不对称的视野缺损。

偏盲有完全性及不完全性也可以是绝对性或相对性视力低下。双眼视野缺损的形状、大小完全相同者称为一致性缺损，不对称者称为不一致性缺损。前者多见于皮质性疾患。同侧偏盲中心注视点完全二等分者称为黄斑分裂，见于视交叉后视路的前部病变，检查时受检者必须充分合作，否则不易查出。偏盲时注视点不受影响者称为黄斑回避，见于脑皮质后部疾病也可能是缺损的早期，最后形成黄斑分裂。

（4）水平型缺损：为视野上半部或下半部缺损，有单侧或双侧，前者为视交叉前部病变所致，例如视网膜中央动脉的鼻下和颞下支阻塞或下方的缺血性视盘病变可引起上方水平缺损。双上方或下方水平性偏盲见于距状裂的双侧下唇或上唇病变。

2. 暗点　暗点是视野中的岛状缺损，可发生于任何部位，但多位于视野的中心部。当暗点伸到视野的周边或与周边部缺损相连接时则称为"突破"（brokenthrough），例如青光眼的进展期。

暗点按部位可分为：①中心暗点（central scotoma）：位于中心注视点。②中心周围暗点（pericentral scotoma）：缺损部位几乎均等地在中心注视点的周围。③旁中心暗点（paracentral scotoma），亦位于中心部但大部分偏向中心点的一侧，有的接近中心注视点，也有的一小部分和中心注视点相重合。由于偏向的方向不同，又分为上中心暗点、下中心暗点、鼻侧中心暗点和颞侧中心暗点。④周围暗点（peripheral scotoma）：位于视野的周边部，见于周边部视网膜脉络膜疾患或距状裂的前部病变。⑤盲点性暗点（caecal scotoma）：为包括生理盲点在内的暗点如生理盲点扩大，血管性暗点和中心盲点暗点（centrocaecal scotoma）。中心盲点暗点为中心注视点和生理盲点相连的视野缺损，见于轴性视神经炎和烟草中毒等。神经纤维束性暗点也属于盲点性暗点，从生理盲点开始随神经纤维走行分布。

暗点按形状可分为：①圆形。②椭圆形即中心盲点暗点，常呈哑铃形或不规则椭圆形。③弓形或弧形暗点及神经纤维束型暗点，由生理盲点或其附近伸向鼻侧。Bjerrum区的上下纤维受影响则形成双弓形暗点，上下终止于鼻侧水平线上，此类型暗点见于青光眼。如果视盘鼻侧纤维发生病变，则视神经纤维型的视野呈楔形缺损。④环带型暗点，有的环形暗点的凹面向着中心注视点，但不符合神经纤维的走行。这种暗点可发生于视野的任何部位，典型者见于视网膜色素变性。⑤偏盲性或象限性中心暗点是中心部偏盲或为一象限尖端受影响的缺损，一般很小。半盲性暗点也与全视野的偏盲相同，分为同侧性偏盲和异侧性偏盲。

（三）视野分析的内容

检查视野除注意缺损和暗点的部位和形状外，还要分析它们的大小、致密度、均匀性、边缘、动态、单双侧和其他特殊性质。这些对于了解疾病的性质、定位和预后都是非常重要的。

1. 大小　视野缺损的大小在诊断上意义不太大，但对于预后是非常重要的。必须用不同的等视线来确定缺损和暗点的大小。如果缺损边缘是倾斜的，则用小视标查得的结果比用大视标查出者大而清楚，例如3/1 000等视线检查仅能发现小的中心暗点，而改用1/1 000检查则出现中心盲点暗点。视野缺损和暗点的大小根据病情的进展和改善随时改变。密度高边缘陡峭的缺损的大小比较稳定，病变恢复也较困难；密度低边缘倾斜者（例如用5/1 000等视线查出的缺损很小，1/1 000者则很大）容易改变，病情恶化时则暗点进一步变为致密，病情好转时则暗点缩小或消失。

2. 浓度　这是由视野缺损区所在部位的视力确定的，程度不等。轻者仅有视力低下，最重者则缺损区完全失明。后者少见。大多数有一定视功能，例如用1/330检查是完全失明，但用20/330检查则缺损区消失。视野的浓度在自动静态定量视野检查的灰度图上显示得更明显。

高浓度的视野缺损说明神经纤维传导完全受阻。在一个暗点区内可能有一个或几个浓度高的核心，而在其周围有视力减低区。暗点可根据浓度分为绝对性和比较性：比较性者可以分辨一定大小的白色视标，但对较小的白色或其他颜色视标都不能辨识。记录时以平行线表示之。绝对性者对所有视标和光感完全看不见。临床上这种暗点少见，一般为对某一小视标呈绝对性，而对较大视标呈比较性；或者对白色为比较性，而对其他颜色则为绝对性。例如视神经病变患者的中心暗点对红绿色常为绝对性而对黄色则为比较性；相反视网膜疾患引起的中心暗点对黄色呈绝对性，而对绿色则呈比较性。生理盲点对各种颜色都是绝对性暗点。记录时以交叉线条或全涂黑色表示绝对性暗点。

3. 均匀度　视野缺损区内的均匀度可以是一致的，也可以是不一致的。凭借暗点的均匀度和核心的排列可以分析出它的组成部分。这对于了解病变的性质和定位是很重要的。例如颞侧偏盲性暗点的颞上方比颞下方致密则说明病变时以下方直接压迫黄斑部纤维的交叉处，这对诊断疾病性质就有了线索，同样地分析早期青光眼旁中心暗点的均匀度，则可以发现暗点核心的排列呈弓形。均匀一致的高密度暗点用视野计粗略检查即可测出，但有些暗点需要细致的定量方法才能查出它的真实情况。

检查方法：①增加检查距离或用小视标以减小视角，也可既减小视标又增加距离。②用滤光片减低光度或用电流量控制光度。③根据病情用不同颜色的视标检查。

4. 边缘　如果缺损的边界进退较宽和逐渐改变，用不同大小的视标产生不同的等视线，这一种称为"倾斜"边缘；如果可见区与不可见区的分界线很清楚，即所有的等视线都相同而且重叠在一个位置上，这种边缘称为"陡峭"边缘，见于生理盲点和偏盲的正中垂直分界线。分析边缘可以了解疾病进展的情况，例如倾斜边缘的暗点表示病情容易变化，可进展，可逆性也大；陡峭边缘时表示病情稳定，进展缓慢。必须用不同的视标或检查距离确定缺损边缘。

5. 动态　是指暗点的发生和疾病进展急剧或缓慢状态，从而反映出疾病的性质。例如烟草中毒的中心暗点的开始和进展都是缓慢的，而多发硬化症的中心暗点在几小时内即可出现，消失也比较快；又如血管性缺损开始快，压迫性缺损的开始和发展都慢。

6. 单双侧　单眼视野改变多见于视网膜脉络膜疾患和视交叉以前的视路疾病。发生在视交叉后的视路疾患、多发性硬化症、慢性球后视神经炎和中毒性弱视者多为双侧性。当然视网膜、脉络膜也可以双眼受累。

7. 特殊性质　有些暗点在某种情况下特别明显，例如视神经纤维损伤所致的视野缺损用红色视标容易显示出来，视网膜脉络膜疾患所致的暗点用蓝色视标容易检出；有些缺损如青光眼视野在暗光下明显。此外，有的暗点患者自己能感觉到者称为阳性暗点，多发生于视网膜脉络膜疾患。玻璃体混浊视野可发生阳性暗点。有的暗点必须经过检查时才发现，称为阴性暗点，多由于视盘以后的视路传导的一部分或视中枢细胞一部分被破坏而发生。视网膜脉络膜疾病严重者也可出现阴性暗点。

（四）视野检查方法

检查视野时不仅要检查视野周边的界限，而且要检查其中有无缺损区即暗点。注视点30°以内的视野范围称为中心视野，30°以外称为周边视野。世界卫生组织规定无论中心视力如何视野小于10°者属于盲。检查视野的方法分为动态视野检查和静态视野检查。

1. 普通视野检查方法　一般是动态视野检查（kinetic perimetry）是指用同一刺激强度光标从某一不可见区如视野周边部向中心移动，以检测视野可见范围的方法。常用的动态视野检查方法包括对照视野检查法、弓形视野计检查法、平面视野计检查法等。虽然有各种新型视野计，但这些普通视野检查法操作简单、易于掌握、视野计价廉，仍是常用方法。

1）对照视野检查法：此法系以检查者的正常视野与受检者的视野做比较，以确定受检者的视野是否正常。这种方法只适用于下列情况：①初步视野测量。②急于求得结果；③不能作详细视野检查的卧床患者。④不能很好注视的患者，如小儿和精神病患者。

此法的优点是简单易行，不需要任何仪器而且可以随时随地施行。对于有明显视野改变的视神经萎缩、视网膜脱离和偏盲患者，用此法能立即测知患者视野的大概情况。

检查方法：令受检者背光与医生对坐或对立，彼此相距约为1m，两眼分别检查，检查右眼时受检者闭合左眼（或用眼罩遮盖），医生闭合右眼，同时嘱受检者注视医生的左眼，然后医生伸出手指或持视标于检查者和受检者中间，从上下左右各不同方向由外向内移动，直到医生自己看见手指或视标时即询问受检者是否也已看见，并嘱其看见视标时立即告知。这样医生就能以自己的正常视野比较出受检者视野的大概情况。

2）弓形视野计检查法：弓形视野计是比较简单的动态周边视野检查计，最常用的弓形视野计是由 Purkinje（1825 年）发明由 Forster 用于临床的，以后又经过多次改进。目前常用电光投影弓形视野计，由一个半径为33cm 的半弧形的金属板、发光的照明管和头颏固定架组成。弧形金属板的背面有度数，中央为零度，左右各为90°，半弧板的中央固定在一支架上，固定处有一方向盘，可随意向任何方向转动。照明管向弧板的内面照射出一圆形光点作为光标，在弧形板的中央有 X 形光点为注视目标。视标的光度、大小和颜色均可随意调换。用手操纵转动方向盘使光标在弧板上移动。这种视野计的优点是视标的大小、颜色、亮度都有一定的规格，检查方便、迅速，也便于掌握。

检查方法：将视野计的凹面向着光源，受检者背光舒适地坐在视野计的前面，将下颏置于颏架上，先检查视力较好的眼，使受检眼注视视野中心白色固定点，另一眼盖以眼罩。一般开始用 3～5mm 直径白色或其他颜色的视标，沿金属板的内面在各不同子午线上由中心注视点向外移动到受检者看不见视标为止，或由外侧向中心移动，直至受检者能看见视标为止。反复检查比较，以确定视野或缺损的边界，并记录在视野表上。如此每转动30°检查一次，最后把所记录的各点连接起来，就是该眼视野的范围。

3）平面视野计检查法：平面视野计是比较简单的动态中心视野检查计，常用的视野计是 Bjerrum 屏，为1m 见方的黑色屏，在它上面以不明显的条纹按照视角的正切，每5°画一向心性圆圈，其方法如图 3-9 所示。CD 为黑色屏面，O 为屏的中心，A 为眼的位置，AO 为1m 的检查距离，<OAB 为5°角，由 OAB 可求出 OB 的长度。$OB = OA \times \tan\angle OAB$，$OB = 100 \times \tan 5° = 8.75$cm。所以以 O 为中心，以 8.75cm 为半径所画出的度数即5°视角的度数，同样10°视角的度数由 <OAE 可得出。$OE = 100 \times \tan 10° = 17.63$ cm。所以以 O 为中心，以 17.63cm 为半径所画出圆圈为第二个圆圈，其他以此类推。此外再由中心向外画放射状的直线，每两根直线之间相隔30°角。在视野计的中心放置一5mm 直径的白色圆盘作为注视点。此法主要检查视野30°以内有无暗点。

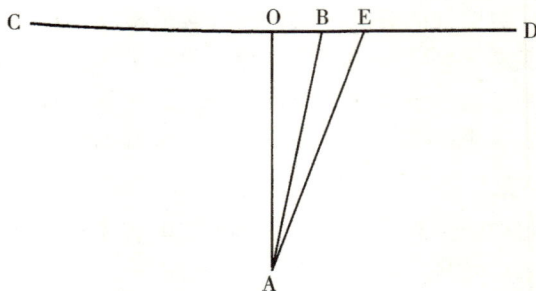

图 3-9 平面视野计度数说明图

$OB = OA \times \tan\angle OAB$，$OB = 100 \times \tan 5° = 8.75$cm

检查方法：令受检者坐在视野计的前面1m 处（个别情况下用2m 距离），受检眼注视视野计中央的固定点，另一眼遮以眼罩，置颏于持颏架上，先测出生理盲点，借以了解受检者是否理解检查和回答方法，以及会不会合作注视。然后用 2mm 视标由视野计的正中向周边或由周边向正中移动，在各子午线上检查，同时询问受检者何处看见或看不见视标，随时用小黑头针记录暗点的界限，然后把所得的结果转录在视野表上。

4）Amsler 方格表检查法：Amsler 首先提出用此表做中心注视区的视野检查。方格表是 10cm 见方的黑纸板，用白线条划分为 5mm 宽的正方格 400 个，板中央的白色小圆点为注视目标（图 3 - 10），检查距离为 30cm。这也是一种普通简单的检查方法。

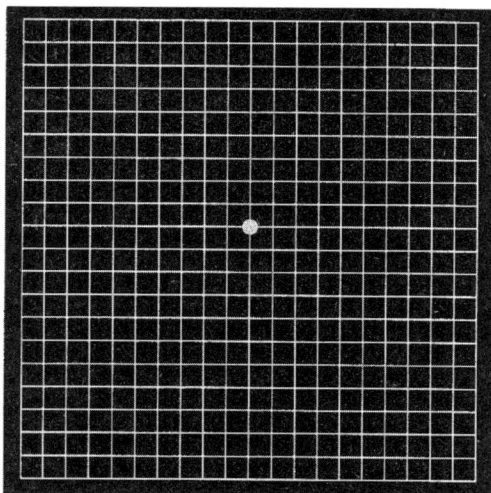

图 3 - 10　Amsler 中心视野检查表

检查时询问受检者以下几点：

（1）是否看见黑纸板中央的白色注视目标。如果看不清或看不见注视目标则说明有比较性或绝对性中心暗点，令受检者指出看不清（比较性暗点）或看不见（绝对性暗点）区域的范围。如果两者同时存在，则令受检者指出它们之间的关系，以便找出比较性暗点的"核心"（绝对性暗点）。

（2）是否能看见整个黑纸板，如果看不见则令受检者指出哪一部分看不见。

（3）方格有无变形，线条是否扭曲。

此法简单易行，方格表携带方便，可以迅速而准确地查出中心视野的改变。

5）普通视野检查时注意事项：在视野检查的全部过程中，注意受检眼必须始终注视中心固定点，此外应注意以下各项。

（1）照明度：普通视野检查多用人工照明，也可在日光下进行，但天气变化容易影响检查结果，因此最好使用人工照明，把灯放在受检者头的后面，使光线均匀地照在视野上。最好设有可变异的照明装置，对某些疾病例如青光眼，减低照明度更容易发现视野异常。

（2）视标及其移动方向：视标大小不同，有 1～2mm 的，也有 1～2cm 的，对于视力严重减退患者可选用较大视标。不同疾病的患者对颜色的敏感度各不相同，因此除用白色视标外检查视网膜疾病患者应采用蓝色和黄色视标；对视神经疾病患者则采用红色和绿色视标。根据物理学原理，视标越小，视野越小。例如用 2mm 视标查得的视野不仅比用 5mm 者小5°～10°，而且各子午线也相应地一致缩小。如果用 5mm 视标查得的视野是正常的，而用 2mm 时，则可发现某一方向的视野不是相应地而是明显地缩小，这就提示在这方向有病变；如果用 5mm 视标检查时发现某一方向有缺损，但不能确定该缺损为病变抑或是为其他原因所致时，可用 2mm 视标再检查一次。如果在这一方向同样也发现有缺损，则表示该处确有病变。有时用强大刺激（大视标）不能发现轻微的视野改变，但用小而弱的刺激反而可以发现，所以必要时用大小不同视标测量视野。TPOH 指出检查视路疾病时，需用三种视标检查：即 5mm 白色、2mm 白色和 5mm 红色。视标的颜色必须保持原有的浓度，如果褪色就影响视野的大小，检查就不可能正确。

视标移动方法：移动视标要与进行方向垂直摆动，因为视网膜特别是它的周边部对断断续续的刺激最为敏感。白色视野以看见视标之处作为视野的边界。颜色视野以能明确分辨视标颜色之处为视野的界限。关于颜色视野各医生检查结果常不相同，这是因为颜色视标由外向内移动时颜色逐渐改变的缘故。例如红色视标由周边向中心移动时，最初为灰色，继而为黄色、橙色，最后才是红色。如果预先不向受检者解释清楚，受检者往往以看见灰色时就认为已看见。所以再检查时应告知受检者，在真正看见红色时才说看见，但不要求其颜色的浓度和中心注视点一样。

（3）影响视野的因素。

a. 受检者的合作：应先向受检者解释检查视野的方法及其重要性，以便争取其合作，在检查过程中不应分散受检者的注意力，如果受检者感觉太疲乏，可嘱其暂时闭眼休息片刻，否则将影响检查结果。

b. 面形：受检者的脸形、睑裂的大小、鼻梁的高低、眶缘的凹凸以及眼球在眶内的位置，均可影响视野的大小及形状。

c. 瞳孔的大小：缩小的瞳孔可使视野缩小，对青光眼患者尤为重要。如果检查前瞳孔药物性缩小则视野缩小，反之瞳孔开大则视野增大。因为用药改变瞳孔的大小影响视野，因此在观察病变过程中要注意到这一点。

d. 屈光不正：远视眼的视野比近视眼者稍大，但差别不大无临床意义。用平面视野计检查时未矫正的屈光不正，常常使视野缩小。检查周边视野时，受检者最好不戴眼镜，以免镜框阻碍视线。如果受检者有高度屈光不正，可令其戴镜而用较小视标使测得的视野范围缩小，不受镜框的影响。

e. 屈光间质的改变：白内障可引起视野普遍缩小，手术前后有明显不同。如一例青光眼患者伴有白内障，视野极度收缩呈管状，待白内障摘除后视力矫正到正常，视野扩大，可见弓形暗点。

f. 对随访观察的患者，每次检查的条件必须一致，方可比较。

g. 检查者要技术熟练，认真负责，耐心做解释工作，使受检者在检查的全部过程中能充分合作。

（4）视野记录方法：视野表上必须注明受检者的姓名、检查的年月日、当时的视力和光源的种类。如果是在明室检查应记录天气阴晴和检查的时间，也要记录视标的大小、颜色和检查距离。视标的大小和检查距离可用分数记录，以视标大小为分子，距离为分母，例如5/330是视标为5mm，距离为330mm。最后检查者在记录表上签名。

2. Goldmann动态定量视野计检查法　Goldmann视野计是一种半定量的视野检查法。Goldmann视野计检查背景为一半径为300mm的半球壳，内壁为乳白色，在其上方中间边缘处有背景光源光度调节器，每次使用前调节背景光度到31.5asb。背景的中心有注视点，距此300mm处有受检者的固定头架。视野计背面右上方有调节视标亮度和大小的装置，有三个横行的槽穴和横杆。

第一横槽：即上方的横槽，为视标光度滤光器调节装置，根据检查的需要横杆在a、b、c、d、e五个位置移动，分别代表各视标调节光度通过情况各为40%、50%、63%、80%、100%，e处无滤光片，光线可完全通过。各滤光片间阻挡光线的亮度相差1.25倍即0.1log单位。

第二横槽：位于第一横槽下方，为视标光度，根据检查的需要横杆可在1、2、3、4四个位置上移动，在e处分别代表光度为31.5asb、100asb、315asb、1 000asb。各滤光片间所阻挡光线亮度相差3.15倍，即0.5log单位。

第三横槽：位于一、二横槽的右侧，为调节视标大小（mm^2）的装置。根据需要横杆可在0、Ⅰ、Ⅱ、Ⅲ、Ⅳ、Ⅴ六个位置上移动，分别各代表1/16、1/4、1、4、6、64，各数间相差4倍，即0.6log。当前述三个横杆推向最右侧时，视标面积与亮度均为最大即V4e，面积为64mm^2，亮度为1 000asb，调节滤光为100%。又如检查时用的视标为I2e，即表示视标为1/4mm^2，亮度为100asb，调节滤光为100%。

视野计背面上方中心部有望远镜筒，以便于注视受检者瞳孔是否是中心注视，并可测知瞳孔大小。背面左上方有视野操纵杆固定钮，操纵杆的一端活动在视野纸上，另一端视标光点反应在视野计的背景上，操纵杆按检查的需要来来回回在视野纸上移动，令受检者辨识。例如操纵杆在记录纸（视野纸）的左侧时是代表视标在受检者左侧视野半球上。如果想把视标从左侧移到右侧时，必须先将操纵杆小心地移向下方，经过视野纸的下边，才能转向右侧，完成右侧视野的检查。视野计背面下方是视野纸放置处，视野计右侧面有视野纸夹的螺旋，当拧松时露出夹间裂隙，可从此裂隙插入视野记录纸，轻轻移动，对准位置，然后拧紧两侧的固定螺旋。

视野计背面右下方有视标控制开关钮，向下压钮即在视野背景上显露小光点视标，放松时可自动关闭，光点消失。在开关钮附近还有矫正眼镜架座。

检查方法：通电源后校正视野计背景亮度，一般维持在 31.5asb，即把第二横杆推向 0.315，视标在 V 校正投射光源的亮度，然后安装视野纸。

装置矫正眼镜，特别是老年人要加用与年龄相应的眼镜。白内障摘除人工晶状体植入术后因丧失调节能力，需要在最佳远视力矫正后加用 +3.25 球镜。

使受检者下颏和前额舒适地紧靠在头部固定的下颌托及额带上。双眼检查先查视力好的眼。

训练受检者正确理解视野检查的方法，并说明积极配合是获得正确检查结果的关键。其方法及令受检者注视背景的中心点，可由望远镜监视之。先选用最大最亮的刺激物 V4e 在注视点周围闪烁光亮，受检者手持回答电钮，嘱其看见光点出现即按钮，以示受检者对检查方法的理解。然后用 I4e 最小最亮的光点检查生理盲点。

在常规视野检查中，I 号视标为标准视标，从 1a 到 4e 有 20 个不同亮度。只有当 I4e 看不到时才改用 II～V 号大视标。

视标移动每秒 3°～5°，由周边向中心移动。

在颞侧 25°水平线用 I2e 视标选取中心阈值做中心视野检查，注意有无暗点。

在鼻侧 55°水平线用 I4e 选取周边阈值，做周边视野检查。也可根据不同疾病有重点地检查，如青光眼注意鼻侧阶梯，偏盲注意垂直线的两侧。

做视野检查的整个过程中，检查者应通过望远镜观察受检者的眼位，特别应注意受检者回答时的眼位，若其眼球注视欠佳有轻微移动，则不做记录。

3. 自动静态定量视野检查方法　视野学的发展及其研究一直与视野计的更新换代和检查方法的改进有关。计算机自动视野计的应用已成为视野检查的划时代标志。自动视野计的主要特点是具有不同的检测程序，阈上值筛选检测能用来判定视野的范围是否正常，而阈值检测可以精确的定量视野的敏感。根据不同疾病及其可能受累视野而设计专用的检查程序，如青光眼程序、黄斑部疾病程序和神经性疾病程序等。检查者可根据不同疾病及其可能的视野特点选择相应检查程序有效地进行视野检查。

不断有新的视野计及统计方法和软件问世，最具代表性的自动静态视野计是 Humphrey 和 Octopus 视野计。

1）Humphrey 视野计：Humphrey 视野计是 Zeiss 公司设计制造的由电脑自动控制的投射型视野计。不断有新的机型更新换代，统计软件也由一般的视野分析到多种统计软件的统计分析，如 Statpac、Statpac2、回归分析、多个视野检测结果分析、概率图分析及青光眼半视野对照分析等。以现在常用的 Humphrey（HFA II）750 型全功能视野计为例进行说明。

Humphrey 视野计是一整体机型，由视野屏、光学系统、中央处理器和受检者部分组成，可进行人机对话。视野屏是一个非球面的屏幕，由计算机控制将光标投射到白色半球状的检查背景内的不同部位，光标的大小与 Goldmann 视野计的 I～V 号光标相同，III 号视标为常用光标，但在蓝/黄视野检测时应选用 V 号光标。通过滤光片调整亮度，产生的投射光标亮度在 0.08～10 000asb 之间，光标持续时间为 200ms。背景亮度 31.5asb。通过彩色滤光片可以进行彩色视野检查。其前端有头颏固定装置。中央处理器不仅要控制光学系统，还配有一个程序和数据储存的硬盘、磁盘驱动器和显示屏，并连接有打印机。

检查方法：首先输入受检者的一般资料（包括姓名、出生年月日、视力、矫正镜片、眼压值、C/D 值等）。受检者将头颏固定在视野计前，由检查者用光电笔或触摸屏根据受检者的病情选择合适的检测程序（筛选程序/阈值程序）。

给受检者作检测示范并进行检测训练。应确认受检者已完全理解检测方法时，开始检测。检查时光标点将在视野计的半球壳内背景上自动出现，受检者看见光点则按钮回答。检查开始时，光标随机地投射到生理盲点区,如果受检者按钮应答,则说明该受检者的固视情况不良。当错误应答次数超过规定标准时,则机内的报警系统就会发出铃声,提示检查者重新训练受检者怎样进行检查。

Humphrey 视野计采用生理盲点固视监测技术,受检者的眼被摄入后显示在显示器上,并可通过调节瞳孔的位置,使其位于显示器的十字中心以监视其固视状态。检测过程中应随时观察受检者的检测状况,如有固视丢失率过高、假阴性率过高等现象,应及时终止检测,重新开始。全部检测完成,有铃声提示,可进行存储并开始打印。

检查结果由 Humphrey 视野计的 Statpac 统计软件进行分析。Statpac 软件主要是建立在广泛正常视野检测的基础上,自动地将视野结果与各年龄的正常视野模式进行比较。

Humphrey 视野计有三套检查程序:筛选程序、阈值检测程序和自动诊断程序。筛选程序包括 3 个青光眼检查程序,3 个中心视野检查程序,3 个全视野检查程序,还可以选择自定义检查程序随意增加检查位点,并可根据需要将增加的位点加入到上述各检查程序中。阈值程序包括 8 个标准检查程序,覆盖黄斑中心和视野 30°～60°及颞侧半月形视岛区。

打印形式:Humphrey 视野计阈值视野检测结果打印包括上方的患者姓名等资料、左上方的可靠性数据,及六个视野图:数字图、灰度图、总偏差数字图、模式偏差数字图、总偏差概率图和模式偏差概率图。

2)Octopus 视野计:Octopus 视野计是投射式电脑自动视野计,由半球形投射视野计和数据处理用电脑组成,可以提供不同的程序应用于普查及定量阈值测量。本视野计有不同的类型和不同的软件程序供不同临床需要,以 2 000R 型专供青光眼早期视野检查的 G1 程序为例说明。由于青光眼早期损害多发生于中心和鼻侧视野区,在该检测程序中整个视野范围内安排 73 个光刺激点,其中 59 个位于中心 26°以内,其余 14 个点安置于中周部和周边区内,但在鼻侧视野内的刺激点比较密集。G1 程序的特点是对检查结果的定量评价。视野检查结果不仅可用灰度图和数字表示,也可以通过计算机直接演算出一组视野指数。如下列数项:①平均光敏度(meansensitivity,MS):这是代表所有检查点不同光敏感度的算术平均值,其病理含义是视野的弥漫性损害。②平均损害(mean damage,MD):是各个检查点上测得的光敏感度数值与其正常值差数的平均值。此值的增加则标志视野的弥漫性损害。③丢失差异(loss variation,LV):此值的增加标志局限性视野损害,特别是对早期小的视野缺损有意义。④矫正丢失差(corrected loss variation,CLV):当 LV 较小且接近正常边界值时,则需继续检查此值。因为一个小的LV 值可以是由视野检查过程中的扩散或一个小暗点所致,为了做出区别,则需做双向检查以计算 CLV。⑤短期波动(shortterm fluctuation,SF):此值代表一次视野检查期的扩散数值,亦需应用双相检查确定。其目的是为验证第一相检查结果的重复性。早期青光眼损害可为 SF 值增高。但患者不合作亦可导致类似结果。

检查方法:

(1)检查分为三相(phase):首先检查 1 相即检查中心 59 个点的差异性光敏感度(differential light sensitivity),由计算机直接算出 MS、MD 和 LV。如果得到的 MD 和 LV 在正常限内,或 LV 有明显病理范围,则直接进入第 3 相检查,对周边 14 个点进行测试,如果 LV 为边界值,则用第 2 相,对中心 59 个点重复检查,计算出 CLV 和 SF 值。检查结束后,根据需要可用数字、符号或灰度图及视野指数进行显示。

(2)结果判定:首先根据视野指数作出判定,假如 MD 超出正常范围,而 LV 或 CLV 在正常范围内,则为弥漫型视野损害,无暗点;若 LV 或 CLV 增加,则为局限型缺损;若 MD 正常,LV 或 CLV 增加则有小暗点。当 LV 轻度增加时,则通过检查第 2 相,计算出 CLV 和 SF,以鉴别由真实暗点而致的离差和由扩散而致的离差,同时也可区别青光眼的早期损害与由于患者不合作而致的误差。在上述分析断定的基础上,再根据图示法,标出视野缺损的性质和形态。

4. 全视野三维计量法 视野检查结果是一个三维立体结构构成视野山,视野缺损的数量也应该用一个体积单位来描述。病理性视野与正常人视野之间的差值是一个体积,对这一缺损体积如何计量,我国贺忠江等提出了一种全视野三维立体计量法,并研制出 TTT 两用全视野立体分析仪。它包括两部分内容，即中心视野总灰度值计量法和周边视岛分层立体角计量法。

三、光觉检查法

光觉是视觉中的最基本机能，是从视觉系统接受外界光刺激开始，到视皮层最后得到光感知的整个生理过程。人眼所能感受到的光，仅是光波中 400～760nm 范围的可视光，当这种光波到达人眼视网膜激发了视网膜上视锥细胞和视杆细胞两种感光细胞，使其产生兴奋，经过光化学和电生理活动，经视神经把光觉传达到脑皮层，其中视杆细胞主要对暗光起作用，视锥细胞则对亮光下各种颜色起作用。人眼视网膜视杆细胞量大，多分布在中央凹以外的视网膜上，而视锥细胞则量小多集中在中央凹部。所以正常人从明处进入暗处，无法辨认周围物体，随着在暗处停留时间的增加，逐渐觉察周围物体，增加了对光的敏感度，这种适应过程称为暗适应（dark adaptation），测量暗适应能力和其过程，也就是光觉测定的基本方法。已暗适应的眼进到明亮处，也会发生视力障碍，但不久就可对光亮适应，称为明适应（photopic adaptation）。

对最小量光线引起光感觉的阈值，称为光刺激阈，光刺激阈的高低与光的敏感度强弱成反比。通过对暗适应过程中，光刺激阈的变化的测定，就可得到暗适应曲线。因而得知人眼光觉的情况。

暗适应过程，大致分为两个主要阶段，即视锥细胞敏感度和视杆细胞敏感度。正常人最初 5min 对光敏感度提高很快，以后转为渐升，在 5～8min 时可见一转折点此即 a 曲，又名 Kohlrausch 曲，随后光敏感度又有较快上升，使 20min 后渐趋稳定，直到 50min 左右基本完成。在 Kohlrausch 曲之前的暗适应段为视锥细胞敏感段，称为快相期，其后段为视杆细胞敏感段称为慢相期，通常至少测定 30min 暗适应阈值。

自 Aubert（1865 年）用暗适应过程测定光觉以来，有了许多新设备，现在公认较好的是 Goldmann – Weekers 暗适应计，现介绍其检查条件、步骤及正常标准曲线于下，作为参考。

暗适应计重点检查暗适应曲线及其阈值。其结果受多种因素影响，故检查条件必须固定，且必须有自己的正常标准曲线才能便于临床应用。检查步骤是先在明室内停留 10min，后进入绝对暗室内，让患者面对 Goldmann – Weekers 型暗适应计的球口，固定好下颌，双眼在自然大小瞳孔下注视球中央 2min。后接受球面内 3 000asb 亮度的前曝光共 5min；立即熄灭前曝光灯，在绝对黑暗下令患者注视球中央试盘中心上方 11°投射的红光点，让患者分辨试盘上的黑白条道。试盘直径 56mm，距离 30cm 相当于 11°，试盘的透过率为 0.52，黑白条道对比度为 100%，照在试盘上的暗适应灯照度为 6Lx，故试盘亮度为 6×0.52＝3.12asb。检查前先将调节试盘亮度的旋钮转到最大，使打孔记录杆针尖对准在记录图表对数 7 单位处。记录表安放在自动转鼓上，其旋转速度 50Hz 每分 4.5mm，记录图表纵坐标为亮度用对数单位表示，横坐标为时间单位用分。当患者能分辨出黑白条道时，迅速转动旋钮减弱试盘的亮度到分不清黑白条道时为止，待其又分清黑白条道时在图表上打孔记其亮度，待患者又能明显分清黑白条道时再减弱试盘亮度到分不清黑白条道，待其又分清时再在图表上打孔，如此反复持续共 30min。最后取下图表接连记录表上的针孔点即绘成暗适应曲线。

检查条件不同其暗适应曲线结果也不同。视杆细胞以在视网膜 10°～20°最密集，故采用 11°固视。现将冯葆华等用上述条件所检查的 60 例正常人的暗适应曲线结果及其正常上界介绍如下，见图 3－11 和表 3－1。

表 3－1　正常暗适应曲线及其上界

时间/分	5	10	15	20	25	30	
正常曲线值	3.26±0.32	2.47±0.27	2.08±0.34	1.74±0.25	1.55±0.31	1.40±0.29	（均值±标准差）
正常上界值	3.89	3.00	2.75	2.24	2.16	1.97	（均值±1.98×标准差）

暗适应曲线是视网膜视杆细胞功能的检查方法。我们在大量临床实践中证实 11°固视最敏感。正常上界 30 分阈值如超过 2 对数单位即有夜盲现象，如超过 3.9 对数单位即说明已无视杆细胞功能此曲线即为单相曲线。暗视功能减退可依 30min 阈值将其分成四级：即 2.0～3.0 对数单位者为轻度（＋）；

3.1～4.0 对数单位者为中度（＋＋），4.1～5.0 对数单位者为重度（＋＋＋），5.1 对数单位以上者为极度（＋＋＋＋）。

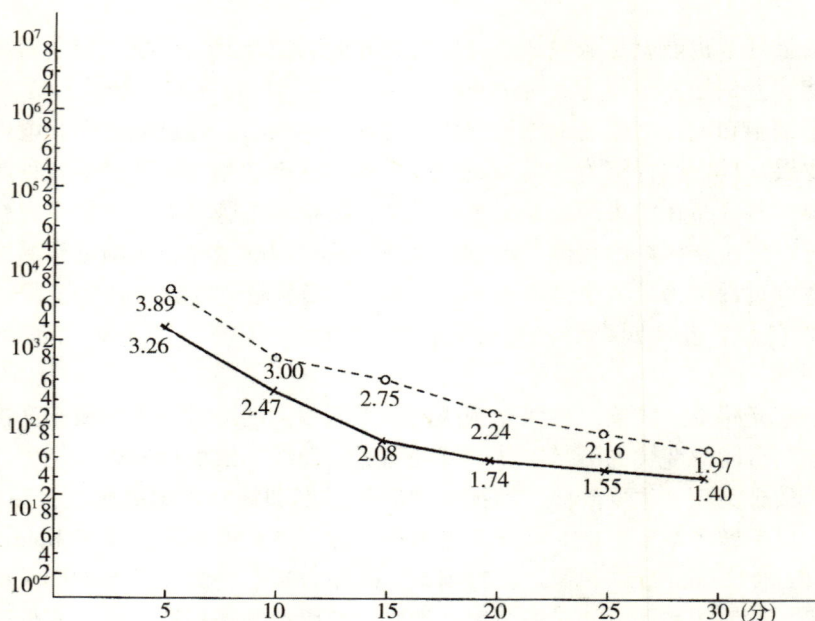

图 3－11　正常暗适应曲线及其上界 Goldmann－Weekers 型暗适应计 11°固视

暗适应曲线用于确诊有无夜盲现象及夜盲程度的轻重，及夜盲治疗效果。

如不具备 Goldmann－Weekers 暗适应计，也可用对比法或其他暗适应计。

对比法：检查者和被检查者从明处一起进入暗室，记录下时间，在微弱光线下二人同时在同等距离上，以看清视力表第一个大字的时间作为对比。此法仅可粗略了解被检查者的暗适应情况。检查者的暗适应必须正常。

Forster 光觉计（1875 年）：为一箱式结构。在具有由旋钮调节光强度的暗箱里，贴有黑白条纹纸，经 15min 暗适应后，令患者由视孔窥视黑白条纹，能辨别条纹时，旋钮的刻度（直径）P mm 与正常者刻度 N mm 比较，患者的光觉可用 N^2/P^2 相对地表示出来。

此外还有 Nagel、Zeis Hatinger 暗适应计等。

有暗适应障碍（夜盲）的疾病有先天性停止性夜盲，如小口病；有先天因素但出生后出现夜盲的，如视网膜色素变性、白点状视网膜病变、先天性梅毒性视网膜脉络膜炎、高度近视眼等。后天性者有特发性夜盲（维生素 A 缺乏症），症候性夜盲，如开角型青光眼晚期、糖尿病性视网膜病变、肝功能障碍等。

附：亮度单位名词

Cd［candle，坎（德拉），烛光］是发光强度单位

Lm［lumen，流（明）］1 烛光置于 1m 直径圆球中心，投射在圆球面积上的光流称 1Lm，是光通量单位。

Lx［Lux，勒（克斯）］每 m^2 面积上有 1Lm（Lm/m^2）是光照度单位

asb（apostilb，阿熙提）由散射发光面而来的亮度，其单位为 asb，是光亮度单位。

（殷　莉）

第三节 瞳孔反应检查

一、瞳孔光反应检查

（一）适应证

（1）普通眼科就诊的患者。

（2）健康体检。

（二）禁忌证

无。

（三）操作方法及程序

1. 直接光反应

（1）受检者面对检查者，双眼注视远方。

（2）检查者用手电筒光从侧方照向一眼，同时观察被照眼瞳孔的反应情况。

（3）正常时瞳孔被光照后即缩小，停止照射即散大。

（4）分别检查两眼，以比较双侧瞳孔反应的程度和速度。

2. 间接光反射

（1）受检者面对检查者，双眼注视远方。

（2）检查者用手电筒光照射一眼瞳孔，观察另一眼瞳孔反应。

（3）正常时当照射一眼时另一眼瞳孔缩小，不照射时另一眼瞳孔散大。

（4）分别检查两眼，以比较双侧瞳孔反应的程度和速度。

（四）注意事项

（1）检查瞳孔应该在暗光下进行。

（2）照射瞳孔的光线不应太强或太弱。

（3）检查时应保证光源只照射一侧眼，对侧眼不应受到光的照射。

（4）检查时应让患者注视远处目标，光线自下而上照入，避免与近反射引起的瞳孔改变相混淆。

（5）检查儿童时，请家长或他人帮助在远处设置一目标。

二、瞳孔摆动闪光试验

瞳孔摆动闪光试验又称相对性传入性瞳孔阻滞试验（relative afferent papillary defect，RAPD）。

（一）适应证

（1）怀疑单侧或双眼不对称的前段视路（视网膜、视神经、视交叉）病变。

（2）功能性瞳孔检查。

（二）禁忌证

无。

（三）操作方法及程序

（1）通常被检查者与受检查者面对面，采取坐位。

（2）令受检查者双眼注视远距离目标。

（3）分别记录双眼瞳孔大小。

（4）检查者选择明亮的光线，如卤素光或间接检眼镜，分别照双眼。光线照射健眼3s时，可见双眼瞳孔缩小，随后移动光线照患眼3s，若出现双眼瞳孔不缩小，再以3s间隔交替照射双眼，可见健眼瞳孔缩小，患眼瞳孔扩大。

（5）上述结果为相对性瞳孔阻滞，也称 Marcus Gunn 瞳孔征阳性。

（四）注意事项

（1）检查时，照射的角度和位置必须保持一致。

（2）检查时，照明要求其明亮均匀、只照一眼而照不到另一眼。

（3）检查时，光源应来回摆动照射，两眼照射时间应一致，且不宜过长。

三、瞳孔近反射

（一）适应证

普通眼科就诊的患者。

（二）禁忌证

无。

（三）操作方法及程序

（1）检查时先嘱受检者向远方注视，然后突然令其注视近处 15cm 的物体。

（2）可见受检者双眼向内集合，瞳孔同时缩小。如果瞳孔开始收缩，再让患者注视逐渐远离的目标。观察瞳孔是否开大。

（四）注意事项

（1）检查瞳孔近反应时应首先检查其随意的瞳孔近反应，然后再检查由视觉刺激引起的集合运动的瞳孔收缩。

（2）瞳孔的近反射不同于光反射，没有反复变化的情况，如果眼球集合程度不变，瞳孔的收缩程度也不变。

四、偏盲性瞳孔反应

（一）适应证

怀疑视网膜、视神经、视束或视中枢病变所致的视野偏盲性缺损。

（二）禁忌证

无。

（三）操作方法及程序

（1）用点光源分别对双眼自鼻侧及颞侧进行斜照或用裂隙灯之柱状光束斜照，观察瞳孔反应的灵活度。

（2）如果光线自一侧照射时瞳孔反应灵敏，而自另一侧照射时反应迟钝，则为偏盲性瞳孔反应。

（四）注意事项

注意使用的光源大小和照射的角度。

（殷　莉）

第四节　裂隙灯显微镜检查法

裂隙灯显微镜（slit lamp microscope）简称裂隙灯（slitlamp），是 Gullstrand 1911 年发明的，主要由两部分器械构成，一为裂隙灯是为照明之用，一为双目显微镜是为检查时把物体放大和具有立体感。由于这种检查法是检查活人眼，因此又名活体显微镜检查法（biomi croscopy）。

一、应用技术

检查前的准备：为了对病变有较全面的了解和减少裂隙灯检查的时间，在进行本检查前应先对被检眼做一般检查,包括焦点集光放大镜的检查等。

裂隙灯检查须在暗室中进行,但为便于操作,仍以室内有微光为佳。检查者应先有暗适应,以保证对检查现象的敏感。室内空气应流通。患者坐位应舒适,能够升降。

除非眼部刺激症状特重的病例,一般不必滴用表面麻醉剂,但在检查晶状体周边部、后部玻璃体和眼底时,应先用2.5%~10.0%新福林、复方托品酰胺或2%后马托品散瞳。

患者坐在检查台前,先把下颌放在下颌托上,前额顶住托架的前额横挡,然后调整下颌托,使眼所在位置与托架上的黑色标记相一致。令患者闭眼,开灯,先在眼睑上进行焦点调节,然后令患者睁眼向前注视指标或注视检查者的前额。一般光线均自颞侧射入,这样既便于检查,也不致给患者过度刺激,这是因为鼻侧视网膜的敏感度较颞侧黄斑区为低的缘故。光源与显微镜的角度一般呈40°,但在检查眼深部组织如晶状体、玻璃体等,应降至30°以下,在检查玻璃体后2/3和眼底时,除需加用特制接触镜或Hruby前置镜外,光线射入角度也应减小至5°~13°或更小。

兹介绍六种照明方法如下:

(1)弥散光线照明法(diffuse illumination):本法是利用非焦点的弥散光线对眼前部组织形态学进行直接观察的一种方法。在检查时使用裂隙灯的宽光、钝角或加用毛玻璃,对结膜、角膜、虹膜和晶状体等进行照明,然后用双目显微镜进行观察,所得印象既较全面而又立体,所以也颇有实用价值。

(2)巩膜角膜缘分光照明法(sclerotic scatter):本法是利用光线通过透明组织内的屈折,来观察角膜的不透明体。

使用的方法:把光线照射在巩膜角膜缘上,由于光线在角膜内屈折反射,在整个角膜巩膜缘上形成一光环。此环在照射对侧之角膜缘最为明亮。正常角膜除在角巩膜缘呈现一光环和因巩膜突起所致之暗影环外,角膜即无所见,但角膜上如果有不透明体,如云翳、角膜后壁沉着物和小的角膜穿通性瘢痕等,这些不透明体本身遮光力虽不大,但由于内部光线折光的关系,再加低倍放大,甚至肉眼就能清楚地看到,因此本法对检查角膜的细微改变,甚为适宜。

(3)直接焦点照明法(direct focal illumination):这是一种最基本的检查方法,也是临床上最常用的方法,其他方法多是由这种方法演变而来。其原理是在检查时把光的焦点调节至与显微镜的焦点完全相合为止。用本法检查眼部组织时,因组织透明度不一,即出现不同情况。如果被检查区为不透明组织,如巩膜、虹膜等则出现一整齐光亮的区域。如果被检查区为一透明组织,如角膜和晶状体等则出现一种乳白色的平行六面棱体,即所谓光学切面(optical section)。其为乳白色之原因,是由于角膜和晶状体在弥散光线下观察虽然是透明的,但实际并非完全透明,而是由复杂的细胞所构成的生体胶质组织。光线通过时,由于组织内部反射、屈折,因而使通过的光线部分穿透,部分反射回来,使光亮逐步减弱,因而出现乳白色。这一现象名曰分散性。光学切面之发生,也是同一道理,即光线经过某一透明组织后受反射、屈折,也就是分散的影响,密度即逐渐减弱,减弱的程度以分散性的大小而定,因此形成光学切面。

光线斜穿角膜所形成的光学切面有内、外二弧。弧度之大小,以投入光线与角膜轴间的角度而定。当有病变发生时,光学切面就发生不同改变,如果密度增大,如在角膜白斑时即呈现灰白色;密度降低,如大泡性角膜炎的病变部位即呈现黑色等。

(4)后部反光照明法(retro-illumination):本法也名透照法(trans-illumination)。这种方法是借后部反射回来的光线检查透明的、半透明的、正常的和病理的组织。最适于应用在角膜和晶状体。其特点就是光焦点与显微镜焦点不在一平面上。例如欲检查角膜病变,光线的焦点反而照射在后面不透明的组织如虹膜或混浊的晶状体上,但显微镜的焦点仍然是在所要检查的角膜组织上;又例如欲检查晶状体前囊,反而把光线焦点照射在后囊上等。常用这种方法来检查角膜上皮或内皮水肿、硬化的角膜新生血管、角膜后壁沉着物、云翳、血管翳和晶状体空泡等。上述这些病变,由于在显微镜下所呈现的形态不同,可分为遮光体和分光体。前者如色素及充满血液之角膜血管等,在使用后部反光照明法时,与一般所见不同,色素呈黑棕色,血管呈粉红色。后者如角膜水肿、云翳和浸润等,均呈淡灰色。此外还有所谓屈光体即能使背景缩小或改变形状者,如不含有血液的角膜血管、晶状体空泡等。

这种照明法，常用者有以下三种形式。

直接后部反光照明法：这时被检查的物体，恰居于返回光线的路线上。

间接后部反光照明法：被观察的物体，恰居于返回光线的一侧，而以无光线的区域为背景进行观察。

直接、间接后部反光照明法与角膜巩膜缘分光照明法的联合应用，把光线照射在角巩膜缘上，用来检查近角膜缘部的病变，可兼有三种方法的效果。

在使用后部反光照明法对病变进行定位时，须靠显微镜焦点的改变与周围正常组织的比较来进行定位。

（5）镜面反光带照明法（zone of specular reflection）：是利用光线在射入眼球时，于角膜或晶状体表面所形成的表面反光区，用直接焦点照明法检查这一光亮的反光区的方法。因所利用者为光亮增强的镜面反光区，故名镜面反光带照明法。这种方法的原理，是光线进入不同屈光指数的间质时，在两间质的邻近面都要形成所谓不衔接面，这种不衔接面就能发生镜面反射的作用。如果物体表面为完全光滑者，循反光路线进行观察时，则为一完全光亮区，刺目不能查看。如果是非完全光滑者，则一部为规则反光，使该区亮度增加，一部为不规则反光，就可借以观察其表面之组织形态。人体组织构造并非完全光滑者，故可使用此法进行观察。

（6）间接照明法（indirect lateral illumination）：此法的主要意义是把光线照射在组织的一部分上，而观察其邻近的同一组织的另一部分。例如把光线照射在邻近于瞳孔缘的鼻侧虹膜上而观察其邻近的组织，这样瞳孔括约肌就可被发现，虹膜上的细小出血也可看见，如果使用直接焦点照明法反而看不见。同样情形，对角膜上皮新生血管等，也可使用这一方法。

除前所述者外，在检查时应灵活运用各种方法，例如移动光线照明法（oscillatory illumination），即上述各方法的综合应用，利用光线移动，对易于遗漏的细微变化，也可查见。例如用直接焦点照明法把显微镜和光线的焦点都可照射在虹膜的表面上。为检查同一物体，而改用间接照明法时，就必须把光线的位置稍加移动，这时就由于光线的一明一暗，在对照的情况下，也可发现细微的改变。同时在移光过程中，发现细小物体也似在移动一样，这对发现病变也有帮助。

此外还要注意投影问题。在使用直接焦点照明法时，在光学切面的前面，如有黏液、小异物、角膜小面、角膜云翳、血管翳或血管等，在物体后面的角膜、虹膜或晶状体上都能形成投影。检查时一定要注意这一现象，每可借此发现细微改变。另外在照明装置上如有灰尘，也能造成相似的情况，但黑影随光源移动而改变位置，因此也易于鉴别。

定位法对确定病变的位置，对眼科疾病的诊断、预后和治疗都有密切的关系。例如角膜发生浸润，由于发生在角膜深层或浅层就有不同的诊断和预后。因此定位法是一个很有重要意义的步骤。今列出常用方法于下：

（1）直接焦点照明法，使用窄光宽角容易辨清病变所在位置。同时由于在检查时慢慢移动光源，直至所要检查的病变在光学切面中出现，这对了解病变所在位置的深浅和角膜厚度的变化很有帮助。

（2）改变显微镜焦点距离的方法，利用已知病变的位置，测量其他病变。由转动显微镜螺旋的多少进行比较，可知其他病变所在的位置。

（3）镜面反光带照明法的利用，可测知病变所在的层次。

（4）平行移位定位法的利用，在检查时如果移动光源，在视野内则可见细小物体也在移动。如果已知某点的地位，再以其与病变的地位相比较，可用其相对运动的方向定位，而决定病变在已知点之前或后。

二、裂隙灯显微镜下眼部正常组织的情况

1. 结膜　结膜组织用一般焦点聚光放大镜检查，就可得知其梗概。但有特殊需要时，则需进行裂隙灯的检查。球结膜检查较易，睑结膜和穹隆部结膜检查时，则需翻转和固定眼睑方能检查。

加用活体染色法，例如在结膜囊内滴入 0.5% 亚甲蓝溶液后，可以查出神经和淋巴管。

利用裂隙灯对结膜微血管进行检查，对某些全身病的诊断和预后很有意义。例如在退行性动脉病变患者，球结膜微血管可有管径粗细不匀，血管扭曲，局限性扩张及血液流动异常（如血细胞凝集、血流停滞或中断现象），少数病例还可查出患有血管周围水肿及小出血等。

2. 角膜　用裂隙灯检查角膜缘时，发现巩膜与角膜之移行部位，不像一般肉眼所见透明与不透明组织之间清楚易辨，而在移行部位有栅栏状之不透明组织自巩膜伸入角膜实质内。同时并有角膜周围血管网的存在。由于正常情况下变异很大，诊断核黄素缺乏眼部症状时应加以鉴别。

正常角膜组织显微镜下可分为5层。在使用裂隙灯检查时，如果使用宽的光学切面，就不能分出层次，只能分辨出由角膜实质分开的前明后暗的两个光带。但如果使用窄光宽角进行检查时，对层次易于分辨。

上皮组织：由于光线变窄，使光学切面的两侧缘相互接近，几成一条细线，则前一光带即上皮组织所在，光带又分为两层，前一层为角膜表面的泪膜，后一层是Bowman膜，中间所夹较透明的组织，即上皮组织。正常者整齐、透明、光亮，无特殊构造。一旦发生病变，就可见到明显的变化。例如在角膜发生水肿、水泡等改变时，使用窄光宽角进行检查，可以发现上皮组织内出现空泡样改变。如果使用后部反光照明法，看得更是清晰，状如在窗玻璃上出现的哈气水珠；角膜表层新生血管，利用这种照明法进行检查，不仅可以看清血管走行方向，还可看清血细胞在血管内循环的状态。此外如角膜上皮剥脱、浸润、浅层溃疡等都可清楚地查出，特别是在2%荧光素染色下，看得更是明显。对于小的角膜异物，不仅可以看出是在角膜表面或是嵌在上皮内，还可估计出穿入的深浅以及对周围组织损害的状况。

Bowman膜：如前所述之后一条白线即Bowman膜（前弹力层），一般如无病变，则所见仅为一白线，但在角膜炎症或穿通性外伤时，则可出现皱褶或裂纹。

主质层：几乎占角膜全层的最大部分。裂隙灯下所见与组织学所见呈板层构造者不同，而是白色颗粒状组织，于其中并可见神经纤维，主要分布在主质层的中层，前层、后层很少。初学者常误认其为硬化的新生血管，须加鉴别。神经纤维须用直接焦点照明法非焦点部分方能看见，用后部反光照明法则不能看见，同时其分支呈锐角，多为两支，在分支部有时可看到结节。硬化的血管则与此不同，多为角膜主质炎后遗留者，用后部反光照明法清楚可见，呈毛刷状或扫帚状，密集存在，与神经纤维迥然不同。在主质层发炎时，主要改变是发生混浊、增厚以及血管新生等，可由浸润所在位置、局限性或弥漫性等不同特点，做出正确诊断。

Descemet膜：在宽角窄光的光学切面最后一个光带，即相当于Descemet膜（后弹力层）与内皮细胞层。用一般方法，因其为透明组织，故不能看见，但如果发生病变即可明显看出。例如在角膜主质炎、球内手术后等可见到皱褶，在圆锥形角膜、眼球挫伤后等可见到破裂。此外在某些疾病，例如铜屑沉着症、肝豆状核变性（Wilson病），在角膜周围部可见特殊的黄绿色或青绿色色素沉着环，后者名凯-佛（Kayser-Fleischer）环。

内皮细胞层：为一单层多角形细胞，平铺在Descemet膜之内面，用一般照明法不能看见，必须使用镜面反光带照明法方能看清，呈青铜色花砖地样之细胞镶嵌状，中有散在之点，名Hassall-Henle体。在角膜主质炎和早期虹膜睫状体炎时，要出现内皮细胞水肿，其特点是在镜面反光带照明法检查下，内皮细胞边界模糊不清，由于水肿使角膜后壁沉着物易于形成。详细检查要靠角膜内皮细胞镜检查。

3. 前房　在角膜后光带与晶状体前光带或虹膜之间即为前房。其深度约为3.5mm。如前已述，在暗室中用小孔（点）或圆柱形光线检查，正常人的前房液也可查出所谓生理性房水闪光，这种现象切勿误认系早期葡萄膜炎之症状。生理性与病理性虽无明显界限，但一般病理性者除在前房内见有多数微粒游动外，且因浆液性渗出质之存在而出现乳白色光带，这与生理性者不同。在生理性者虽有时在老年人可见极少数色素颗粒，于儿童可偶见1~2个白细胞，但绝无乳白色光带出现。如果出现乳白色光带，并见有多数微粒运动，即属Tyndall征阳性，这种现象是诊断虹膜睫状体炎的重要体征之一。裂隙灯下还可见到温差对流现象，即不停运动的微粒，呈定向游动。靠近虹膜的房水，因温度较高而上升，近角膜部分因温度较低而下降，由于这种运动关系，一部分炎症微粒即黏附在角膜后壁上，形成所谓角膜后壁沉着物。典型位置在角膜下半部后壁上，排列成三角形，尖向瞳孔区，底向角膜下缘，底部微粒较尖部为大。病情严重时房水中渗出质增多，对流现象减慢，病情好转，对流加速。

4. 虹膜　在裂隙灯下虹膜为一较复杂组织，就像指纹一样，每人具有不同特点。主要不同是颜色、表面陷凹之数目、分布、大小和深浅、瞳孔缘部色素突出的多少、瞳孔区与睫状区的排列以及虹膜色素痣等，因而形成各种不同形象。所以用裂隙灯检查眼部，随时皆可发现特殊形态。

用直接焦点照明法，对虹膜表面的变化进行观察，可以看得十分详细，例如当虹膜发炎时，组织纹理和色素都要出现模糊不清，甚至褪色；当炎症过后可能发生萎缩，使虹膜组织变薄，色素脱失以及虹膜后粘连等。临床上要注意永存瞳孔膜与晶状体前囊星状色素沉着，两者都系先天异常，并非虹膜睫状体炎后遗症，这种异常在正常眼发生率可达 20％。对虹膜色素痣疑有恶性变可能时，应缜密观察，随时照相或画出形状，测出大小，以备参考。

虹膜实质是富有神经和血管的。其中神经组织是不能用裂隙灯检查到的，血管也看不见，但在有虹膜发炎、萎缩、血管扩张或新生血管时，血管组织就可以看清了。

使用间接照明法，可以把瞳孔括约肌、虹膜出血、肿瘤或囊肿，明显地投照出来，但在棕色虹膜、色素丰富者，瞳孔括约肌不易看见。使用由晶状体后囊反射回来的光线，对虹膜进行投照检查时可以比较容易地发现虹膜孔及虹膜后层断裂。此外如虹膜上有细小异物，根部解离，炎性结节等都可观察得十分清楚。

5. 晶状体　用裂隙灯检查晶状体是确定有无白内障的重要方法之一，但由于晶状体本身构造较复杂，故首先应对晶状体在裂隙灯下的正常情况彻底了解，方可不致造成误诊。可以明显地看出，由于晶状体纤维的不断增长，晶状体的正常构造是随着人的年龄变化而有所不同的。晶状体前囊在窄光下是分层的，还有其他副光带出现在皮质和成人核之间，每因情况复杂易于在临床上造成误诊，现把基本情况介绍于下。

检查前先散瞳，这样可看清楚晶状体周边部的改变。为了能了解到混浊变化的位置，应先使用宽光对不同焦点进行观察，同时也应使用镜面反光带照明法。在做进一步检查时，还必得应用窄光形成光学切面。这样对晶状体缝、晶状体裂隙灯下各个光带等都能看得清楚。

通过裂隙灯窄光、直接焦点定位，由前向后，成年人透明晶状体的光学切面上，所出现的各光带如下：前囊、前皮质、前成人核、前婴儿核、前胎儿核、前及后胚胎核、后胎儿核、后婴儿核、后成人核、后皮质和后囊。所有各层光带因年龄关系在一个晶状体内不一定都能见到，但前、后光带成人核和婴儿核，一般是可以看见的。

胎儿核：由中央空隙和由前边以正 Y、后边以倒 Y 为界的两个半月形光带所构成。在可能情况下，如对新生儿进行裂隙灯检查，就可发现 Y 字形缝合几乎就在囊皮下。中央空隙是胎生 3 个月前所形成的部分，也就是晶状体最早生成的部分，名胚胎核。胎儿核的其他部分也都是在出生前形成的。

婴儿核和成人核：婴儿核是由出生前至青春期所形成，检查时常不明显；成人核则是从青春期至成年期（35 岁）所形成，以后逐渐发展。从光学切面上看，成人核表面不很光滑，有时表面有空泡，起伏不平。

皮质：是位于前囊下透明间隔下的晶状体皮质，是晶状体最后形成的部分，厚度随年龄不同而有改变。在 20 岁的青年人，皮质约为核的 1/4 厚，而在 70 岁高龄的老人，皮质约等于核的一半厚，这是由于晶状体纤维不断增生的结果。

晶状体囊：用一般检查方法，是不能把它分辨出为一独立组织的。但在使用窄光直接焦点照明法时，由于光带的出现，可以把它与囊下组织分开。如果使用镜面反光带照明法，在晶状体前后囊均可出现一种有光泽的，表面粗糙不平，状如粗面皮革的所谓鲨革（shagreen）状。在前囊是由于晶状体前囊表面、晶状体上皮和晶状体纤维之间的起伏不平所形成的多数小反射面所致。在后囊则系由晶状体后囊和晶状体纤维之间起伏不平，所形成的多数小反射面所致。

在晶状体前囊表面常有棕黄色的星状细胞沉着，这是一种具有几个突起的色素细胞。有时是单一，也有时是多数。由于裂隙灯的使用，发现有很多的正常人具有这种改变。

6. 玻璃体　玻璃体是位于晶状体后面的组织。裂隙灯下可分为原始玻璃体和玻璃体两部分。晶状体后间隙即原始玻璃体所在地，其前界是玻璃体的前境界膜，称为玻璃样膜，此膜极薄，平时和晶状体囊不能分开，在白内障囊内摘除术后才能看到。晶状体后间隙呈漏斗状，并非完全透明，强光下观察，其中有纤细的网状结构。后界是皱襞膜，呈有皱褶的透明膜状结构，也就是玻璃体主体（次级玻璃体）的开始。在皱襞膜后的玻璃体主体，似为一透明的光学空间，但在裂隙灯强光照射下，可以看到其中有由疏松的支架组织所构成的复杂而变化多端的假纤维及假膜，形态多样，像悬挂的薄纱幕，纱幕的褶皱随眼球运动而飘动。在玻璃体的深部由于照明亮度逐渐减弱，构造也就显得更不规则。裂隙灯下玻璃体的病理变化，主要是在假纤维和假膜间出现棕黄色或灰白色的细小如尘埃状、丝状或片状混浊物，有时也可见到闪闪发光的结晶体。其次是假纤维的吸收、粘连、膜样形成或呈致密的波浪状带束。由于玻璃体结构有随眼球移动而运动的特点，故可以借此诊断玻璃体是否液化。在正常情况下裂隙灯观察可见假纤维在半固体的凝胶中向前后波动，然后返回原来位置，如系明显液化，则不能返回原来位置。在葡萄膜炎时，玻璃体内可见灰白色渗出质及色素团块。玻璃体出血时，则光线被遮蔽不能照入，但可借血液红色反光而得出明确诊断。

（韩宝雁）

第四章

晶状体手术

第一节　晶状体手术解剖、生理和病理

一、角膜缘

角膜缘是指透明角膜和不透明巩膜的移行区。其上下部较宽而两侧较窄。上方角膜缘宽 2.0 ~ 2.5mm。角膜缘的前界为球结膜与角膜交界处，也是角膜前弹力层的终止点。从前界向后约 2mm 为角膜缘的后界，与后界相对应的眼内结构是巩膜突。与角膜缘前后界的中界线相对应的眼内结构为角膜后弹力层的终止点，即 Schwalbe 线的位置。手术时剪开球结膜切口后，可见呈浅灰色条带状的角膜缘，其前界是透明的角膜，后界则是灰白色条带与白色巩膜的移行部。从表面看角膜缘前界向后 1mm 范围内呈半透明浅灰蓝色区，称为角膜缘的角膜部。由此向后 1mm 范围呈灰白色，称为角膜缘的巩膜部。与巩膜部相对应的眼内结构有前房角的小梁网和 Schlemm 管等重要组织。角膜缘是内眼手术切口的重要标志，掌握角膜缘解剖标志的意义在于准确选择切口位置，外切口如在角膜上容易引起手术后角膜散光，外切口在巩膜应注意止血。虽然手术切口从外到内可以是垂直的、倾斜的、先垂直后倾斜的、先倾斜后垂直的或阶梯状的，但其内切口应以位于 Schwalbe 线附近或 Schlemm 管之前无功能的小梁部分为宜。内切口过前易损伤角膜后弹力层及内皮细胞层；内切口过后可损伤小梁网及 Schlemm 管，使房水外流障碍而导致手术后眼压升高。由于角膜缘的宽度及与其表面标志相对应的眼内结构的解剖关系存在个体差异，如近视眼的角膜缘中界线常在小梁网前界之前，而远视眼的角膜缘中界线则常在巩膜突之后，这种变异可以作为对有不同屈光状态患者手术中选择切口位置的参考。

二、晶状体及其悬韧带

晶状体是一个双凸面的透明体，位于虹膜与玻璃体之间，由晶状体悬韧带固定其位置。晶状体大小变异较小，成人在调节静止状态下，晶状体直径 9 ~ 10mm，中央厚度为 4 ~ 5mm。前面曲率较小，弯曲半径为 9mm；后面曲率较大，弯曲半径 5.5mm。晶状体囊为一层具有高度弹性的透明薄膜，是身体组织中最厚的基底膜，包绕着整个晶状体。前囊比后囊厚，中周部比中央厚。中周部厚度约 $16\mu m$，前极部厚度约 $12\mu m$，后极部厚度约 $3\mu m$，因此白内障囊内摘除手术时，冷冻头或囊镊的接触部位以避开晶状体前囊中央部分为宜，做白内障囊外摘除术或超声乳化术抽吸晶状体皮质时，抽吸器械的抽吸孔勿朝向后囊，以免将其撕破并导致玻璃体脱出。随着年龄增长，晶状体囊膜的厚度增加，弹性减弱，在白内障过熟期囊膜变厚而皱缩。晶状体前囊下的上皮为单层的立方形上皮细胞，在赤道部的上皮细胞逐渐被拉长、脱核、形成规则排列的晶状体纤维。随着年龄的增长，新的晶状体纤维不断产生，并向中央部推移，逐渐形成致密、质硬的晶状体核。围绕晶状体核的晶状体纤维则形成晶状体皮质。透明的晶状体皮质为胶黏状的透明质，主要由可溶性晶状体蛋白质组成。手术时较难清除，需要加大抽吸力方能除去，而在皮质性白内障形成后，由于皮质纤维变性，成为粒状蛋白质结构，较容易被冲洗抽吸取出。在病理情况下，晶状体的厚度可以发生变化。例如老年性白内障晶状体膨胀期，由于水分的堆积，其厚度可达

7mm。而在过熟期白内障，由于皮质液化，晶状体核下沉，晶状体囊的通透性增加，水分外溢，整个晶状体厚度可降至2.5mm。先天性膜性白内障的晶状体仅为一个厚度0.5~2.0mm的膜样组织。

一生中新的晶状体纤维不断产生，老的纤维被推向中心部，脱水、硬化并形成晶状体核。晶状体核不断增大变硬，一般来说，25~30岁以下的白内障患者，尚未形成硬核，故白内障摘除术可采用小的切口，而老年性白内障已形成大的硬核需采用较大的切口娩出晶状体核或小切口的晶状体超声乳化术。

晶状体悬韧带是连接睫状体和晶状体囊膜之间的光滑而有弹性的纤维组成。起源于睫状突、睫状体平坦部和锯齿缘，止于晶状体赤道部及其前后的晶状体囊膜。前部的悬韧带附着于赤道部前2mm的囊膜处，后部附着于赤道后约1mm囊膜处。晶状体前囊膜的无韧带区的直径为6mm，因此做白内障囊外摘除或超声乳化术时，晶状体前囊的破囊范围不宜超过6mm，否则会直接损伤晶状体悬韧带，易导致晶状体脱位。晶状体悬韧带由睫状上皮细胞分泌形成，在扫描电镜下呈微细薄片状，其厚度仅为8μm。最长可达7mm。在其止点附近分成无数的细枝状，并融合于晶状体囊的表面，晶状体悬韧带具有一定的抗张强度，其数值约为20.6kPa（155mmHg）。随着年龄增长，晶状体悬韧带纤维与全身结缔组织一样出现老年退化，其抗张力随年龄的增高而减退。

三、玻璃体

玻璃体是由小纤维网状结构组成的支架，内中充以玻璃体酸，具有一定稠度和弹性的透明凝胶体。它浓缩而致密的前表面称为前界膜，易受器械损伤或挤压作用而破裂。玻璃体与眼壁之间，除在睫状体平坦部的一段、视盘及黄斑部可能还有较紧连接外，其余部分容易自视网膜的内界膜分离。晶状体后面位于玻璃体的髌状窝中，在此处玻璃体前界膜与晶状体后囊之间有8~9mm直径的圆形粘连，称为Wieger玻璃体晶状体后囊韧带。在30岁以前，特别是儿童期晶状体与玻璃体之间借此韧带紧密粘连，如作白内障囊内摘除术，玻璃体易被连同拉出。随年龄增长，玻璃体前界膜与晶状体后囊韧带的粘连变疏松，做白内障囊内摘除时较少引起玻璃体脱出。

四、其他有关的眼部组织

1. 前房　正常前房中央深度约3mm，周边不足1mm，老年人前房变浅，故切开前房时必须注意其深度改变。前房内充满房水，含量为0.25~0.33ml，其中98.1%为水分，只含微量氯化物和蛋白质。

2. 虹膜　虹膜为葡萄膜的最前部，位于晶状体前面。中央有一圆孔称为瞳孔，瞳孔括约肌呈环状走行，位于近瞳孔缘的基质层，故周边虹膜切除后瞳孔仍能保持对光反应。虹膜周边部基质深层有一层菲薄的呈放射状走向的平滑肌纤维，即瞳孔开大肌，此肌外侧与睫状肌连接，内侧面与瞳孔括约肌交织在一起。瞳孔开大肌发育不全、虹膜萎缩及炎症性粘连等情况均可使瞳孔难以散大，术前对此应予识别。

3. 睫状体　睫状体前接虹膜，后续脉络膜，可分为睫状冠和睫状环（平坦部）两部分，晶状体或玻璃体切除时常在平坦部入口。虹膜根部背面与睫状体内侧交接形成一开口于后房的锐角凹陷沟，即睫状沟，此处可以作为后房型人工晶状体袢的支附点。

（韩宝雁）

第二节　术前检查

一、眼部检查

1. 视力　分别检查双眼远、近视力，矫正视力，估计白内障所致视力损害的程度。对视力低下者，应做光感、光定位、光色觉和注视性质检查，当视力检查结果无法单纯用白内障做解释时，应做进一步特殊检查，以了解其真正的病因。

2. 视野　为明确可能同时存在的青光眼或其他眼底病，轻度或中度白内障患者应做视野检查。

3. 对比敏感度及像差　对比敏感度测定可详细地反映患者视功能受损程度，同时可评估白内障对患者日常活动的影响，亦可评价人工晶状体植入术后患者的视觉质量。通常使用不同空间频率的黑白条纹进行对比敏感度的测定。像差测量可反映早期白内障患者的晶状体改变，亦可测量人工晶状体眼的成像质量，可用于屈光性人工晶状体的术后随访。目前常用的像差测量仪有 WASCA、iTrace 等。

4. 眼压　术前测量眼压，对诊断白内障是否并发膨胀期、晶状体溶解、晶状体脱位、葡萄膜炎等所致继发性青光眼或原发性青光眼有帮助，同时对选择术式有重要参考价值。

5. 眼睑及结膜　注意有无红肿充血，排除如睑腺炎、急性结膜炎等内眼手术禁忌证。

6. 角膜与角膜曲率检查　角膜透明与否以及散光状态，将影响白内障术后视力改善的程度，为此，术前必须使用裂隙灯检查角膜是否有混浊、水肿、角膜后沉积物（KP）及其程度与部位，有无前后弹力层皱折或破裂，有无角膜变性和营养不良。通常使用 Placido 盘、角膜曲率计或角膜地形图检查角膜屈光状态。白内障囊外摘除术及超声乳化吸除术可导致角膜内皮细胞丧失，故术前用内皮显微镜摄影了解角膜内皮细胞形态及数目，对手术方式的选择、判断术后内皮代偿功能的程度及手术预后有重要意义。

7. 前房及前房角检查　房水闪辉阳性提示并发虹膜睫状体炎，术前应给予适当治疗。前房角窄的患眼，术中可联合行周边虹膜切除；并发有开角青光眼或外伤性房角后退以及睫状体脱离等亦可酌情考虑行相应的联合手术。

8. 虹膜与瞳孔检查　在虹膜睫状体炎、视网膜中央静脉阻塞、糖尿病或眼底广泛性出血后，虹膜可出现新生血管，此情况下，术中切除虹膜时可使用有电凝作用的虹膜剪。虹膜异色、基质变薄呈蛇皮样外观的白内障患者，应注意是否 Fuchs 综合征。虹膜表面有灰白色结节是炎症的表现，应鉴别是白内障的原因或结果。虹膜有孔洞或裂隙者，其白内障多因外伤所致，必须做 X 线摄片或 B 型超声探查，以明确眼内有无异物存留。检查瞳孔直接及间接对光反射，若直接光反射迟钝或消失，间接光反射正常，一般术后难以恢复正常视力。此外术前还应散瞳了解瞳孔散大能力，是否有粘连，有助于制订手术方案时参考。

9. 晶状体检查　术前应用5%托吡卡胺或5%去氧肾上腺素溶液散大瞳孔，裂隙灯显微镜检查晶状体混浊形态、部位与程度，晶状体核的颜色，结合病史确定白内障的性质。注意晶状体囊膜特征、晶状体厚度及悬韧带是否有断离和异位等。

10. 眼后段检查　散瞳下尽可能了解双眼玻璃体、视网膜、视盘、黄斑区是否正常及脉络膜有无病变，对白内障术后视功能的恢复会有正确的估计。可借助 A 型及 B 型超声波了解有无玻璃体病变、视网膜脱离或眼内肿物，亦可了解眼轴的长度及脱位的晶状体位置。光学相干断层成像（optical coherence tomography，OCT）在小瞳下即可清晰显示视网膜微观解剖结构，在屈光间质无明显混浊时，可行 OCT 了解有无并发黄斑、视盘或其他视网膜病变。视网膜电图（electroretinogram，ERG）对评价视网膜功能有重要价值，视网膜脱离、视网膜遗传性疾病、铁质沉着症的 ERG 检查有较肯定的临床意义。单眼白内障患者为排除黄斑病变、视路疾患等所致的视力障碍，术前可做视觉诱发电位（VEP）检查。此外，亦可应用视力干涉仪检查未成熟白内障的黄斑功能。

二、全身检查及对全身疾病的评估

详细进行体格检查及实验室检查，以发现患者是否有全身性疾病，如术前发热、腹泻、血压增高、精神异常等应推迟手术，糖尿病患者易发生前房积血、创口愈合延缓、感染等，术前应控制血糖在正常水平，心血管疾病患者应衡量其心功能状况，必要时请内科医生术中进行监护；高血压动脉硬化患者，术前应采取措施使血压维持在接近正常水平，但对长期舒张压维持较高水平的高血压患者，需注意掌握降压的速度和幅度。慢性支气管炎症患者的咳嗽以及胃肠道疾病患者术后恶心、呕吐等，均易导致伤口裂开、前房积血等，术前要给予恰当的治疗，老年男性患者要注意是否有前列腺肥大或炎症，应慎用阿托品。此外，白内障术后，常应用皮质类固醇，所以用药期间应考虑其对结核病、溃疡病、糖尿病、骨质疏松的影响并做好相应的预防措施。风湿病及过敏性疾病常是术后炎症反应较重的原因，故应积极进行抗炎治疗。眼周围存在感染病灶，如慢性泪囊炎、头面部疖肿、鼻窦炎、化脓性中耳炎、扁桃体炎、牙周脓肿等必须在术前做有效的治疗后方可考虑手术。

（韩宝雁）

第三节　术前准备及麻醉

一、术前准备

（一）患者准备

1）术前医生与患者通过充分的思想交流，使患者在心理上和精神上有所准备。最好利用电视、小册子、挂图、眼球模型等不同的方式，让患者及其家属了解患者目前的病情、治疗方法、本次手术目的以及手术中及手术后可能出现的结果。在患者及家属理解后，应常规地让他们在手术同意书上签名认可。

2）术前用药根据患者实际情况选用。

（1）镇静剂：手术前为消除患者的紧张和焦虑，于手术前一天睡前及临手术前应给予镇静剂。

（2）通便剂：易发生便秘的患者，特别是老年患者，便秘会影响手术后的恢复，如易引起伤口裂开及前房积血，故术前应注意润肠通便处理。

（3）抗生素：白内障患者术前一般不必全身使用抗生素，但伴有糖尿病、白细胞减少症的患者，因易有感染倾向，应于术前 2～3d 使用足量抗生素，使手术时血内抗生素浓度能达到足够抗菌水平。

（4）降眼压药物：虽然机械压迫方法能达到软化眼球的目的，但对眼压偏高或并发青光眼的患者，术前必须用碳酸酐酶抑制剂或高渗剂降低眼压，以减少术中玻璃体脱出及眼内暴发性出血发生的可能性。

（5）抗炎药物：葡萄膜炎并发白内障者，术前可应用皮质类固醇类药物，且一直持续到术后，以减轻术后的炎症反应。此外，全身或局部使用吲哚美辛等非甾体类药物，也可减轻术后与前列腺素释放有关的炎症反应。在术前 2h 开始使用前列腺素抑制剂如 Ocufen 滴眼液，每半小时滴眼一次，可保持术中散大的瞳孔不易缩小。

（6）其他内科用药：对有内科疾病需长期服药的患者，不应轻易中断和更改其既定的有效用药，如降血糖药、降血压药及心血管疾病的治疗用药等。

（7）散瞳剂：手术眼术前用托吡卡胺点眼散瞳，必要时加上 5% 去氧肾上腺素眼水，特别是瞳孔有广泛后粘连者，术前更应使用较强的散瞳剂。在术中用含 1∶1 000 000 的肾上腺素（adrenalin）平衡盐溶液灌吸皮质（每 500ml 加 1‰肾上腺素 0.5ml），能保持术中瞳孔散大。

此外，术前 2h 开始，用前列腺素抑制剂如吲哚美辛或 Ocufen 滴眼液，每半小时滴眼一次，也可保持术中瞳孔的散大。

3）术前眼部处理：在将患者送手术预备室洗眼后，进入手术室的术野消毒、铺巾与其他内眼手术之准备相同。

（二）医生的准备

（1）医生在为患者手术前，必须考虑以下问题：①患者是否需要并同意接受手术。②术后是否获得较理想的视力。③患者全身及眼局部的情况是否允许手术。④最好的手术方案是什么。⑤术中及术后可能出现的并发症以及其预防和处理办法。

（2）在回答上述一系列问题前，医生必须通过：①详细的眼部及全身病史的询问。②全面细致的局部及全身检查。③必要的实验室检查资料等，进行综合分析，方可得出结论。

二、麻醉

麻醉是手术成功的基本条件，目的是使患者能在无痛及安静的情况下接受手术。麻醉方法可分为局部麻醉和全身麻醉。成人白内障手术一般采用局部麻醉，儿童则采用全身或基础麻醉结合局部麻醉。

（一）局部麻醉

局部麻醉是白内障手术最常用的麻醉方法。临床常用的白内障局部麻醉方法有表面麻醉、面神经阻滞麻醉、球后阻滞麻醉和球周麻醉。

（1）表面麻醉。

（2）面神经阻滞麻醉。

（3）球后阻滞麻醉：此麻醉方法可使结膜、角膜、葡萄膜得到麻醉，同时可以降低眼肌张力，降低眼压。

（4）球周麻醉。

（二）基础麻醉

对儿童进行手术麻醉前，为使患儿神志不清并进入睡眠状态而采用的麻醉方法称为基础麻醉。由于基础麻醉的患者对疼痛刺激仍有反应，故此法必须配合使用常规的局部麻醉才能进行手术。

（蒋　莉）

第四节　白内障囊外摘除术

一、现代白内障囊外摘除术

1. 手术原理　传统的白内障囊外摘除术由于缺乏显微手术基础，只是在普通放大镜下把晶状体中央部分前囊切开，然后娩出混浊的晶状体核，并冲洗皮质，留下晶状体后囊．最后通过缝线关闭切口。现代白内障囊外摘除术具有如下三大特点：①在手术显微镜下，用显微手术器械，显微缝针、缝线进行手术。②为保证晶状体囊袋的完整性，重视对晶状体前囊口撕开的方法，包括术中使用黏弹剂。③用抽吸灌注方法能在正常前房深度的状态下进行操作，既能减少术中组织损伤，又能比较彻底地清除晶状体皮质。现代白内障囊外摘除术的优点是为后房型人工晶状体的植入提供良好的手术基础。此外，由于保留了完整的晶状体后囊，与囊内摘除术比较显示出不少优越性，例如降低术中玻璃体丧失的发生率，可以减少术后发生视网膜裂孔、视网膜脱离等并发症。对视网膜脱离复位手术后的患者，选用现代白内障囊外摘除术，可明显降低视网膜脱离的复发率。晶状体后囊的屏障作用可使眼球后段组织免受房水中可能存在的毒性成分损害，降低黄斑囊样水肿的发生率。对角膜营养不良病例，这一屏障可以防止玻璃体疝与角膜内皮接触所引起的角膜损害。因此，现代白内障囊外摘除术的适应证广、并发症少，已为人们广泛采用。但也存在由于大切口引起的散光，以及在浅前房下操作易致角膜与虹膜的损伤等缺点。在已有可折叠人工晶状体手术的时代，在大部分的白内障患者中，现代白内障囊外摘除术也已显得落后。

2. 手术适应证　一般来说，除同时并发晶状体脱位外，几乎所有类型的白内障均可做现代囊外白内障摘除术。特别适应于：

（1）成熟或接近成熟的老年性白内障。

（2）白内障摘除联合后房型人工晶状体植入，尤其是准备植入硬性人工晶状体者。

（3）因角膜内皮细胞减少不适宜做超声乳化手术的硬核性白内障，尤其是另一眼已无法复明者。

（4）伴有高度近视的硬核性白内障。

（5）有广泛虹膜后粘连的并发性白内障。

（6）术前预计存在晶状体后囊破裂或术中发现后囊破裂的术眼。

（7）第一眼作白内障囊内摘除术时，发生术中玻璃体脱出或术后发生瞳孔阻滞者。

（8）第一眼白内障囊内摘除术后发生视网膜脱离或手术眼过去患视网膜脱离。

3. 手术禁忌证

（1）晶状体脱位。

（2）其他全身或局部疾病不适宜作白内障摘除手术者。

4. 手术方法

1）开睑：开睑的目的是充分暴露手术野、避免影响手术操作。开睑的方法有开睑器开睑和缝线开睑两种。做缝线开睑时，缝线不可太靠近睑缘，还必须经过睑板组织，否则会引起睑外翻或睑板上缘压迫眼球（图4-1）。睑裂小的患者，可做外眦切开。

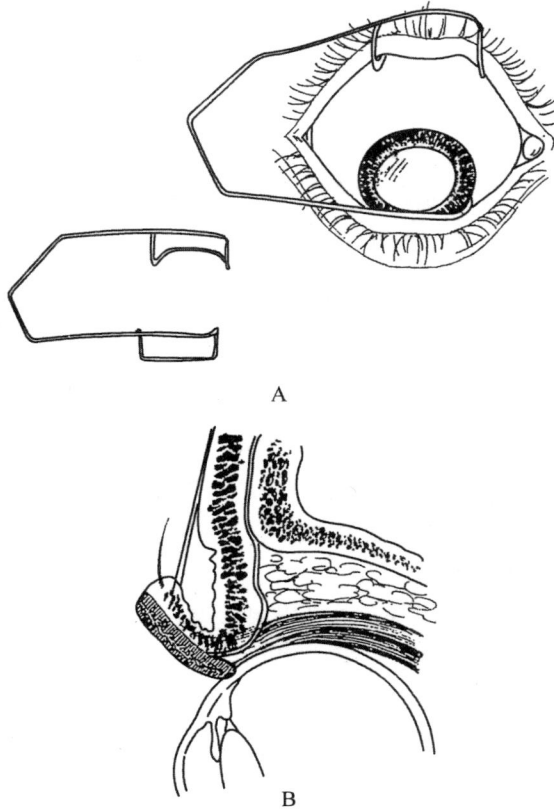

A

B

图4-1 开睑法

A. 简易开睑器；B. 睑牵引缝线开睑时睑板对眼球的压迫

2）上直肌牵引缝线：用闭合的有齿镊在12：00方位顺结膜面向上距角膜缘8mm处夹住上直肌的肌止缘，使眼球向下转，然后在肌止后的肌腹底穿过1-0缝线，过针时缝线的针尖切勿刺向巩膜，以免穿破巩膜。然后拉紧缝线，用血管钳固定在手术巾上，此时，眼球固定在下转位（图4-2）。

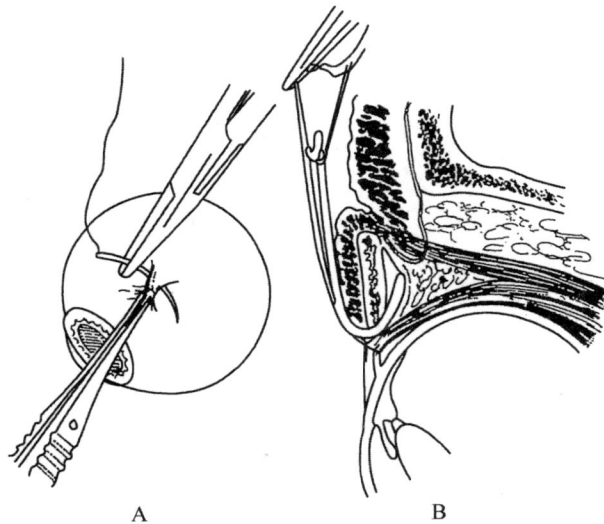

A B

图4-2 上直肌牵引缝线

3）结膜瓣：沿角膜缘做 以穹隆部为基底的结膜瓣以便能充分暴露手术野，与以角膜缘为基底的结膜瓣相比较，其优点是不影响手术中观察前房，操作简单，不损伤过多结膜组织。缺点是术后当结膜瓣退缩时，可能会暴露角膜缘切口。方法是以12：00方位为中心，沿角膜缘剪开球结膜约120°范围，然后向穹隆部方向的结膜下做钝性分离，暴露上方的巩膜3～5mm宽，并以电凝器进行表面电凝止血。

4）角膜缘板层切口：一般在12：00方位做切口，其位置可在透明角膜、角膜缘前界、角膜缘后界及巩膜四个部位（图4－3）。

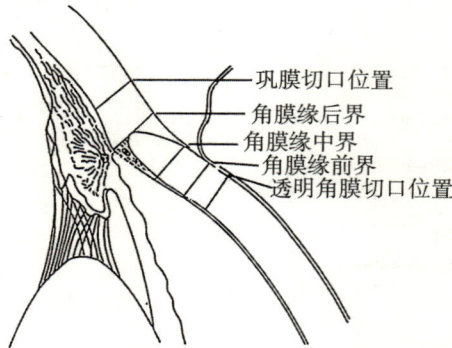

图4－3 角膜缘板层切口位置

（1）透明角膜切口：切口在离角膜缘前界约1mm的透明角膜上，此处切开不引起出血，术后不易发生虹膜前粘连，但术中较易损伤角膜内皮及后弹力层，术后伤口愈合较迟，术后角膜散光较大，已少用。一般仅用于有出血倾向等特殊病例。

（2）角膜缘切口：切口靠近角膜缘前界，此处出血较少。

（3）角巩膜切口：切口位于角膜缘后界，此处血管较多，但伤口愈合较快，对角膜屈光影响较少，是最常采用的切口部位。其内切口则以在小梁网之前部（无功能小梁）或Schwable线附近为宜。

（4）巩膜切口：切口在离角膜缘后界1.0～1.5mm的巩膜上，稍为向前潜行后进入前房，内切口位置在小梁后部，切口完全避开角膜组织，此法仅用于角膜内皮变性病例，但术中较易出血。

切口类型根据切口自表面到前房的径路不同，可分为（图4－4）：①垂直切口：与眼球壁呈垂直方向进入前房，已少用。②倾斜切口：向角膜方向倾斜进入前房，已少用。③垂直－倾斜切口：先垂直后再改为倾斜方向进入前房。④三平面切口：第一平面为角膜缘部的垂直板层切口；第二平面为平行角膜板层向前剥离1～2mm的切口；第三平面为在水平切口前端垂直切开进入前房，这种切口亦称梯形切口。

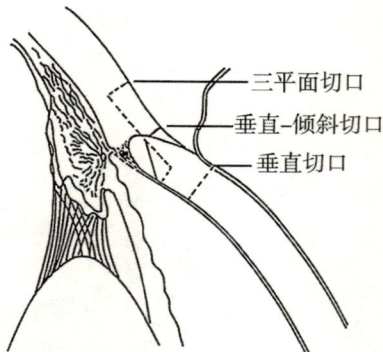

图4－4 角膜缘切口类型

角膜缘板层切口的深度取决于所选择的切口类型，如做垂直切口，板层切开深度应达全厚度的90%；如做垂直－倾斜切口，板层切开深度应为1/2厚度；而做三平面切口则第一个垂直切口深度约为1/2厚度。切口的形状为平行角膜缘的弧形。切口的长度可根据术前对晶状体核大小的估计加以确定，一般为120°弧度。

5）撕囊：前囊切除是白内障囊外摘除术中最有决定性的步骤之一，切除前囊的大小和形状是根据保持晶状体悬韧带附着处囊膜的完整性而设计的，故撕囊大小的直径一般为 5.5~6.0mm，太大易伤及悬韧带且术后易发生后发性白内障，太小则易发生术中晶状体核娩出困难及放射状前囊撕裂。临床上常用的前囊膜切除有四种方式（图 4-5）。

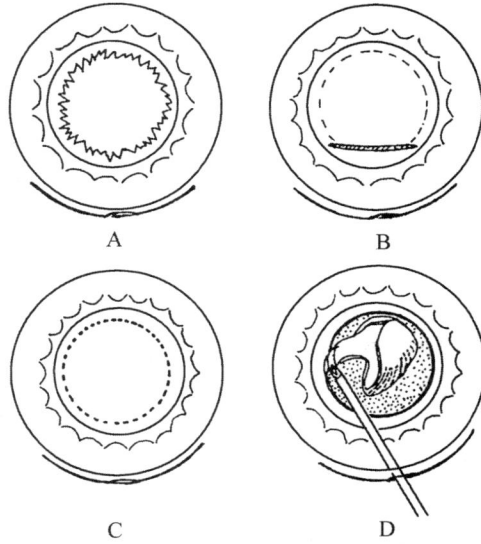

图 4-5　前囊切除方法
A. 开罐式；B. 信封式；C. 邮票式；D. 连续环形撕囊法

（1）开罐式撕囊术：先做环形排列的多个小的撕裂口，然后让撕裂口相互连接，形成一个大的中央开口，将部分前囊切除。

（2）线状（信封式）前囊切开术：先在上方中周部的前囊处，做水平裂隙状切开，取出晶状体核及皮质后再撕去中央光学区的晶状体前囊膜，已少用。

（3）前囊点刺（邮票式）撕囊术：采用破囊针尖以环形走向方式做多个前囊刺破小口，它是开罐法的改进型，前囊穿破口比开罐法多。

（4）连续环形撕囊术：采用撕囊镊或尖端弯曲的破囊针头将前囊膜撕开成一个无锯齿状缘的光滑的圆形撕开口。此法能形成完整的晶状体囊袋，是因为前囊切开的边缘光滑，在晶状体核娩出时不易引起前囊膜放射性撕裂，并有利于清除晶状体皮质及在囊袋内植入人工晶状体。

开罐式前囊撕开方法：最常用及简易的截囊器械是用 4~5 号注射针头的前段及针尖弯曲成的截囊针（图 4-6）。先在板层切开的角膜缘切口内用刀片或针头穿刺造成恰好容许截囊针头能进入前房的小切口，以便在注水截囊时房水不易溢出，有利于形成前房，维持接近正常的眼压，并使晶状体囊膜保持一定的张力，保证撕囊的顺利进行。同时，在保持正常前房深度的情况下截囊，可避免损伤角膜内皮。此外，术中还可以通过注入空气或黏弹性物质形成前房，维持前囊膜的张力防止囊膜发生移位、皱褶、松弛，给继续截囊带来一定困难。若液化皮质大量进入前房，可先将其冲洗干净后再注入黏弹性物质继续截囊。尽管如此，随着前囊膜切口扩大，囊膜仍然越来越松弛。此时可以将截囊分解为多个小的操作步骤，以便解决囊膜张力减低的困难。方法是先刺破 20~40 个独立的穿破口，构成直径为 5.5mm 的切开环，保留各穿破口之间的囊膜组织，使晶状体前囊膜仍保持一定张力，随后再通过撕开法把这些单个的穿破口连接在一起，将中央囊膜的撕开口撕开。截囊针尖必须锋利，这样可避免囊膜切口的延伸导致撕裂。开罐式截囊是刺破前囊膜而不是拉开前囊膜，故操作动作幅度要小。截囊可从 6：00 方位开始，经 3：00 方位到 12：00 方位形成半周点状穿破口，然后再从 6：00 方位经 9：00 方位到 12：00 方位切开另一半周。截囊针尖不宜刺入太深，以免因过度牵动晶状体核引起晶状体脱位。如撕开口见晶状体前囊膜片残留，不宜强行用镊子拉出，以防引起向晶状体赤道部延长的前囊膜撕开，导致悬韧带断裂或后囊膜撕裂。因此，残留的前囊膜片只能在注入适量黏弹剂后，用囊膜剪剪除。留下的晶状体前囊撕开口的边缘要尽可能整齐，以利于冲洗或吸除晶状体皮质。

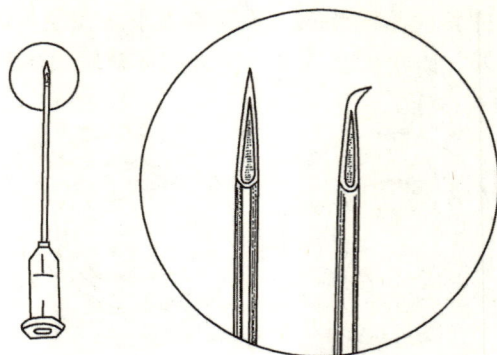

图 4-6 截囊针的制作

连续环形撕囊方法：连续环形撕囊可用截囊针或撕囊镊完成。后者也可先用截囊针在前囊中心或旁中心穿刺后，再用撕囊镊伸入前房将前囊做连续环形撕开并拉出。撕囊可在前房内的灌注液、空气或黏弹性物质中进行。在灌注液中做撕囊操作的缺点是被撕开的前囊膜易于漂动，需要多次重复操作来控制撕囊的方向；在空气中操作可看清撕囊的边缘及翻转的膜瓣，且气泡可使翻转过来的囊膜紧贴在晶状体的表面，更易于控制撕囊的操作；最好的方法是使用黏弹性物质，它能更好地维持前房深度，同时可保护角膜内皮，特别有利于用囊膜镊做连续环形撕囊。操作时首先要选择撕囊的起点，可于前囊中心穿刺，也可在旁中心穿刺，原则是穿刺的部位应在预定撕去前囊的范围内，否则会增加对悬韧带的牵拉，易出现放射状撕裂或造成过大的前囊撕开口。其次，要控制好撕囊的方向，撕囊的器械应注意抓住撕开部分的近端，以便控制撕囊的方向。如果器械抓住撕开部分的远端，撕开速度可能较快，难于控制其方向。此外，在撕囊时应有意控制撕囊的方向趋向瞳孔区的中心，否则撕开口会向周边延伸。撕囊终端的直径应稍微大于起点的直径，以保证撕囊口的圆滑连接。当连接部位出现 V 形撕裂口时，可能会向晶状体赤道延伸，应及时处理。环形撕囊的理想直径应与晶状体悬韧带在前囊膜上的附着点一致。因晶状体悬韧带纤维附着在前囊的位置，仅中央部留下一个直径约 6mm 的无悬韧带区，在撕晶状体前囊时最好限制在这个区内。若在悬韧带附着的范围撕囊，则撕囊的方向不易控制，且易发生放射状撕裂及损伤晶状体悬韧带（图 4-7）。小瞳孔常给连续撕囊术造成困难，此时更应细心地控制形成撕囊口的方向。一旦出现放射状撕裂或撕开部分向前囊周边部延伸时，应改变撕囊的操作方向，让其朝向中央区的方向撕开前囊。术中使用黏弹性物质将更有利于维持前房深度和晶状体前囊的张力，帮助将小的放射状撕裂改变成连续弯度向内的弧形撕开（图 4-8）。

6）延长切口：完成晶状体前囊口撕开后，按原设计的切口类型用角膜剪扩大切口。将角膜剪的钝头刀页插入前房时，应注意剪刀页的方向，避免误插入人角膜基质与后弹力层之间。然后根据晶状体核的大小，确定切口长度，并使内、外切口的大小一致，切口通常为 120°弧长。

7）娩出晶状体核：娩出晶状体核前，可将灌注液注入晶状体前囊膜下，将晶状体后囊与后皮质分离，利用水压的作用使晶状体核与皮质向上浮动。为减少娩核时损伤角膜内皮，可于娩核前注入 Healon 等黏弹性物质，保护角膜内皮。通常采用双手娩核技术，右手用持针器（或类似器械）压迫 6∶00 方位的角膜缘内侧，使已经游离的晶状体核上方赤道部朝切口方向翘起，注意持针器不可沿角膜中央滑动，以免角膜内皮与晶状体核接触导致角膜内皮损伤。在右手操作的同时，左手持有齿镊子轻压切口后唇，使切口呈鱼嘴样张开。晶状体核在双手协同作用下，缓缓移向切口，当晶状体核上方赤道部已娩出切口，即停止对眼球的压迫，以镊子或冲洗针头将晶状体核自一侧向另一侧拨动，将核旋出切口外。娩核的操作要注意掌握压迫点的位置及压迫力度，以免导致后囊破裂。

8）切口缝合：选用 9-0、10-0 或 11-0 尼龙缝线为宜。缝合方式可采用间断缝合、连续缝合或 8 字缝合（图 4-9）。进针深度应达 3/4 角膜或巩膜厚度，切口两侧深度要一致。进针与出针的位置均须离切口 1.0mm 距离。每条缝线均呈放射状排列。结扎缝线要注意线的松紧度适中，术中可借助 Placido 盘观察角膜曲率的变化，并通过调整缝线的张力，防止术后出现较大的散光。缝线的数目以令切口达水密状态为宜。120°~160°的切口缝合 7 针是安全的。最后将线结埋藏。一般在清除晶状体皮质前，先间断缝合切口 3 针，以便在抽吸皮质时能维持前房的深度，而缝线间又有足够的空隙伸入抽吸针头进行抽吸。

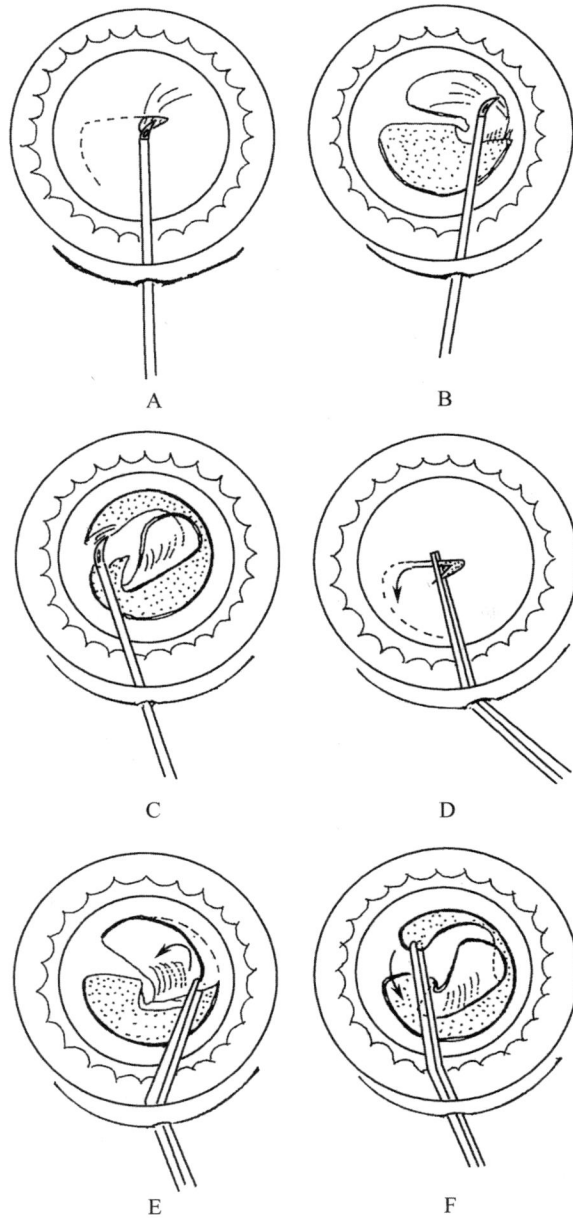

图 4-7 连续环形撕囊术

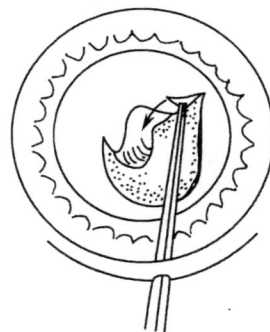

图 4-8 出现放射状前囊撕裂时，改变撕囊方向的方法

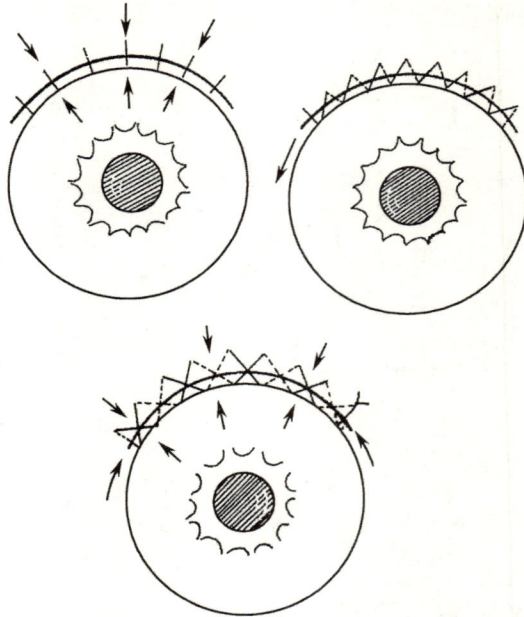

图4-9 角膜缘切口缝合法

9）清除晶状体皮质：目前，临床上使用最为普遍的灌注液是平衡盐液（balanced salt solution，BSS），其次是林格液（Ringer's solution）。国外尚有增效平衡盐液（BSS Plus），即在原平衡液内加入碳酸氢钠、葡萄糖、谷胱甘肽等成分，使具有更强的缓冲能力及更多的能量储备。清除晶状体皮质可分为手法操作和应用超声乳化仪的器械操作。前者是通过输液瓶的高度（一般在距术眼60cm的高度）控制灌注压力，另用一注射器来掌握吸除晶状体皮质的速度，以维持前房的压力平衡。在抽吸晶状体皮质时全靠术者的手动控制完成操作。具有代表性的手动灌注抽吸系统是Mcintyre的同轴灌注抽吸系统，这一系统使用同轴式注吸针管，即外套管为灌注通道，内管为吸除通道，抽吸口的直径为0.2~0.3mm。应用超声乳化仪的器械操作则是借助泵系统和吸引器同步运行，自动控制灌注和吸出的速度，并由微机自动调压，其灌注抽吸系统的管道与手柄亦为同轴式。

操作方法及要点：灌注抽吸针头在两针缝线之间进入前房，注意抽吸针头的开口始终避免朝向后方，以防在抽吸时误伤晶状体后囊（图4-10）。要保持灌注压与抽吸力平衡，以维持正常前房深度，减少角膜内皮损伤和晶状体后囊破裂的发生。术中应保持瞳孔散大，尽量减少在虹膜后方盲目操作。抽吸晶状体皮质时，应先吸住前皮质，然后向中央牵引，再将赤道部皮质与后皮质拉出并一起吸除。抽吸皮质的顺序可选择先抽吸6：00方位的皮质，然后按先左侧后右侧吸除两侧皮质及12：00方位的皮质，最后还可以清除残留的细小皮质或进行后囊抛光。在晶状体皮质抽吸干净后，再增加手术切口缝线，直至切口闭合达到水密状态。

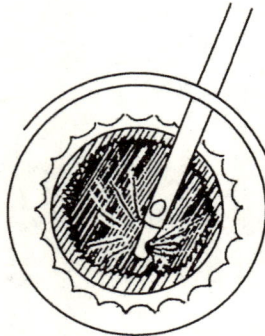

图4-10 抽吸针头吸住后囊膜时形成的皱褶或放射状条纹

10）结膜瓣的处理：将结膜瓣向下拉，遮盖角膜缘切口，结膜切口两端以透热黏合或用缝线固定，使结膜瓣尽量平整复位。

4. 术后处理 术后的处理及护理是整个白内障治疗过程中的重要组成部分。随着显微手术的开展和手术方式的不断改进，已大大减少了白内障摘除术的术后并发症，缩短了术后卧床及住院时间，甚至手术可在门诊施行。

术后必须叮嘱患者注意休息，至少平静休息 2h，并防止术眼受到碰撞，不必强调绝对卧床。此外宜避免进食坚硬、多骨头及带刺激性的食物，注意保持大便通畅。对术后出现疼痛、呕吐、咳嗽等症状应及时给予对症处理。术后一般不必常规使用抗生素。但对独眼、有易感染体质或局部因素等特殊情况存在时，术后可给予抗生素预防感染。术后第一天如无特殊并发症，可开放滴眼（用抗生素及类固醇混合的滴眼液，每天滴 6 次），晚上睡眠时术眼应涂抗生素及类固醇混合的眼膏，并用眼罩保护术眼，以防止术眼不慎被碰伤。

术后应常规检查术眼的裸眼远视力、裸眼近视力及矫正视力，并用裂隙灯检查切口的愈合情况。注意角膜有无水肿、前房深度、房水闪辉情况、有无前房出血、虹膜纹理是否清晰、瞳孔位置及大小、有无残留皮质、后囊膜是否完整、有无皱褶及混浊。用检眼镜检查玻璃体及眼底情况，并注意观察眼压变化，一旦发现术后并发症应及时处理。

5. 手术并发症及处理

1）术中并发症的预防和处理。

（1）球后出血：常因球后麻醉时进针过深、过速、过于偏向鼻侧所致，使用细而锐利的针头更易发生。注射时如发现眼球突然上浮，眼睑逐渐紧张，即是球后出血的现象。应即退针用纱布加压眼球，并延期手术。否则，术中极易发生玻璃体脱出等其他并发症。通常球后出血可在一周内吸收，出血吸收后再安排手术。

（2）切口意外：用刀片切开时，容易发生切口不整齐，宜使用一次性刀。做切口应注意平行角膜缘切开，注意控制入刀的深度，切开时不要伤及眼内组织。用角膜刀（三角刀）切开时入刀的倾斜角度不适当，会造成角膜内板层切开或刺伤虹膜与晶状体，故做切口时应随时注意眼球倾斜的位置，按预定选择的切口类型调整刀片与角膜缘平面的角度，刀尖进入前房后，注意刀尖所在位置，避免使其触及角膜背或虹膜。

（3）虹膜损伤或虹膜根部断离：切开前房后，虹膜有时随房水脱出切口外，特别是在麻醉不充分及眼压控制不理想时，虹膜更易脱出。在用角膜剪做角膜缘切口全层切开前，如有虹膜嵌在切口，应先予整复。角膜剪伸入前房时，应注意刀页的方向，当确认刀页位于虹膜表面的上方时，方行剪开。如虹膜被大范围损伤，则上方虹膜会下坠使瞳孔变形及狭窄。如破口在虹膜中央区，需酌情缝合；如在虹膜根部离断范围较大时，可在缝合切口时，将断离之虹膜边缘一并缝合。

（4）前房积血：这可能是由于切口出血进入前房，眼内操作误伤虹膜动脉环，虹膜周边切除部位过于靠近虹膜根部以及全身疾患引起的出凝血时间异常等所致。进入前房的血液凝固后，会因影响手术野而妨碍手术进行。术中应注意需在切口彻底止血后才进行下一步操作，角膜缘或巩膜的出血点可用电透热或烧灼法止血。进入前房的血，应尽快冲洗干净；因虹膜根部离断所致的出血可通过前房内注入 Healon 进行止血；如血液已凝固，则可用抽吸灌注针头将血块吸住后拉出。

（5）角膜后弹力层撕脱：由于切口进入前房的位置过分靠前、手术器械反复进入前房及进入的角度不正确，其尖端或边缘接触角膜背，导致角膜后弹力层撕脱。较大的角膜后弹力层撕脱可于前房内注入消毒气泡或 Healon 等黏弹性物质复位。注意有时不易区分撕脱的角膜后弹力层与晶状体前囊膜，此时应根据该膜与周围组织的解剖关系做出正确判断。

（6）晶状体后囊膜破裂：晶状体后囊膜破裂可发生在手术过程中手术器械在眼内操作的某一环节，最容易发生在冲洗或抽吸残留晶状体皮质时。其发生的原因主要是抽吸过程中，误吸晶状体后囊膜导致晶状体后囊破裂，甚至可误伤玻璃体的前界膜。因此，在抽吸晶状体后囊附近的皮质时，应调整手术显微镜焦点，看清晶状体后囊膜。也可调整手术显微镜光线的入射角，以便在术野中获得良好的眼底红光反射，及时地发现吸住后囊时出现的放射状皱纹。当发现吸住晶状体后囊膜时，应立即停止抽吸，并应用回吐功能将被吸住的晶状体后囊膜冲离抽吸孔，恢复到它原来的位置。如仅是很小的晶状体后囊膜破裂，玻璃体前界膜完整及没有玻璃体进入前房时，手术可按原计划进行。如晶状体后囊膜破裂伴玻璃体脱出，则应行眼前段玻璃体切割术，将前房内玻璃体切除干净，直至瞳孔恢复圆形并位于中央为止。

（7）玻璃体脱出：术中玻璃体脱出不仅给手术本身增加了困难，而且由此可引发一系列近、远期并发症，产生严重的后果。有些并发症与前房内玻璃体是否被彻底清除有关；有些则与玻璃体本身丧失以及过多的手术附加操作有关。

玻璃体脱出的原因及预防：

A. 麻醉效果不好，特别是眼轮匝肌及球后麻醉不完全，当患者感到疼痛时，可瞬目挤压眼球，使眼压突然升高。因此，切开眼球前，如发现麻醉效果不好，应追加麻醉，并在检查麻醉已达到麻醉效果后才进行手术。

B. 眼压控制不佳，局部麻醉后，机械性压迫眼球对于软化眼球十分有效。切开眼球前如发现眼压未达手术要求，可适当延长压迫时间。但要注意压迫眼球的压力不可超过 4.0kPa（30mmHg），且应间歇加压，约每半分钟放松一次，注意避免引起眼心反射。

C. 开睑方法不当及上直肌缝线牵拉过紧，均会对眼球产生压迫，为避免这种并发症通常可采用不锈钢丝弯成开睑器或缝线开睑，正确掌握做上直肌牵引缝线的操作方法。

D. 手术切口太小，娩核时增加对眼内容的挤压力量，以致增加玻璃体脱出机会。故术中一旦发现角膜出现水平张力线，则说明切口太小，应将切口及时扩大。

E. 手术操作不当，在灌注抽吸晶状体皮质时，前房内压力不平衡或灌注抽吸针头吸住后囊膜，引起后囊膜破裂，当抽吸皮质过程中发现吸除阻力突然加大，前房加深，后囊膜平面出现异常反光，透明区突然扩大或皮质自发移位等体征时，可作为判断后囊膜破裂和玻璃体脱出的指征。用压迫法娩核时，如双手配合不当，压迫力量过大，亦易引起玻璃体脱出。此外，在晶状体核娩出困难的病例，以晶状体囊圈进到晶状体后囊下欲托出晶状体核时，若操作不当，易损伤后囊膜及玻璃体前膜并引起玻璃体脱出。玻璃体脱出如发生在晶状体核娩出之前，多因截囊操作不当，使晶状体悬韧带断裂所造成。当发生玻璃体脱出时，应暂时关闭切口，放松开睑器及上直肌缝线，使眼睑轻轻闭合。数分钟后，如玻璃体仍有继续脱出趋势，也可通过静脉点滴甘露醇，待眼压降到安全范围后再继续手术。手术继续进行时，可先用黏弹剂将晶状体核托起，再用晶状体囊圈小心将晶状体核托娩出。晶状体核娩出后仍继续发生玻璃体脱出时，应找出一切可能使眼压增高的原因，设法予以去除，并关闭切口，将切口处的玻璃体充分剪除。如有条件，应做前段玻璃体切割术，将前房内残存的玻璃体全部清除，包括瞳孔区及其下方的前部玻璃体一并切除，直至瞳孔恢复圆形、位置居中为止。在切除玻璃体过程中，应使切割头的开口始终向上，切断与手术切口粘连的玻璃体条索。切除玻璃体后可用冲洗针头横向地从切口端向瞳孔缘回拨，进一步检查前房内的虹膜表面是否存留玻璃体，最后再在手术显微镜高倍镜下检查前房内玻璃体是否已清除干净。如玻璃体脱出后处理不当，可引起一系列的并发症，包括角膜缘切口愈合不良、慢性葡萄膜炎、玻璃体炎、玻璃体混浊或条索形成、瞳孔阻滞性青光眼或因房角粘连所致的继发性青光眼、玻璃体与角膜粘连引起的角膜内皮失代偿、大泡性角膜病变、角膜混浊、玻璃体牵拉导致瞳孔变形、瞳孔上移、黄斑囊样水肿、黄斑皱褶（macular pucker），甚至视盘水肿及视网膜脱离等。此外，术中发生的脉络膜下暴发出血，亦可能与玻璃体脱出有关。

（8）脉络膜下暴发出血：脉络膜下暴发出血又称驱逐性出血，是指术中不明原因的脉络膜下大量出血。它亦可发生在手术后，是白内障手术严重并发症之一。术中一旦发生脉络膜下暴发出血，可出现切口裂开，晶状体虹膜隔向前隆起，眼压偏高，晶状体自切口处脱出。严重者玻璃体、视网膜及葡萄膜组织等相继脱出，最后涌出鲜红的血液，患者顿时感觉剧烈眼痛。脉络膜下暴发出血确切的发病机制尚不清楚，多数学者认为是睫状后短动脉在进入脉络膜上间隙处有血管坏死或发生病理性改变。这种改变很可能与下列因素有关：全身或局部动脉硬化、动脉硬化性高血压、糖尿病、动脉周围炎、出血性素质、血管脆性增高、真性红细胞增多症、先天性脉络膜脆弱、高度近视眼、青光眼高眼压、术中眼压骤然下降、术中玻璃体脱出等。术后发生脉络膜下暴发出血则与碰撞震动、恶心呕吐、剧烈咳嗽、便秘等因素有关。因脉络膜下暴发出血在对侧眼可能有再发生的倾向，说明易感因素常存在于同一个体的双眼，因此，如第一眼手术发生脉络膜下暴发出血，则第二眼手术前、术中及术后必须做好周密的防范措施。

术中一旦发生脉络膜下暴发出血，一般预后不佳。重要的是术者能够及时识别，并毫不犹疑地采取有效措施。手术处理的原则是即行后巩膜切开，放出脉络膜上腔血液，同时牢固缝合关闭切口，于眼前段注入 Healon 或加压注入平衡盐溶液，有助于使视网膜复位，并促使脉络膜上腔的血液流出，出血一旦停止，可重新开放手术切口，彻底清除前房内成形的玻璃体及血液。

2）术后并发症及处理。

（1）感染：细菌感染多发生在术后 2~3d，后果严重。术后突然发生的术眼疼痛是感染的信号，接着可见结膜充血水肿，角膜水肿，切口出现灰黄色浸润，房水混浊甚至积脓。当病情进一步发展，角膜水肿加重，其周边部出现黄色浸润环，前房积脓、玻璃体混浊加重，视力丧失。条件致病菌的感染，其潜伏期可以 4~6d，且症状较轻。如为真菌感染潜伏期更长。发生感染的原因较为复杂，如术眼带菌、术前、术中或术后使用污染的眼药水、灌注液、散瞳或缩瞳剂，灌注抽吸管道及器械消毒不符合要求，气候炎热，手术室空气不符合要求，手术时间过长及有术中并发症，患者有全身性疾患抵抗力低下等均有关系。因此，在预防方面应严格掌握全身及局部手术适应证。术前结膜囊细菌培养不一定作为常规要求，但应强调术前滴用抗生素滴眼液及眼局部皮肤的严格消毒。手术室环境及术中使用的一切药物和器械都必须经过严格消毒。术后要密切观察，一旦发现感染迹象应即取材（结膜囊、房水或玻璃体）做细菌培养及药物敏感度试验，全身及眼局部使用大剂量广谱抗生素，待细菌培养及药物敏感试验有结果后，再考虑是否更换药物。玻璃体严重受累者应及时做玻璃体切割术及眼内注射规定剂量的抗生素。

2）角膜线状混浊及角膜水肿：手术时过度压迫或牵拉角膜，切口缝线对合不良或缝合过紧，术中器械反复进入前房，均会损伤角膜。灌注抽吸晶状体皮质时间过长，加上患者年迈或原有角膜病变，角膜内皮细胞数少于 2 000 个/mm^2 形态不正常者，术后均有可能发生角膜水肿。一般角膜线状混浊多在 1 周内自行消失。如为持续性角膜水肿，除上述原因外，可能是术中角膜后弹力层撕脱，前房有玻璃体、虹膜或晶状体囊膜与手术切口发生粘连，或有上皮植入、继发青光眼、葡萄膜炎等。术中使用的药物，如乙酰胆碱、氯化钠溶液、肾上腺素、毛果芸香碱等，若使用的浓度不符合眼内注射的浓度要求，也可能发生角膜的化学损伤。如角膜内皮损伤不能代偿，则会引起进行性角膜水肿、大泡性角膜病变、角膜混浊。因此，有条件时，术前应作角膜内皮细胞检查以评估其代偿能力。术中避免任何对角膜内皮的机械性或化学性损伤，使用 Healon 等黏弹性物质保护角膜内皮。术后用抗生素与皮质类固醇滴眼液滴眼，眼部局部可用高渗性眼药水及营养角膜的药物，如 5% 氯化钠滴眼液、谷胱甘肽滴眼液、素高捷疗眼凝胶（solcoseryl eyegel）等。必须充分认识并及时处理上述可导致角膜内皮失代偿的其他并发症，如已发生大泡性角膜病变，可试戴亲水软性角膜接触镜，以缓解疼痛，经上述处理无效者，应考虑行角膜内皮细胞移植或穿透性角膜移植术。

（3）前房积血：绝大多数前房积血均来自切口，特别是来自较后的垂直切口，其发生多在术后 2~5d，少量积血可在数天内完全吸收，不必特殊处理。占前房 1/2 以上的较大量积血，因自行吸收时间较长，为预防眼压升高和血染角膜可做前房冲洗。如合并切口裂开，应及时修补，并清除积血。

（4）伤口裂开与虹膜脱出：通常由于眼球受到碰撞、挤压或眼压增高导致伤口裂开与虹膜脱出，多在术后数天内出现。如切口缝合不够紧密时也易发生，应及时进行手术切口修补，并将脱出的虹膜复位，瞳孔恢复圆形，位置居中。

（5）术后浅前房：正常处于水密状态的切口，术后 1~2h 前房即可基本恢复。前房长期过浅或不恢复，可致周边虹膜前粘连，甚至出现继发性青光眼。如术后 2~3d 前房深度仍不能恢复正常或又重新消失，应注意以下情况。

A. 切口渗漏：切口渗漏可能是由于虹膜或玻璃体条索嵌顿于切口或切口对合不良所致。术中对切口不正确的缝合亦可导致切口愈合不良。如怀疑切口渗漏，可通过 Seidel 试验证实。即将荧光素液滴入可疑渗漏区，如有渗漏，荧光素将因被渗出的房水稀释由深黄色转变为淡绿色，同时在裂隙灯下检查，可看到漏水处有淡绿色液体往外流出。如无明显切口裂开，可给予散瞳，加压绷带包扎。如发现切口裂开，应立即修补。

B. 睫状体脉络膜脱离：正常情况下，影响液体自脉络膜血管渗出的主要因素有血管内压、眼压和血浆渗透压，前者有促进渗出作用，后两者则有对抗渗出作用，三者处于动态平衡以维持脉络膜的正常解剖位置和生理功能。当血管内压升高或眼压下降时，都可因渗出增加而导致睫状体和脉络膜脱离，其中以后者更具临床意义。检眼镜下可见脉络膜脱离呈半球形隆起，表面光滑，呈深褐色，可为单个隆起，亦可同时出现多个隆起病灶，下方和颞侧为多发部位，其后界少有超过眼球的赤道部者。脉络膜脱离的范围可累及 2～3 个象限，隆起可呈分叶状，其隆起的最高点可达视轴区。眼压降低是主要临床表现之一，持续性的低眼压又加重脉络膜脱离的程度，形成恶性循环。前房变浅或消失，特别是与术后切口渗漏有关的脉络膜脱离，前房深度的异常更为明显。在前房消失的病例，因瞳孔不易散大，眼底检查很难发现脉络膜脱离区，特别是位于周边部小范围的脱离。此时，可借助超声波检查协助诊断。

预防睫状体脉络膜脱离的措施应涉及白内障手术中的每一个环节，其中最重要的是手术切口及其闭合是否为水密状态；术前要软化眼球，避免切开眼球时眼压骤然下降；正确的切口复位及水密状态的缝合；术中避免损伤睫状体等。治疗可用睫状肌麻痹剂松弛睫状肌，以减轻葡萄膜组织的张力。如有切口渗漏，做单眼加压包扎，以阻断房水的异常通道。使用高渗剂，有利于脉络膜上腔渗出液的吸收，促使前房形成。经保守治疗一周后脉络膜脱离仍不改善，应考虑手术做脉络膜上腔引流。手术方法：通过检眼镜或超声波检查定位，切开预定部位的结膜，暴露巩膜，选择脉络膜脱离最高点相应位置（通常在赤道部稍前），做纵行全层巩膜小切口，直达脉络膜上腔，排出脉络膜下液。另外向前房内注入消毒气泡，恢复前房深度及眼压。

6）葡萄膜炎：术后 1 周内出现的葡萄膜炎，多属手术反应。如炎症反应明显，可能与晶状体皮质残留、术中玻璃体脱出、原有葡萄膜炎复发等因素有关。一般可局部或全身应用皮质类固醇、散瞳剂等治疗。若晶状体物质残留太多，应再予抽吸冲洗。在较晚期（术后数星期）出现的伴有前房积脓、瞳孔闭锁的葡萄膜炎，应注意真菌感染。如术后炎症及刺激症状长期不能控制，且有加剧趋势，应注意排除是否存在上皮植入前房。

7）上皮植入前房：上皮植入前房分为虹膜珍珠肿、虹膜囊肿及上皮植入前房三种。以虹膜囊肿多见，上皮植入前房则最为严重。虹膜囊肿呈半透明或灰色囊肿，与穿入前房部位相连。这是由于手术时结膜、角膜等处上皮细胞植入或内生而形成的上皮囊肿，患眼常伴有切口愈合不良、前房形成迟缓、虹膜和晶状体囊膜及玻璃体等嵌入切口。上皮细胞植入眼内致囊肿形成的时间长短不一，短者数周，长者可达几十年。一般囊肿逐渐增大，罕有静止性及自然消退者。如引起眼球有刺激症状或继发性青光眼，给予手术、激光或冷冻治疗，常可取得较满意的效果。上皮植入前房必须有角膜或结膜的上皮进入的切口和进入前房的通道，例如不整齐的切口，或切口内有晶状体囊膜、葡萄膜组织、玻璃体嵌顿，使切口愈合不良，从而为上皮细胞进入前房提供通道。此外，房水性质的改变利于内生的上皮细胞生长，在前房穿通后，原来的房水流失，再生的房水蛋白含量剧增，几乎与血浆相等，称为血浆样房水，这是植入细胞生长的必要因素之一。还有，植入的上皮必须接触虹膜或血管组织才能增殖，因此白内障术后，若有虹膜紧贴或嵌顿于切口，可为上皮进入及内生提供有利条件。有上皮植入生长的患者在白内障手术后数周，常突然主诉流泪、畏光和眼痛，裂隙灯检查可见过度的后弹力层皱褶，同时可伴有虹膜睫状体炎。以上症状和体征在程度上常有很大的差异，尤其当患者用类固醇治疗后可使症状暂时改善，但不久在角膜后壁便可观察到上皮侵入的典型特征。其表现为在角膜内面可见形成薄纱样膜，渐次向下蔓延，其前缘形成一灰线。受累区的角膜发生水肿，感觉迟钝，可有深层新生血管长入，虹膜受侵犯时则纹理不清，瞳孔上移或出现周边虹膜前粘连，房水混浊，未见角膜后沉着物。当内生的上皮堵塞房角造成房水排出障碍时，常并发难以治疗的继发性青光眼。本症的治疗效果不好，预后较差，一经诊断，应切除病变区切口附近的深层巩膜；切除受累的虹膜；冷冻或切除受累的睫状体。为确保玻璃体不与角膜粘连还应进行前段玻璃体切除。

8）瞳孔上移及变形：由于虹膜或玻璃体嵌顿于切口所致。这种并发症可进行手术复位，无法复位的患者可用 Nd：YAG 激光或手术做 6：00 方位瞳孔缘括约肌切开。

9）继发性青光眼：前房延迟恢复所致的周边虹膜前粘连、瞳孔阻滞、术后炎症、上皮植入前房、植入性虹膜囊肿及纤维内生均可引起继发性青光眼；晶状体皮质残留可致瞳孔阻滞，阻塞前房角或炎症反应引起眼压升高；术后眼内出血，变性的红细胞"血影细胞"（ghost cell）可以阻塞小梁网而致眼压升高，故应根据不同的情况分别给予处理，如药物降压、散瞳及抗炎等；由晶状体残留物质阻塞房角及引起炎症者，应做前房冲洗术，术后应注意散瞳及抗炎；血影细胞性青光眼药物治疗无效时，即可做前房冲洗和玻璃体切割术。

10）黄斑囊样水肿：黄斑囊样水肿是黄斑部毛细血管通透性增强的直接结果，其真正原因尚不清楚，可能为多种因素作用所致。由于检查方法及标准不同，文献报告的发病率有较大差异，但白内障囊外摘除术后黄斑囊样水肿的发生率显然较白内障囊内摘除术低。黄斑囊样水肿大多数的视力预后好，但也有相当一部分患者经历慢性进行性视力衰退过程，视力严重受损。黄斑囊样水肿的患者，无特征性主诉，一般术后 3 个月左右视力逐渐下降或突然下降，或有中心性固定性自觉暗点。直接或间接检眼镜检查不易发现黄斑部病变，水肿十分明显者，可见黄斑处呈花瓣状或星芒状改变。三面镜检查，可见黄斑区视网膜增厚，呈暗灰黄色，中心凹周围有小囊肿、点状出血或微血管瘤。渗出较多的病例，黄斑区视网膜呈扁平脱离。慢性黄斑囊样水肿的患者，可见黄斑瘢痕形成，个别病例出现视网膜前膜。荧光眼底血管造影有助于本病的早期诊断。黄斑囊样水肿的荧光眼底血管造影的早期改变始于静脉充盈，表现为黄斑中心凹周围的静脉曲张。典型的病例表现为黄斑早期出现星芒状或花瓣状的荧光渗漏，晚期的荧光斑呈龟裂状。

预防黄斑囊样水肿发生，具有重要的临床意义。手术动作应轻柔、准确，避免刺激虹膜；术中如有玻璃体脱出，必须对前房内的玻璃体彻底清除，以解除对黄斑部的牵拉。术后的积极抗炎以及前列腺素抑制剂的使用，有一定的预防作用。

11）视网膜光损伤：手术显微镜过强的光线或照射到眼底黄斑的时间过长，都可能导致黄斑损伤。受光损伤后，患者有视力下降，暗适应时间延长，视野内有自觉中心固定暗点等症状，眼底检查见黄斑区轻度水肿，呈现灰白色有类似中心性浆液性视网膜病变或黄斑囊样水肿样改变。陈旧病例可有黄斑区瘢痕形成，为避免手术显微镜引起的黄斑光损伤，手术操作时，在清除晶状体皮质及做后囊膜抛光时，光强度不宜太高。当不做眼内操作时（如缝合切口），应用湿棉片遮盖角膜，或使用手术显微镜上的滤光镜减少进入眼内的光线。尽量缩短手术时间是减少光损伤的重要措施。

12）视网膜脱离：白内障囊外摘除术后视网膜脱离发生率明显较囊内摘除术低，但是对轴性近视、周边部葡萄膜炎、先天性白内障、马方综合征（Marfan's syndrome）、一眼白内障术后并发视网膜脱离或有视网膜脱离家族史者，术后有易发生视网膜脱离的倾向。术中出现并发症，特别是玻璃体脱出者，术后视网膜脱离发生率亦较高。一旦发现视网膜脱离，应按视网膜脱离手术原则处理。

13）后发性白内障：后发性白内障是白内障囊外摘除术后晚期主要的并发症。由于残留的晶状体上皮细胞增生，并移行至后囊，形成 Elschnig 体或纤维膜，使术后视力再度下降。患者年龄越小，发生率越高。手术创伤、晶状体组织碎片残留（如晶状体皮质或囊膜碎片），使术后炎症反应加重，均可加速后发性白内障发生。一旦形成后发性白内障影响视力时，可用 Nd：YAG 激光或手术做后囊膜切开。晶状体后囊膜切开的手术方法：在角膜缘做一可通过后囊膜切开刀（或针头）的小切口。用 Healon 黏弹剂维持前房深度，用后囊膜切开刀经切口进入前房，然后通过周边虹膜切除口进入后房。若第一次手术无周边虹膜切除口，可经瞳孔边缘进入后房，到达晶状体后囊膜的光轴区，撕开后囊膜约 3mm × 4mm 大小的裂口。用 Nd：YAG 激光做晶状体后囊膜切开，不但不需要特殊术前准备，且具有操作简单、效果好和并发症少的优点。有关 Nd：YAG 激光后囊膜切开术，详见 Nd：YAG 激光在白内障手术的应用。

二、小切口白内障囊外摘除术

（一）手术原理

小切口白内障囊外摘除术（manual small incision cataract surgery，MSICS）是一种改良切口的非超声乳化技术白内障囊外摘除术，它是在现代白内障囊外摘除术的基础上加以改进的一种手术方法。包括：①将角膜缘穿透切口，改为角巩膜隧道切口，使其在形成前房后可以自闭，不必缝合，并带来更好的切口稳定性和更少的手术源性散光，利于术后早期视力恢复。②由于手术在一个密闭的空间操作，可以比较容易地维持前房的深度，有利于手术操作，彻底清除晶状体皮质；同时，减少暴发性脉络膜上腔出血的危险。经过改进后的小切口白内障囊外摘除术，既具有比现代白内障囊外摘除术的切口小，散光少的优点，又具有比超声乳化白内障摘除术所需设备要求低，手术成本低，适合硬核等优点，已成为防盲治盲工作中主要的手术方法。对不适合行超声乳化术的硬核性白内障病例，或在超声乳化手术中因各种原因需要改变手术方式时，小切口白内障囊外摘除术不失为一个好的选择。

小切口白内障囊外摘除术可以分为两大类：①手法娩核法。②手法劈核法。

（二）手术适应证

小切口白内障囊外摘除术的手术适应证与现代白内障囊外摘除术相同。一般来说，所有类型的白内障均可做无缝线小切口囊外白内障摘除术。即使晶状体半脱位，如果合理地运用囊袋张力环或虹膜拉钩以及黏弹剂，同样可以安全完成手术。

（三）手术禁忌证

同现代白内障囊外摘除术。

（四）手法娩核法手术方法

1. 麻醉　手术可在表面麻醉下进行。特殊病例则需局部麻醉或全身麻醉。

2. 切口位置的选择　切口位置一般选择在上方。对上方有结膜滤过泡、眼睑肥厚、睑裂过小的患者，也可选择颞侧切口。颞侧切口的散光比上方切口少 0.5D 左右。

3. 结膜瓣　沿角膜缘做以穹隆部为基底的结膜瓣。范围从 11：00 方位至 1：00 方位为宜。暴露巩膜表面，烧灼止血。

4. 角巩膜隧道切口的设计与制作　这是无缝线小切口白内障囊外摘除术与标准的现代白内障囊外摘除术的最重要区别和改进。现代囊外白内障摘除术最重要的原则之一是角膜缘切口的大小要与晶状体核大小相适应，以保证核的顺利娩出；而角巩膜隧道切口本质上不过是角巩膜三平面切口的延伸与改良，同样要遵循以上原则，不能随意缩小切口，以免造成娩核的困难。

5. 角巩膜隧道切口的要求　有四点：①内切口：保留足够的透明角膜瓣，可以起着一个单向瓣的作用，在合适的眼压作用下保证切口可以自闭，同时防止虹膜脱出。②内切口通过扩张能比较容易地容纳晶状体硬核的最大径。③外切口扩张后可以通过晶状体的硬核。④外切口两端离角巩膜缘有足够的距离，以保持切口两端的悬吊作用，维持切口的稳定并减少散光的发生。

角巩膜三平面的隧道切口第一平面为巩膜的垂直板层切口；第二平面为平行角巩膜板层向前剥离 3~6mm 的切口（中央部分最短处 2.5~3.0mm，两端 5~6mm）；第三平面为在水平切口前端垂直切开角膜进入前房，这种切口亦称梯形切口（图 4-11）。

以倒 V 形切口的制作为例，确定切口位置后：①外切口中央定位于角膜缘后界后 0.5~2.0mm，两端各呈弧形向后延伸 3mm，末端离角膜缘后界垂直距离 3~4mm。②板层切开深度应达巩膜全厚度的 50%，用隧道刀剖开角巩膜板层，达内切口位置。③内切口：以顺角巩膜缘弧度至透明角膜内 2mm 为好，长度可根据术中对晶状体核大小的估计加以确定。④角膜穿刺刀垂直切开角膜进入前房。在截囊后扩大内切口（图 4-12）。

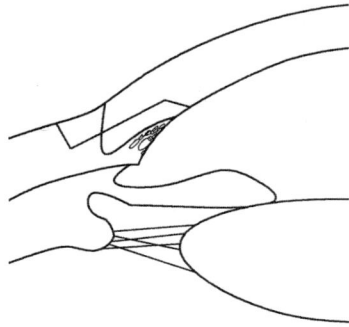

图 4－11　角巩膜三平面的隧道切口

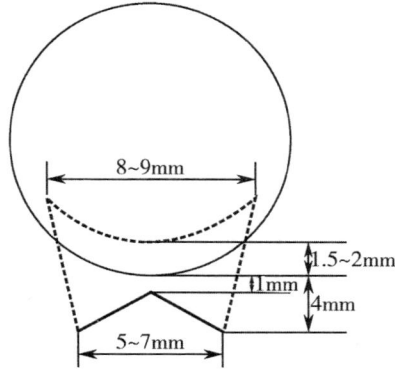

图 4－12　倒 V 形切口

　　外切口的形状：外切口有直线型、反眉弓、倒 V 形等各种类型（图 4－13），对散光影响不大。如果估计晶状体核较大，有可能需要扩大隧道宽度，建议选择直线型甚至顺眉弓切口以利娩核，必要时可间断缝合 1～2 针以密闭切口，同时限制切口的裂开，减少逆规性散光发生。如果选择劈核后娩核，则直线或反眉弓形切口是一个适合的选择。

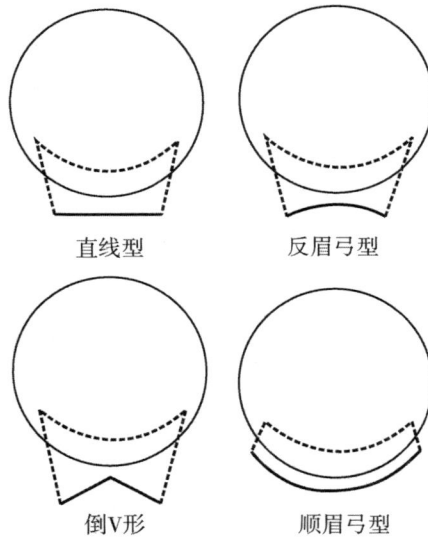

直线型　　　　　　反眉弓型

倒V形　　　　　　顺眉弓型

图 4－13　角巩膜隧道外切口

　　内切口的大小和弧度是娩核的关键。从力学的角度来说，显然弧形的内切口要比相同弦长的直线型的内切口所允许扩张的幅度更大，更容易娩出晶状体核。内切口的两端容易残留死角，必要时可以改用隧道刀扩大以消除死角。另外，内切口处的透明角膜平台，不但起一个单向瓣的作用，是切口可以自闭的关键，而且有助于阻止虹膜脱出。一旦透明角膜平台太短，则虹膜容易反复脱出受损。一般来说，内切口应该比外切口大 20%，即宽为 8mm 左右，略呈倒梯形。

6. 前囊切除　这是现代白内障手术最有决定性的步骤之一，这一观点同样适用于无缝线小切口白内障囊外摘除术。切除前囊的大小和形状是按所要摘除的晶状体内容物和保持晶状体悬韧带附着处囊膜的完整性两方面要求而设计的，故截囊范围的直径为 5.5~6.0mm，太大易伤及悬韧带，太小则容易发生撕囊口的放射状撕裂，或者术中难以将晶状体核从囊袋内转移到前房。

常用的前囊膜切除有多种方式可以使用。但连续环形撕囊时应注意，囊外摘除术撕囊的直径也要根据晶状体核的大小相适应，一般来说，直径 6.0~6.5mm 的撕囊口，足够 9mm 直径的硬核娩出囊袋。

7. 水分离及水分层　无论哪种截囊方法，都需要充分的水分离与水分层。最好采用多点多次少量缓慢的水分离。并转动晶状体核，以检查核对囊膜是否已经分离。

8. 延长切口　用角膜穿刺刀扩大内切口，并做侧切口，与主切口呈 90°~120° 角。

9. 将晶状体核转移到前房　不同的前囊膜切除法，转移核的难度完全不同。①对开罐式、信封式及邮票式截囊来说，轻压切口后唇，前房变浅，晶状体核浮出前房，往核的后方注入黏弹剂即可。②对连续环形撕囊法来说，这一步常存在困难。推荐使用 L 型的 Sinskey 钩，扎在明确没有前囊膜的核表面并向晶状体核的赤道部划动，在有落空感后，把 Sinskey 钩尖扎入晶状体核质，向上提拉并旋转晶状体核，逐步把核转出囊袋转移到前房；或者在用 Sinskey 钩提拉暴露出部分晶状体赤道部后往晶状体后注入黏弹剂，把核挤托出囊袋。

连续的撕囊口边缘有时对晶状体核移动有限制作用。一般来说，6.0~6.5mm 直径的撕囊口可以容纳绝大多数的晶状体核通过，但大直径的晶状体核通过撕囊口时会对囊膜有牵拉，进而带动悬韧带。对某些悬韧带异常的患者可能会造成悬韧带离断，晶状体半脱位。这时需要小心处理，及时扩大撕囊口，甚至适当做放射状切开，或利用注入黏弹剂将晶状体核垫托出囊袋。

10. 再次检查内切口　晶状体核转移到前房后，完全确定晶状体核的大小，这时可以按晶状体核的实际大小扩大切口。注意内切口的两端务必要清除残留的死角。

11. 晶状体核的娩出　在晶状体核的前后注入少许黏弹剂后，左手用显微有齿镊提起外切口前唇的中央，右手持晶状体囊圈，顺隧道前唇进入前房，在晶状体核后表面进入后房，轻托晶状体核移向内切口，同时晶状体囊圈轻压隧道后唇，撑开隧道，同时增加眼压把晶状体核向外推动，在囊圈的带动与引导下，娩出晶状体核（图 4-14）。整个过程要注意保持前房的深度，避免前房塌陷。

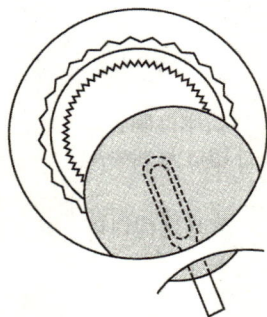

图 4-14　晶状体核的娩出

12. 用 I/A 系统　如 Simcoe 套管彻底清除皮质并植入人工晶状体，方法与超声乳化手术相同。通过侧切口可以更容易维持一个深而稳定的前房，利于安全、彻底清除皮质，尤其是切口下方的皮质。

13. 关闭切口　在用 I/A 系统彻底清除残留眼内黏弹剂后，通过注液形成前房，并调整到合适的眼压以关闭切口。

（五）手法劈核法手术方法

手法劈核法（phacofractures phacosection）由于角巩膜隧道切口可以自行闭合，手术在一个密闭的空间操作，易于在黏弹剂的协助下维持前房的深度，将核劈开，减小核块的横径，进一步缩小隧道切口。由于劈核手术的角巩膜隧道切口的长度常常只需要 3.5~4.5mm，多数情况下不需要制作结膜瓣和止血，切口小也更容易维持前房深度，适合植入可折叠人工晶状体，受到很多手术者的青睐。

劈核的方法，可以根据操作时核所处的位置分为囊袋内劈核和前房内劈核；也可以根据力的作用方向分为垂直劈核和水平劈核。

所有的劈核操作成功的前提，在于操作时小心维持前房的适当深度，保护角膜内皮细胞和后囊膜的完整。

以前房内垂直劈核为例，所需特殊器械为垫板和劈核器。垫板也可以由囊圈、虹膜回复器代替，劈核器也可以由 Sinskey 钩、注射器针头甚至 15°的角膜穿刺刀代替。劈核器可以与垫板平行，也可以从侧切口进入前房，与垫板垂直，由上而下用力把夹在其间的晶状体核劈开（图 4 - 15、图 4 - 16）。专用的劈核剪已经有市售成品。也有作者利用钢丝把悬浮在黏弹剂中的晶状体核圈套后收紧钢丝把核勒断分开（图 4 - 17）。最后用晶状体囊圈把分开的核块分次娩出。

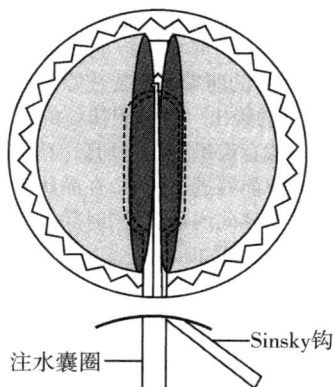

图 4 - 15 前房内垂直水平劈核

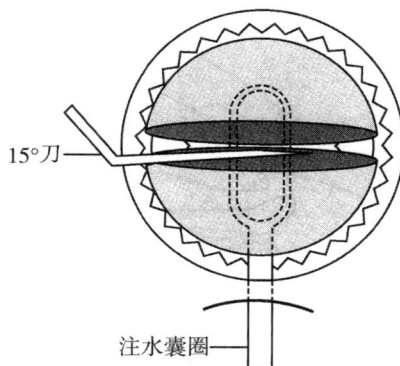

图 4 - 16 前房内垂直劈核

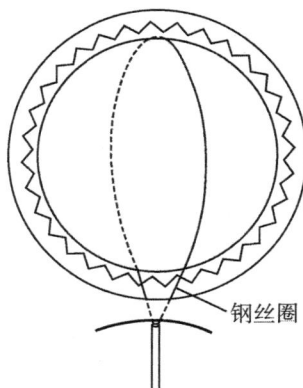

图 4 - 17 前房内钢丝勒断劈核

双刀劈核法属前房内碎核法中的水平分核。在制作两个 180°相对的侧切口后，将晶状体核转移到前房；从侧切口插进劈核刀，相对方向把劈核刀插进晶状体核核心，把核掰开（图 4 - 18）。把核块旋转90°后娩出。这种碎核方法，在基本封闭的前房内操作，在某些情况下主切口的内切口过分靠后，难以扩大，虹膜反复脱出时尤其适用。

囊袋内劈核，需要先做一个较大的连续环形撕囊。水分离和水分层后，把劈核钩插进晶状体核的后下抵住晶状体核，用尖头的劈核器（prechopper）插进晶状体核中心把核分开（图4-19），分别把核块转出前房后娩出。这种碎核方法对囊袋和悬韧带的完整性要求较高。如果预先把晶状体核转移到前房再行劈核，更加安全。

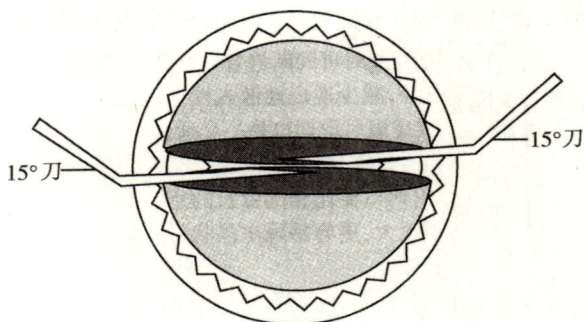

图4-18 双刀劈核法

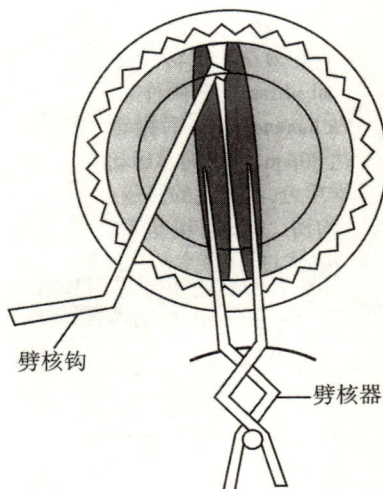

图4-19 囊袋内劈核

（六）术后处理

术后处理可以参考超声乳化白内障吸除术。

（1）术后一般不必常规全身使用抗生素。但对独眼、有易感染体质或局部因素等特殊情况存在时，术后可给予抗生素预防感染。

（2）术后第一天如无特殊并发症，可开放滴眼（用抗生素及皮质类固醇的复方滴眼液，每天4~6次）。

（七）特殊的术中并发症及处理

1. 外切口巩膜瓣撕裂 由于巩膜板层过薄，在反复用显微有齿镊提拉外切口前唇时，容易造成巩膜瓣的撕烂，特别是前唇中央处的巩膜。这种情况与切开巩膜时进刀的深度有关。处理上，如果能保留2mm的透明角膜隧道，则切口仍然可保持自闭，不必处理；否则必须缝合切口，以保持切口的密闭。

2. 巩膜隧道太短 可以发生在隧道剖开、穿刺进前房或扩大切口时。太短的隧道易伤及眼内组织。若为发生轻度的虹膜脱出，在虹膜表面注入黏弹剂，把虹膜往后压，可以保证娩核安全；如果虹膜反复脱出切口外，难以回纳，估计娩核时有可能带动虹膜，造成虹膜色素脱失、出血甚至虹膜根部离断，应及时缝合切口，另选部位重做切口。

3. 隧道内切口太小　这是常见的切口并发症。常常由于内切口太小又反复试图娩核导致虹膜损伤、后囊膜破裂及术后角膜水肿。尤其当手术者总想尽量缩小切口以减少组织损伤时，特别容易造成内切口的扩大不足。还有手术者对晶状体核的大小估计不足；在内切口的两端或隧道侧壁残留死角。处理上，可以在晶状体核转移到前房后，清晰地观察到核的真正大小，同时在娩核前用冲洗针头再次探测确认内切口及隧道的大小，及时根据需要再次扩大切口，消除残留死角（图 4 - 20），保证娩核的顺利完成。如部分晶状体核已经进入隧道内，可以先将隧道内的部分核块挤断后娩出，再把剩余的核块回纳前房，在黏弹剂的保护下把核块旋转 90°，用囊圈顺核块最小径的方向娩出。

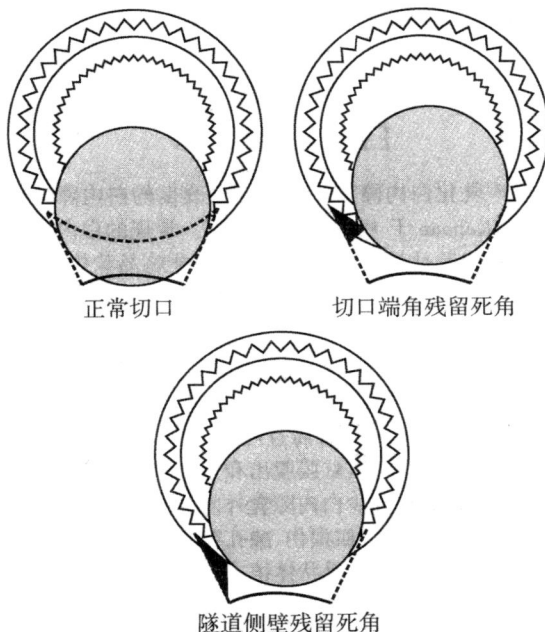

正常切口　　　　切口端角残留死角

隧道侧壁残留死角

图 4 - 20　合适大小的隧道内切口

4. 角膜后弹力层撕脱　由于内切口进入前房的位置比较靠前，隧道刀或角膜穿刺刀等手术器械反复进入前房及进入的角度不正确，均可撕脱角膜后弹力层。较大的角膜后弹力层撕脱可于前房内注入消毒空气或 Healon 等黏弹性物质复位。注意有时不易区分脱位的角膜后弹力层与晶状体前囊膜，此时应根据该膜与周围组织的解剖关系做出正确判断。

5. 角膜内皮损伤　常见于用晶状体囊圈托带晶状体核时以角膜内皮面做支撑，有向上方掏的动作；也见于晶状体核堵住隧道内切口后没有下压晶状体囊圈以撑开隧道，而是试图把核掏出隧道时对内皮的直接损伤。如制作一个比较宽大的隧道，同时改正这些错误的动作，有利于避免角膜内皮的损伤。

6. 悬韧带离断　在旋转晶状体核出囊袋时，由于水分离不充分，晶状体核、皮质与囊膜尚未游离，转动核时产生的剪切力带动囊膜牵拉悬韧带；或连续的撕囊口直径相对较小，对晶状体核的转动有限制作用，晶状体核通过撕囊口时对囊膜有拉力，进而牵拉悬韧带，刺激睫状体，引起患者痛感；某些悬韧带异常的患者可能会出现悬韧带离断，晶状体半脱位。一旦发生晶状体半脱位，需要小心处理，包括重新水分离；及时扩大撕囊口，甚至适当做撕囊口的放射状切开；利用黏弹剂将晶状体核垫托出囊袋，避免再度发生悬韧带离断。

7. 晶状体后囊膜破裂　在娩核时，偶见晶状体后囊膜破裂。常见原因有晶状体囊圈进入前房时压迫切口后唇，黏弹剂漏出，前房变浅，后囊膜向前移位与晶状体囊圈直接接触，增加后囊膜破裂的危险；开罐式截囊时残留的上方前囊膜残片脱出于隧道内，在娩核时被拉扯裂开波及后囊膜；小心地观察与操作，是避免并发症发生的关键。

8. 玻璃体脱出　术中玻璃体脱出重要在于处理，以免引发其他严重并发症。及时剪切嵌顿在切口内的玻璃体，注入黏弹剂以恢复一定的眼压再进行下一步的操作。无论是用剪刀剪切，还是通过玻璃体切割仪的切除，都必须完全清除前房内的玻璃体。是否切除干净，以瞳孔能否恢复圆形、位置是否居中为标准。此外，还必须注意切口的密闭，必要时缝合加固切口，以防术后切口意外裂开。

（蒋　莉）

第五节　超声乳化白内障吸除术

超声乳化白内障吸除术是一种改良的白内障囊外摘除术，由 Kelman 于 1967 年首先采用。常规的白内障囊外摘除术需要通过弦长 11mm 的切口才能将晶状体核娩出，超声乳化白内障吸除术能够通过弦长约 3mm 或更小的切口将硬核的白内障摘除，并且通过此小切口植入可折叠人工晶状体。手术切口的缩短，不但减轻了手术对角膜的损伤，降低切口对角膜表面弯曲度的影响所致的手术源性散光，加快术后视力的恢复，而且可减少诸如术后切口裂开、房水渗漏、滤过泡形成、虹膜脱出和上皮植入等一系列切口并发症，同时，还可减少白内障囊外摘除术中娩出晶状体核时虹膜脱出、虹膜括约肌损伤、瞳孔缩小等不利情况而影响晶状体皮质抽吸和人工晶状体植入等缺点。然而进行超声乳化白内障吸除术的手术者需要经过特殊的训练，如果操作技术不熟练或术中缺乏认真和细致的操作，则可能产生比常规白内障囊外摘除术更多而严重的并发症，如术中常见的超声乳化针头和超声能量对角膜及虹膜的损伤、晶状体核脱位进入玻璃体、玻璃体脱出等；术后出现持续角膜水肿、虹膜后粘连、黄斑囊样水肿和视网膜脱离等。超声乳化白内障吸除术的切口有较高的稳定性，将缩短白内障手术住院和术后视力恢复的时间，便于门诊白内障手术开展和普及，使白内障患者迅速恢复视功能，早日重返工作岗位。目前，超声乳化白内障吸除术已成为国内大中型眼科治疗白内障的主流手术方式。

随着超声乳化仪器和设备的不断改进和更新，超声乳化过程中所需的液流系统、能量模式和辅助设备也有较大程度的发展，使传统的白内障摘除手术向眼内屈光手术的范畴拓展。

一、手术原理和器械

超声乳化仪主要由主机、显示器、脚踏控制板、手柄和连接管几个部分组成。尽管有多个厂家生产不同型号的超声乳化仪，设备不断改进，但灌注、抽吸和超声乳化是每一种超声乳化仪最基本的功能。

随着超声乳化仪器设备的不断改进，超声能量释放模式的操控性也进一步提升，主要有连续模式，爆破、脉冲模式和微脉冲、微爆破模式，其特点见表 4-1。

表 4-1　不同超声能量释放模式的特点

能量释放模式	主要改进	代表模式
连续模式	在 100% 水平超声能量连续释放的基础上加以控制	连续线性模式（脚踏控制）连续模式（操作面板预先设定能量水平）
脉冲、爆破模式	通过仪器改造模仿术者使用连续模式时的脚踏换挡操作	脉冲模式 爆破模式
微脉冲、微爆破模式	配合微切口"冷超声"模式，进一步提高能量释放的操控性	WhiteStar 冷超声，Infiniti Hyperpulse/Hyperburst 模式

超声乳化针头的运动方向分为纵向振动和侧向两种形式，侧向运动又分为左右扭动（torsional ultrasound）和横向运动（transversal ultrasound）两种类型。传统超声乳化针头是锤凿样（jack hammer）的前后振动，振动频率为 40kHz，切口振动距离达 80μm，针头向前运动时产生有效乳化，但后退时则产生推斥力，其产生的热量产生与所用能量成正比，易造成切口灼伤。Infiniti 视觉系统的扭动手柄采用剥离式左右扭动的方式，振动频率减至 32kHz，切口振动距离仅 40μm，针头左右扭动时均可有效乳化，产热量较少，不产生推斥力，大幅提高超声乳化效率和眼内安全性。Ellips 超声乳化手柄采用左右两侧的横向运动模式，避免推斥力的产生，提高超声乳化效率。

液流系统是保证超声乳化进行的关键，根据产生的原理不同主要分为流量泵（flow pump）、真空泵

（vacuum pump）和混合泵（hybrid pump）三类。流量泵以蠕动泵为代表，是通过旋转鼓转动产生的压迫作用，在抽吸管道堵塞时才形成负压，其安全性能高、顺应性好。真空泵包括文丘里泵、膜片泵和螺旋式风叶泵三种，其中以文丘里泵为代表。文丘里泵通过改变压缩气体体积产生负压，整个过程不依赖于抽吸管道是否阻塞，负压水平与流量成正比；术者可通过脚踏快速达到所需要的负压，手术操作迅速，耗时短。混合泵的代表是 Sovereign 蠕动泵和 Concentrix 泵（Bausch&Lomb Surgical）。混合泵可通过计算机设定的程序，以真空泵或流量泵的作用方式产生负压，同时计算机可根据感受器反馈的前房压力值，自动改变负压和流量，极大地提高了前房稳定性和超声乳化效率。

超声乳化仪主机由超声波发生器、超声换能器和灌注抽吸系统组成；抽吸系统的吸力由吸引泵产生。手术时应根据患者白内障的核硬度、手术者的经验和超声乳化仪特点选择不同的参数及模式。超声乳化晶状体的功能和灌注抽吸的功能通过手柄来实现，在使用前先设定超声乳化的能量和灌注抽吸力在最大范围内，能量和吸力的启动通过脚踏板来控制。

超声乳化仪器产生的超声能量均需通过超声乳化针头作用于晶状体核，最终乳化并吸出。目前超声乳化针头有以下几种：

1. 标准超乳针头　内径 1.1mm，根据针头的倾斜度可分为 0°、15°、30°和 45°四种。0°针头握持力良好，45°针头更适于刻槽，30°针头是前两者的良好过渡。标准超乳针头适用于各种类型白内障，但体积相对较大。

2. Kelman 超乳针头　设计具备 30°的弯曲度，可引起不同轴振动。因刻蚀时不产生向前的推力，大大减少了对晶状体悬韧带的压力。

3. 喇叭口超乳针头　前端口径加宽成喇叭形，增强空穴效应，是在能量强度方面的改进。可提高对晶状体刻蚀和核块的握持力，在高负压水平下安全性高、表现力好。

4. 旁路抽吸系统（aspiration bypass system，ABS）超乳针头　是在液流系统方面的改进，针头端的小孔可允许灌注液通过并流入前房，即使在抽吸系统阻塞后，前房内仍不断有液体补充，最大限度避免了前房浪涌的发生，从而提高前房和囊袋的稳定性。

5. Mackool 超乳针头　针头外周涂布聚四氟乙烯，起到隔热的作用，同时降低针头振动过程中超乳针头与硅胶套管间产生的摩擦力，减少角膜切口灼伤的概率。

超声乳化仪基本的操作方法为：

1. 安装探头和接管　将钛针探头安装于手柄的前部，套上软硅胶套，连接手柄与主机和平衡盐溶液吊瓶间的管道。

2. 测试　在超声乳化仪正常工作之前，首先要进行仪器的调试使超声乳化的切割探头进入有效的状态。手柄中的探头、管道误接或接不紧等问题，均可影响测试的进行。

3. 设置能量和吸力范围　仪器调试完毕后，必须调整和设置预期最大的超声乳化能量和最大的灌注抽吸的吸力。可根据晶状体核的硬度调整超声乳化的能量，能量太低，不能切入晶状体核；能量太大，易造成角膜内皮和晶状体囊袋损伤。

4. 调试脚控踏板　将功能设置于超声乳化状态后，脚控踏板有三个挡位，第一挡是单纯灌注，踩下第一挡，可使吊瓶的水流出，灌注压取决于吊瓶的高度，吊瓶越高，灌注压越大；第二挡为抽吸，可用来抽吸清除灌注液、乳化的晶状体核微粒和晶状体皮质；第三挡为超声乳化，当踩至这一挡后，可听见从手柄发出的"吱吱"声，使用线性模式时，超声的能量随着脚踏板的深浅变化，踩得越深，能量越大，踏板的尽头为预先设置的最大能量。在踩超声乳化挡的时候，除了超声乳化外，同时也有灌注和抽吸功能，故能够在维持前房的前提下清除乳化的晶状体微粒。

二、手术适应证和禁忌证

随着超声乳化白内障手术安全性的逐步提高，其手术适应证也逐渐拓宽。超声乳化白内障吸除术可适合于绝大多数白内障患者，其绝对禁忌证是伴有严重晶状体脱位的硬核白内障、过熟期白内障，以及角膜内皮失代偿者；而相对禁忌证则主要取决于术者的经验和技术。除了富有经验的术者，下列情况应视为超声乳化白内障吸除术的相对禁忌证：

1. 角膜内皮变性　在角膜内皮细胞密度较小（1 000/mm² 以下）的白内障患者，初学的术者应放弃超声乳化白内障吸除术，改做小切口白内障摘除术或白内障囊外摘除术；即使手术熟练的术者，也应选择远离角膜的原位超声乳化法，而不要采用易损伤角膜的前房超声乳化法。

2. 浅前房　过去采用前房超声乳化法时，晶状体核的乳化在前房进行，因此需要正常深度的前房以便既能容纳脱入前房的晶状体核，又不至于损伤角膜内皮，所以浅前房通常被认为是禁忌证。对浅前房的患者，目前多数手术者采用原位超声乳化法。

3. 小瞳孔　在瞳孔 3mm 时进行超声乳化白内障吸除术对术者的技术要求比在瞳孔 8mm 时高得多。瞳孔小影响核的粉碎，术中容易造成虹膜损伤，特别是术者采用前房超声乳化法，使位于后房的晶状体核不易脱入前房。尽管有些熟练的术者在相对小瞳孔下仍能完成晶状体核的粉碎，但一般瞳孔小于 3mm 时，往往需要采用虹膜节段切除或瞳孔括约肌切开，待扩大瞳孔后才进行超声乳化白内障吸除术。

4. 晶状体核硬化　晶状体核硬度越高，乳化晶状体核需要的能量越高，时间越长。超声乳化的时间过长可导致术后持续角膜水肿、慢性虹膜炎和继发性青光眼。对于高度核硬化患者，最好选择白内障囊外摘除术代替超声乳化白内障吸除术。通常患者年龄越大，其晶状体核颜色越深，晶状体核越硬。术前每个术者应根据自己的技术、经验及晶状体核的硬度来选择晶状体核的摘除方式。

三、术前准备

进行超声乳化白内障吸除术时，患者的术前准备与白内障囊外和囊内摘除术基本相同，但应更注重术前瞳孔的散大，一般术前半小时用复方托吡卡胺眼药水进行充分散瞳。术前数天使用前列腺素抑制剂如吲哚美辛或 Ocufen 等眼药水可抑制术中瞳孔缩小。伴有眼压升高的患者，术前尽可能将眼压控制在正常范围之内，利于手术操作同时减少术中并发症的发生。

四、手术方法

1. 麻醉　通常采用表面麻醉即可完成超声乳化白内障吸除术。对于初学者，可采用局部麻醉（球后或球周麻醉）完成晶状体超声乳化摘除术。

2. 超声乳化术的主要切口类型

（1）巩膜隧道切口：用缝线固定上直肌后，做以上穹隆为基底的球结膜瓣。一般距角膜缘后 3 ~ 5mm，可减少术后散光、不易损伤前房角结构、术后切口密闭好，尤其适合并发角膜病变（如角膜移植术后，周边角膜变性等）的患者。但制作步骤复杂，手术时间长，且对青光眼滤过术后或拟行滤过手术患者的结膜有影响。巩膜隧道式切口与常规的白内障囊外摘除术的角膜缘切口比较，主要有三个方面的变化：①切口缩短，采用超声乳化或手法碎核技术将晶状体核粉碎，通过小切口将白内障摘除。②切口后移，形成多平面切口，增加了切口愈合面积，防止了切口哆开，外口平行角膜缘称为平行隧道切口，外口与角膜缘形成反弧形，称为眉状隧道切口。③切口内口直达透明角膜内，并形成瓣膜样内切口，以便在眼压的作用下，切口具有自身封闭的效果。此种巩膜隧道切口即使不用缝线，在水压达 53.2kPa（400mmHg）、气压达 266.0kPa（2 000mmHg）时，切口也不会发生渗漏，虹膜亦不会脱出，因而这种自闭切口具有较强的稳定性。

巩膜隧道切口的具体操作方法为：做以上穹隆为基底的结膜瓣，并潜行向上分离到距角膜缘 5mm 处。烧灼浅层巩膜血管后在距角膜缘 3mm 处做一个 3.5 ~ 6.5mm、深达 1/2 巩膜厚度的平行或反弧形切口，然后用铲形刀做与切口等宽的巩膜板层水平切开的隧道形切口，直至角膜缘血管弓缘前 0.5mm 的透明角膜处（如用双手法做晶状体超声乳化，可按前述另做一个透明角膜侧切口）。然后以破囊针进入前房将晶状体前囊膜切开。用 3mm 宽的双刃角膜刀扩大内切口（图 4 – 21），或先用此双刃角膜刀进入前房，拉出刀后往前房注入黏弹性物质，才做前囊切开。

（2）角膜缘切口：刚开展超声乳化白内障吸除术的术者常遇到晶状体核粉碎困难或术中较易出现并发症，此时可采用角膜缘切口，以便必要时能延长切口，将晶状体娩出。角膜缘切口通过简化巩膜隧道切口逐渐演变形成，剖切时省略制作巩膜隧道步骤，在悬吊上直肌及制作上方结膜瓣暴露巩膜面烧灼止血后，在上方角膜缘后界处使用裂隙穿刺刀平行切开角膜板层约 2mm 后，再平行虹膜面穿刺入前房，其隧道长度较巩膜隧道切口短。角膜缘切口继承了巩膜隧道切口的部分特点（如手术源性散光小，眼压发生率低，需剪开球结膜烧灼止血等），但在一定程度上简化了切口制作步骤，并减少了切口长度，使后续的眼内操作更容易进行。

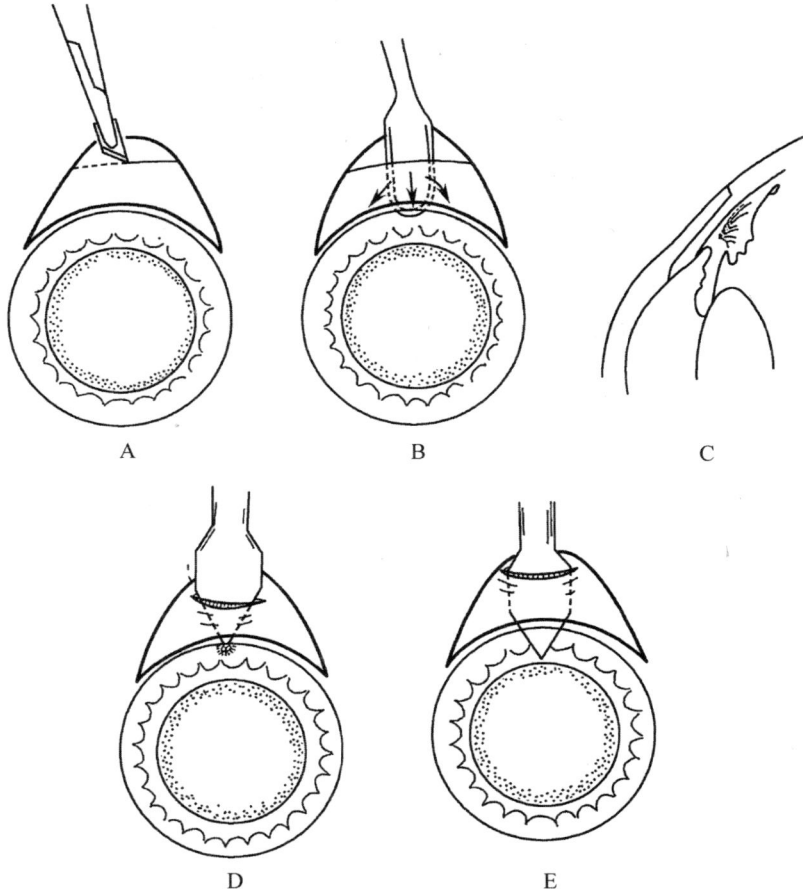

图 4 - 21　巩膜隧道切口

（3）透明角膜隧道切口：操作步骤简洁，手术时间短，不受角膜以外组织（如青光眼滤过术后的结膜滤过泡等）的影响和限制（图 4 - 22）。根据切口构筑的形态分为单平面、双平面和三平面三种亚型。颞侧透明角膜隧道切口的手术野暴露充分、操作方便，手术源性散光较小。有研究表明透明角膜隧道切口的稳定性与切口构筑形态、角膜上皮活性、角膜水肿程度和内皮功能相关。临床研究发现透明角膜隧道切口患者术后眼内炎的发生率高于巩膜隧道切口。

侧切口构筑：一般超声乳化术使用双手法，故以 15°穿刺刀在主切口左侧约 90°位置的角膜缘内 0.5 ~ 1.0mm 做一个平行于虹膜面的角膜侧切口，外口宽为 1.5mm，内口宽为 1mm（图 4 - 23）。

3. 连续环形撕囊　这是超声乳化白内障吸除术非常重要的一步，可使用自制的 27G 截囊针头或撕囊镊完成。撕囊口的直径与人工晶状体的光学面直径有关，通常比人工晶状体光学面小 0.5 ~ 1.0mm，以 5.0 ~ 5.5mm 为宜。撕囊时应使撕囊口位于晶状体囊袋中央，并保证撕囊过程的连续和稳定性及撕囊口的边缘光滑。撕囊前应充分散大瞳孔，在前房注入内聚性黏弹剂后，从中央开始，形成囊膜瓣，利用剪切力 360°环形撕开晶状体前囊膜。

4. 水分离和水分层

（1）水分离：用 26 号钝头针连接平衡盐溶液伸入 6 点或 12 点前囊下，使晶状体囊与皮质分开直达接近晶状体赤道部，才慢慢注入 BSS 形成在前囊下围着晶状体的一个流动的液体腔。当液体扩散到晶状体后囊时，可见囊袋内晶状体向前突出，此时如继续注液，一部分晶状体赤道部会突出于撕囊口之外。如果此时用注水针头在晶状体中央部向后压，液体从后囊下向前到赤道部及前囊下将晶状体皮质与晶状体囊分开，液体从囊袋内经撕囊口流入前房，同时使晶状体核及皮质在囊袋内活动（图4-24）。

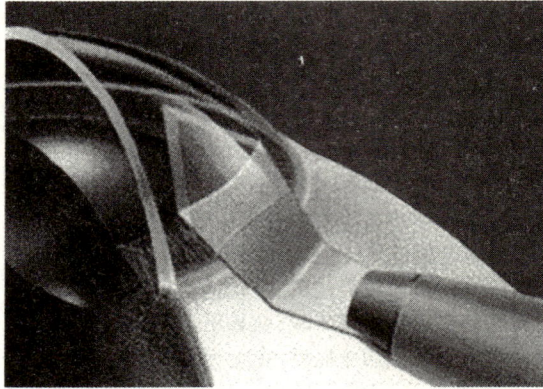

图4-22　角膜隧道切口

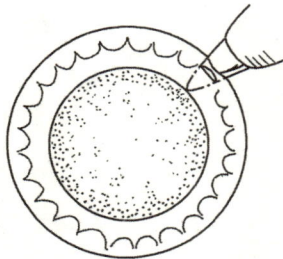

图4-23　角膜侧切口的制作

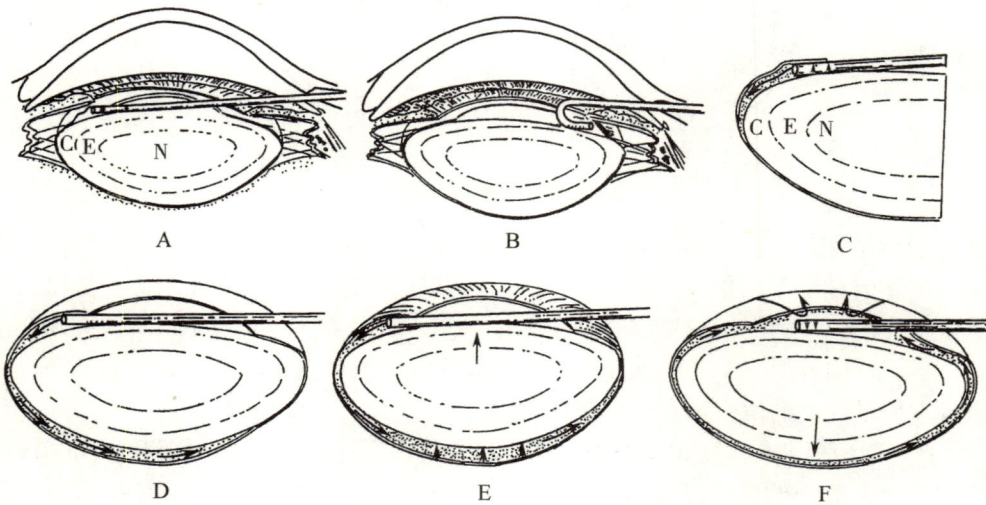

A　　　　　　　　　　B　　　　　　　　　　C

D　　　　　　　　　　E　　　　　　　　　　F

图4-24　水分法图解

C：皮质；E：核表层；N：内核部

（2）水分层：水分层是用液体灌注在晶状体内，使晶状体中央部（又称内核部N）与围绕着内核的外核层（E）分离。方法是用上述的注水针头在晶状体旁中央区向下轻轻刺入，当核开始活动时表示刚到达晶状体内核部，此时不必再深刺，而应将注水针头做切线方向前进，当退回针头时轻轻推注使液体进入阻力小的范围内，使内核与外核层之间有一通道，形成围绕晶状体内核部的一个液体空间，经常可以看到外核层与内核部间有分界，形成一个金色环。水分层可以减少超声乳化晶状体核的部分（一般可减少50%），同时，由于有晶状体皮质和外核层保护着内核，也减少了对后囊膜的损伤（图 4 - 25）。

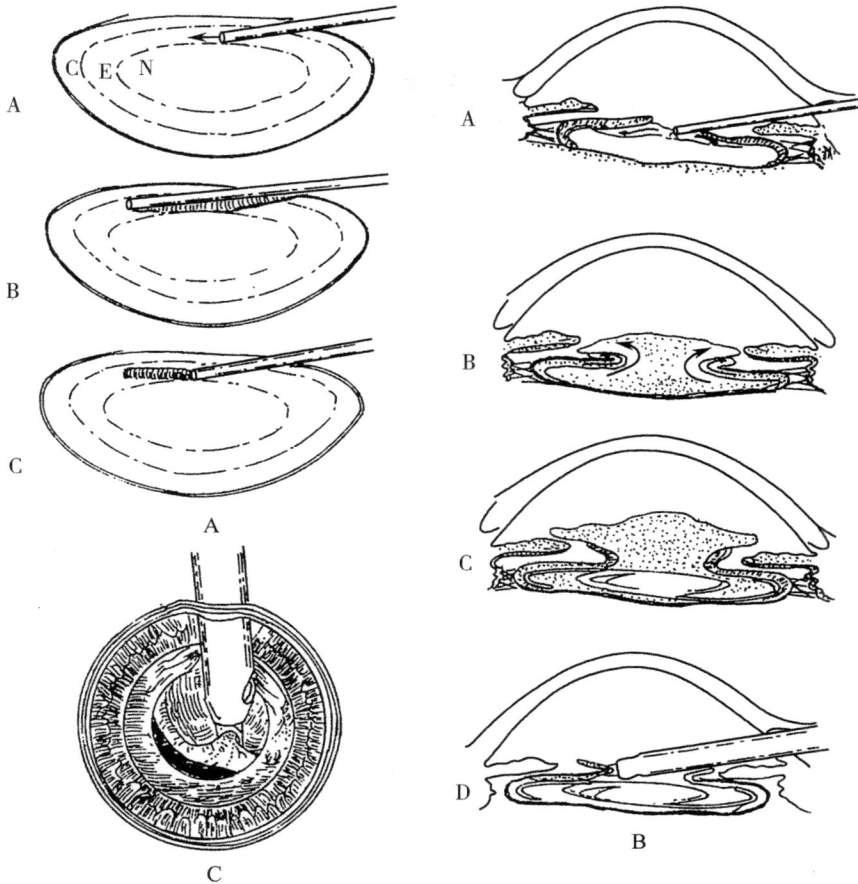

图 4 - 25 水分层法图解
C：皮质；E：核皮质；N：内核部

5. 晶状体超声乳化 晶状体超声乳化主要是晶状体核的乳化，其操作可以分成单手法和双手法。前者是用一只手控制乳化头完成机械运动、乳化粉碎晶状体核并将其吸出三项工作。术中超声头一边转动或拨动晶状体核，一边将其乳化吸出。双手法是一手控制通过旁切口进入的拨核针或钩，另一手控制超声头（为方便转动，应以持桌球棒方式持此超声头）。当一部分核被乳化吸出后，用拨核器（晶状体钩、睫状体分离器、前房冲洗针头等等）将核转动，然后粉碎乳化。

1）前房晶状体乳化法：19 世纪 60 年代末期，Kelman 最先介绍的晶状体超声乳化法是第一代的前房晶状体超声乳化法。这种方法具有直观、避免术中瞳孔逐渐缩小和后囊膜破裂的危险性等优点。但有容易损伤角膜内皮，并且不易将晶状体核移入前房等明显的缺点。现在大多数术者已不采用此法。前房晶状体乳化法是在进行开罐式晶状体前囊膜切开后，用破囊针在 6：00 方位切开的前囊膜边缘内，用破囊针头尖端接近晶状体核赤道部，将晶状体核从 6：00 方位勾向 12：00 方位，使晶状体核 6：00 方位的赤道部接近 3：00 ~ 9：00 方位水平径线处，然后将晶状体核复位，同时反复上下摇动晶状体核，并结合晶状体核的旋转运动使之脱出虹膜面。一旦晶状体核半脱位进入前房，晶状体超声乳化就变得相当容易（图 4 - 26A ~ D）。通常用超声乳化器先在赤道开始 12：00 方位进行咬饼样碎核，然后旋转数个方向再做周边部的碎核，最后剩下硬的晶状体核用超声乳化探头直接进行粉碎。前房内晶状体乳化法可用单手完成，也可以在上述角膜预做穿刺口用左手将拨核器伸进前房把晶状体核引至由右手控制的超声探头能接触处，使晶状体核易于乳化粉碎（图 4 - 26E ~ H）。

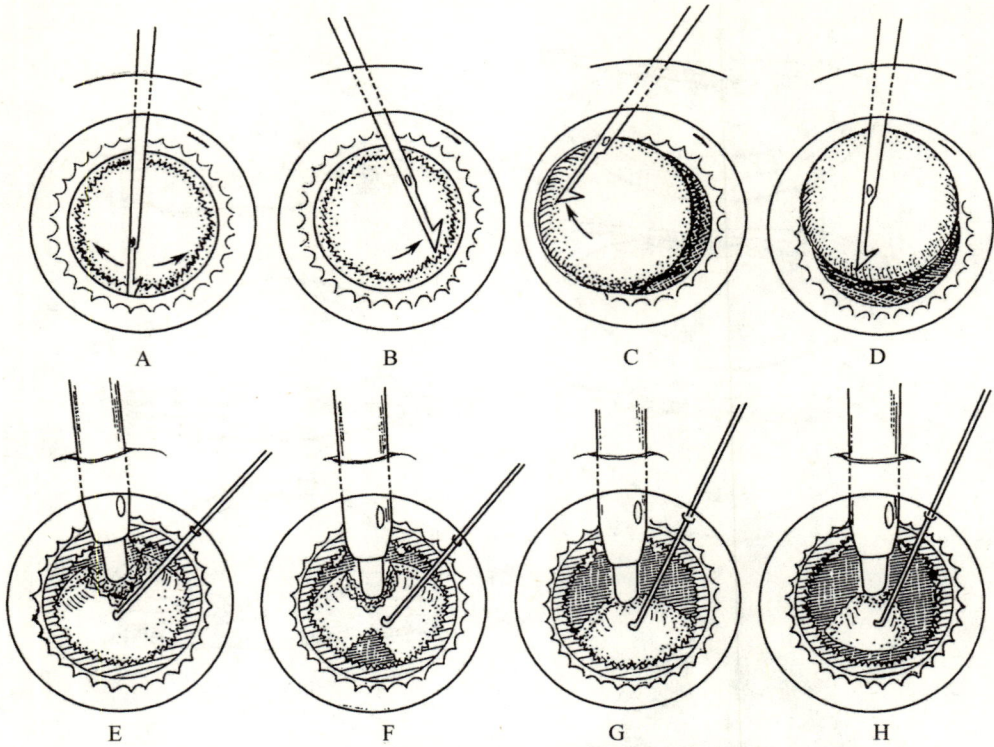

图 4 - 26　前房晶状体乳化法旁切口在角膜内

2）后房晶状体乳化法：这是将晶状体核在虹膜后和晶状体囊前的后房内乳化的方法。

20 世纪 70 年代末期以来许多术者喜欢采用这种晶状体乳化法，这是第二代的超声乳化白内障吸除术。在前囊膜切开后，把超声能量的控制键调到"准备"状态，扩大切口至 3mm，向前房注入黏弹性物质，旋转粉碎器的手柄使探头尖端的斜面向下，将超声乳化探头插入前房，踩动脚控踏板的第一挡，让平衡盐溶液进入前房，使前房变深，然后开始进行晶状体核乳化。如果切口太小，探头进入前房时可见角膜出现条纹和灌注的套管被卡在切口外，此时可将探头取出，稍扩大切口后再让探头进入前房；如果切口过大，则灌注液漏出切口外，前房深度难以维持，可升高灌注瓶的高度；如果渗漏严重或有虹膜脱出，则应用缝线将切口的一侧缝合令其缩短。

在作水分术后将超声探头进入前房后，应旋转手柄使探头斜面向上，在用脚控踏板启动超声能量的同时用探头反复由上至下以推动发剪方式刻蚀晶状体核，不断粉碎除去晶状体核直至晶状体核成为一个"碗状"或"盘状"，此时可在上述角膜预作的旁切口伸入拨核器，轻压晶状体核的下方 6：00 方位处，使晶状体核脱位于虹膜后的后房位置并暴露上方"晶状体碗"或"晶状体盘"的边缘部，然后用超声探头将其铲除，从而乳化摘除整个晶状体核。在此过程中，左手运用拨核器，通过推、提、压、刮和旋转晶状体核等不同的动作，将残余的晶状体核"喂入"超声探头口内，便于晶状体核的乳化摘除（图 4 - 27）。

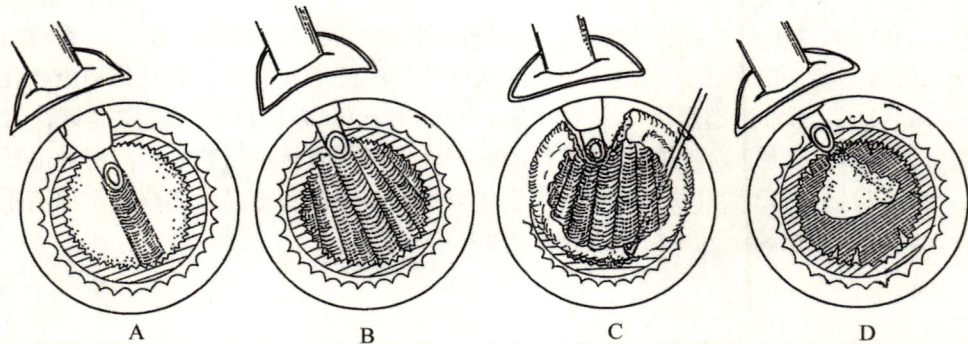

A　　　　B　　　　C　　　　D

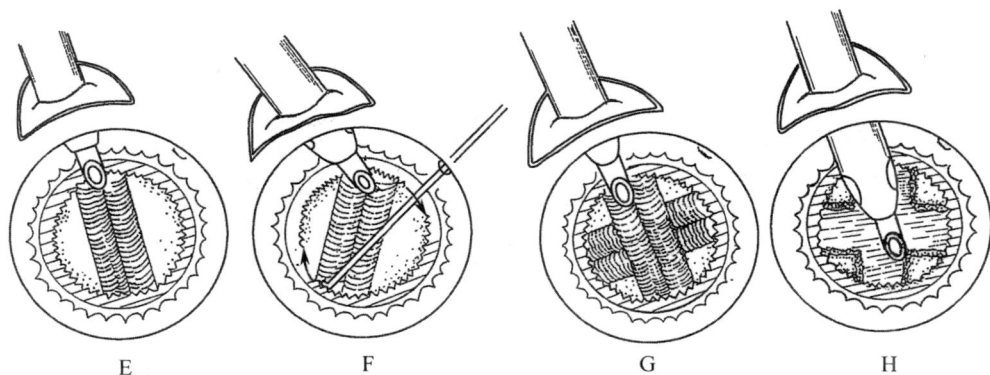

图 4 - 27　后房晶状体乳化法

3）囊袋晶状体乳化法：这是作晶状体连续环形撕囊后在其囊袋内将晶状体核作超声乳化的方法，此法总称为原位碎核法。其中可分为：①核不分离超声乳化：在囊袋内用超声乳化头将晶状体从前到后一层层地乳化粉碎后抽吸，这种方法也有称为原位晶状体乳化。②核分离乳化：用水分离法将晶状体囊与皮质分开，用水分层法将晶状体坚硬的内核与松软的外核分开；用超声头先将内核切削乳化后将外核翻转抽吸清除，称为凿刻和翻转术（chip and flip）。

对晶状体核的超声乳化，除前述用超声头将核从浅层到深层刻蚀或挖掘直至成为一个碗状或盘状以外，又有一手用超声头将核挖一个纵行的沟，在另一手持拨核器的配合下将其转位再挖一条与其垂直的沟形成四块 1/4 象限的核碎块，最后一同分别被乳化吸出。这种手法称为分块破除法（divide and conquer）。根据术者的经验和晶状体核的硬度等情况，对上述几种术式不断改进又可以将之结合使用，例如先将核刻蚀成碗状以后再将其后壳和周边部分割成 4 块或 4 块以上然后乳化吸出。亦有使用劈核器将核从前到后、从表到里劈开。以下介绍几种在晶状体囊袋内的超声乳化碎核法。碎核前均做连续环形撕囊术。

1）弹坑式的分块破除术：适用于很硬的甚至棕色的晶状体核。先用超声头做一个大的深的中央核刻蚀，留下一个致密的核边缘，然后将其劈裂成数块再逐一粉碎，具体操作如下：破前囊后做水分法，用超声头将核中央刻蚀成一个大而深的圆坑（图 4 - 28A），留下一厚边，用双手法使超声头与拨核器呈相反方向将下方核劈一裂缝（图 4 - 28B），用拨核器转动晶状体核，另劈一裂缝，形成一楔形瓣继续下去，核边越硬应造成的楔形瓣越多（图 4 - 28C）。下一步是把各个饼状的楔形瓣引到中央进行安全的超声乳化（图 4 - 28D、E）。一般使用高流量、高真空、低能量的乳化条件和 15°或 30°的超声头为宜。

2）Shepherd 改良的分块破除术：使用 30°或 45°超声头，从 12∶00 到 6∶00 刻蚀一个约两个超声头宽度的深沟（图 4 - 29A），用超声头和拨核器交叉的手法顺时针方向将核转 90°（图 4 - 29B），又刻蚀一个纵行的深沟（图 4 - 29C），又用交叉手法超声头置于下沟的左侧壁，拨核器于右侧壁，朝反方向用力将核纵行劈开（图 4 - 29D）。将核转动重复上述动作，使四个沟裂开（图 4 - 29E），用翻筋斗方法以拨核器将一个象限的核瓣向前翻转（图 4 - 29F），然后用超声头将此象限乳化吸出（图 4 - 29G、H）。

3）精细凿刻翻转术：在晶状体水分层术后，以 30°超声头做核中央刻蚀（图 4 - 30A），以拨核器将核推向 12∶00，然后将 5∶00 ~ 6∶00 的内核边乳化吸除（图 4 - 30B），顺时针方向将核转动，继续乳化抽吸转位后的 5∶00 ~ 6∶00 的内核边直到全周核边均被乳化吸除为止（图 4 - 30C）。以拨核器插入内核片与核外层碗形之间将两者轻轻扫拨，将内核片推向晶状体囊的中央部（图 4 - 30D），以拨核器固定此内核片，以超声头将其乳化吸除（图 4 - 30E），然后用抽吸法或低能量的超声头将较软的碗状核外层从 5∶00 ~ 6∶00 的囊袋穹隆部，以翻筋斗方式抽吸清除（图 4 - 30F）。

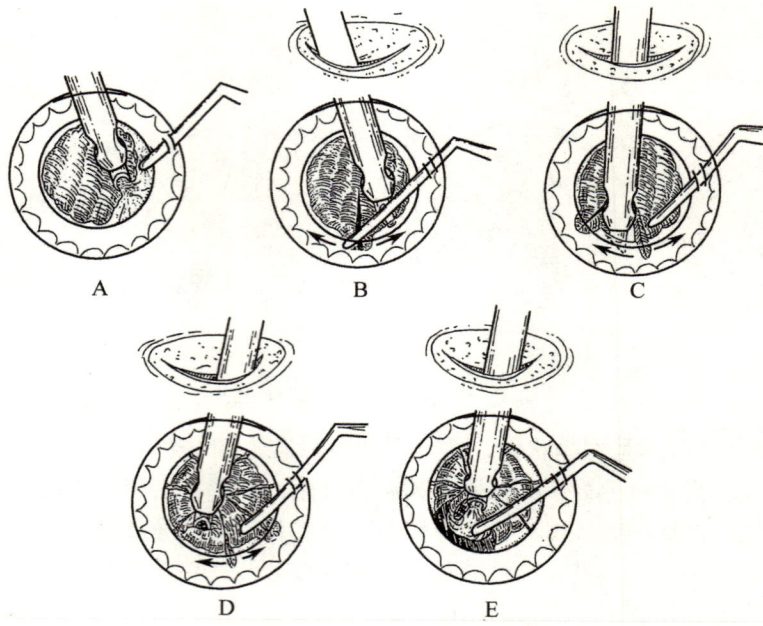

图 4 - 28　弹坑式分块破除术

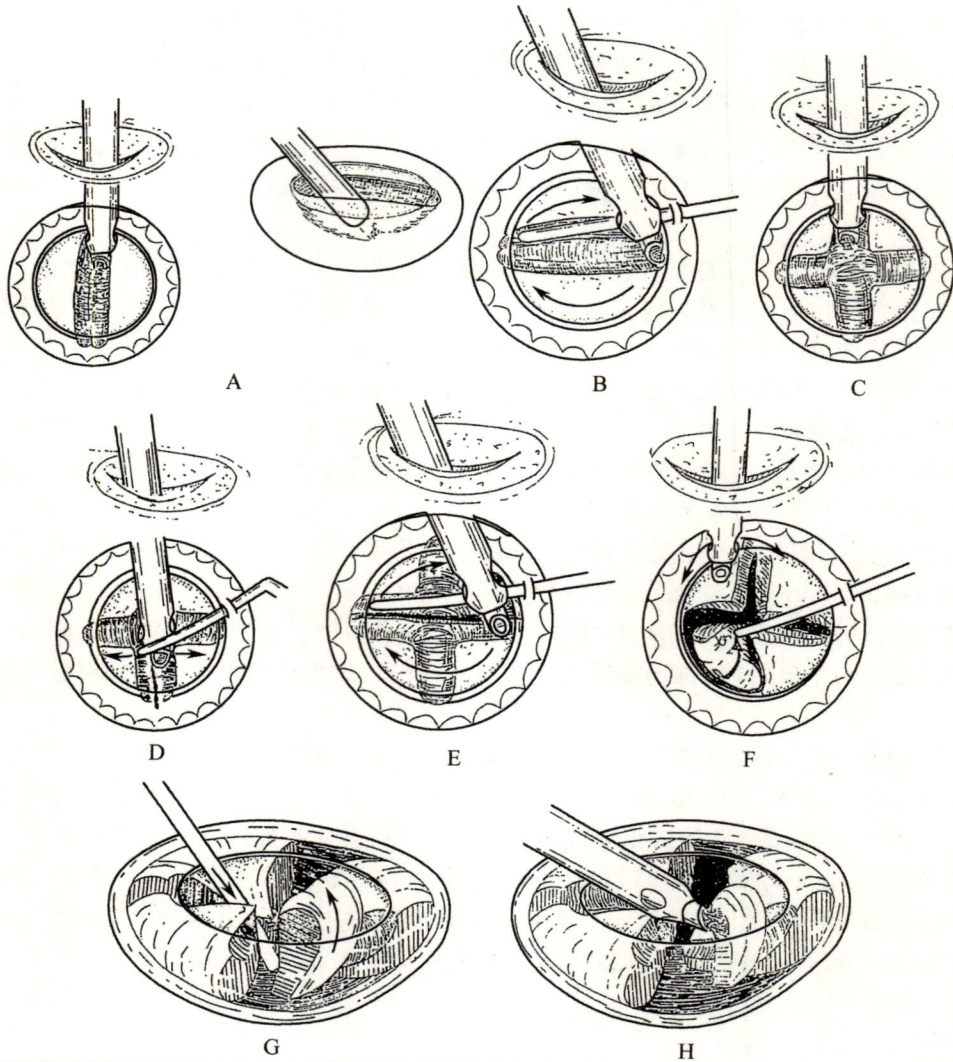

图 4 - 29　Shepherd 改良分块破除术

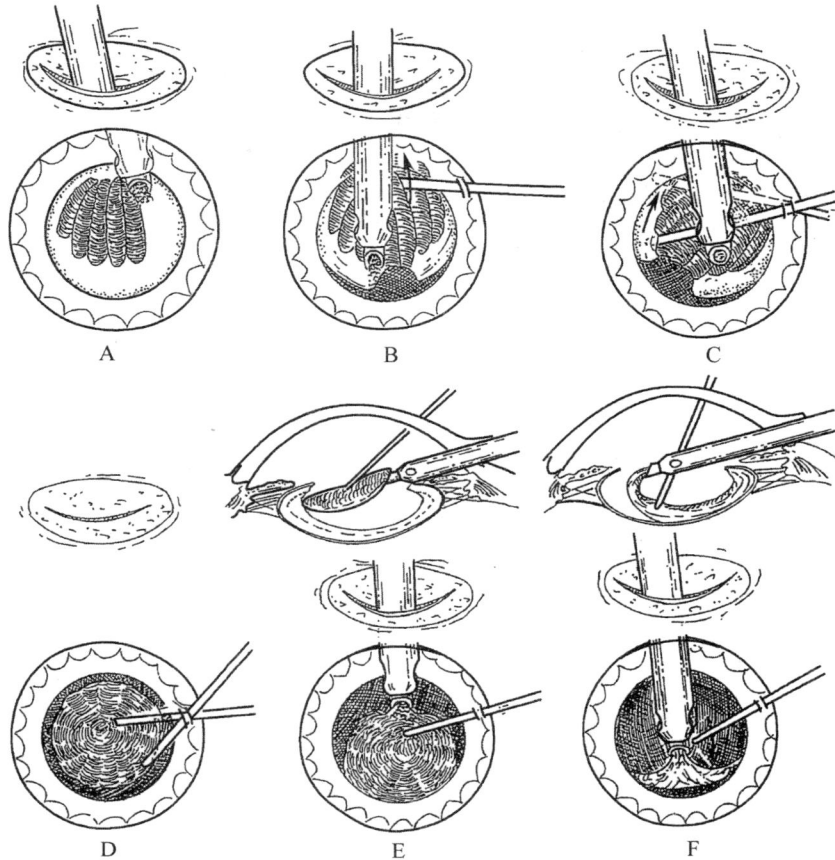

图4-30 精细凿刻翻转术

（4）单纯劈核法（phacochop）：由 Nagahara 于 1993 年提出，是将超声乳化针头埋在晶状体核的中心固定后，用劈核钩（chopper）将晶状体硬核从周边向中央劈裂成碎块，再逐块乳化吸出，此方法适用于较硬的晶状体核，操作幅度大（图4-31）。2000 年后，在 phaco chop 的基础之上出现了适用于中等硬度核的快速劈核法（quick chop）（图4-32），此方法劈核的位置位于晶状体核的中周部，劈核幅度小，操作局限于中央区，尤其适合小瞳孔和浅前房的患者。

5）晶状体核的劈核术：这是用一个特制的远端光滑，而内边锐利的劈核器，将晶状体核中央部从 6：00 向着 12：00 方向，由前到后劈开的方法。其操作如下：在水分层术后，对中等度硬核先做一个超声乳化槽，在前囊切口的边缘下在外核层与内核层之间放入劈核器，由 6：00 向 12：00 方位将核劈为一半。对硬核则先用超声头做一个中央弹坑（图4-33A），然后顺时针转核，在核切面插入超声头将核固定，放入劈核器同上述将核从 6：00 向 12：00 将其劈开形成一楔形核块（图4-33B），然后做乳化吸除。以后继续将核转动，同前劈成另一楔形核块，并将其乳化吸除，一般先后将核分成 6 块。

6）小型撕囊（或完整）的囊袋内晶状体乳化术：其目的是最大限度保留囊膜使晶状体超声乳化时不损害角膜内皮细胞和虹膜。其步骤如下：先将瞳孔充分散大，在上方瞳孔缘下做一个约 0.5mm×4mm 的小撕囊（图4-34A），通过撕囊孔插入超声头做深度 2/3 到 3/4 厚度的中央核弹坑式乳化刻蚀（图4-34B），利用超声头将核做 90° 的转动，使未被刻蚀的部位转到下方（图4-34C），将晶状体核碗乳化吸除后，使用低能量的超声波，将外核层乳化吸除（图4-34D），当残余的核小块与后囊分开后向前浮动时可将其乳化吸除。在植入人工晶状体前，在前囊的两侧切口以剪刀做垂直的前囊切开（图4-34D），以晶状体囊镊将前囊撕去（图4-34F）。此法的优点除有利于保护虹膜及角膜内皮层以外，还有人报道可以减轻对晶状体悬韧带的压力。

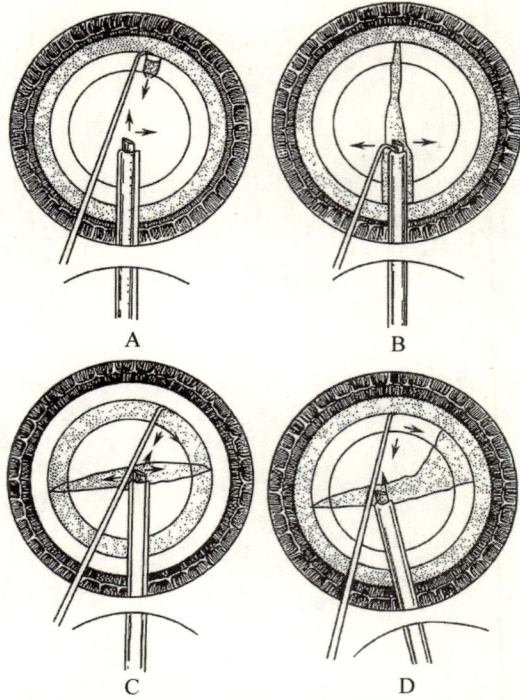

图 4 - 31　Phaco chop 劈核法

A. 放置超声探头和劈核器；B. 将 1/2 核块劈成更小的碎块；
C. 超声探头将晶状体核一分为二；D. 超声乳化核碎块

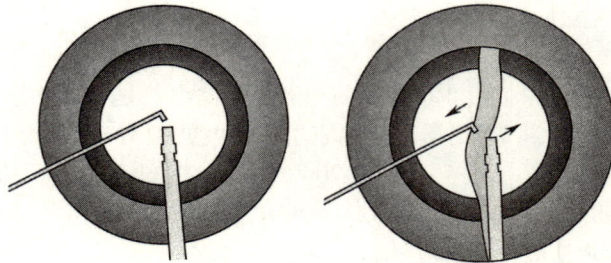

图 4 - 32　Quick chop 劈核法

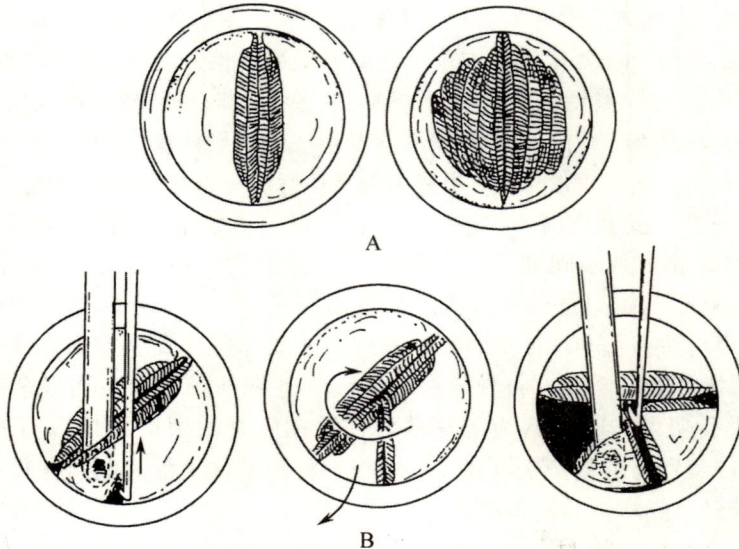

图 4 - 33　晶状体核砍劈术

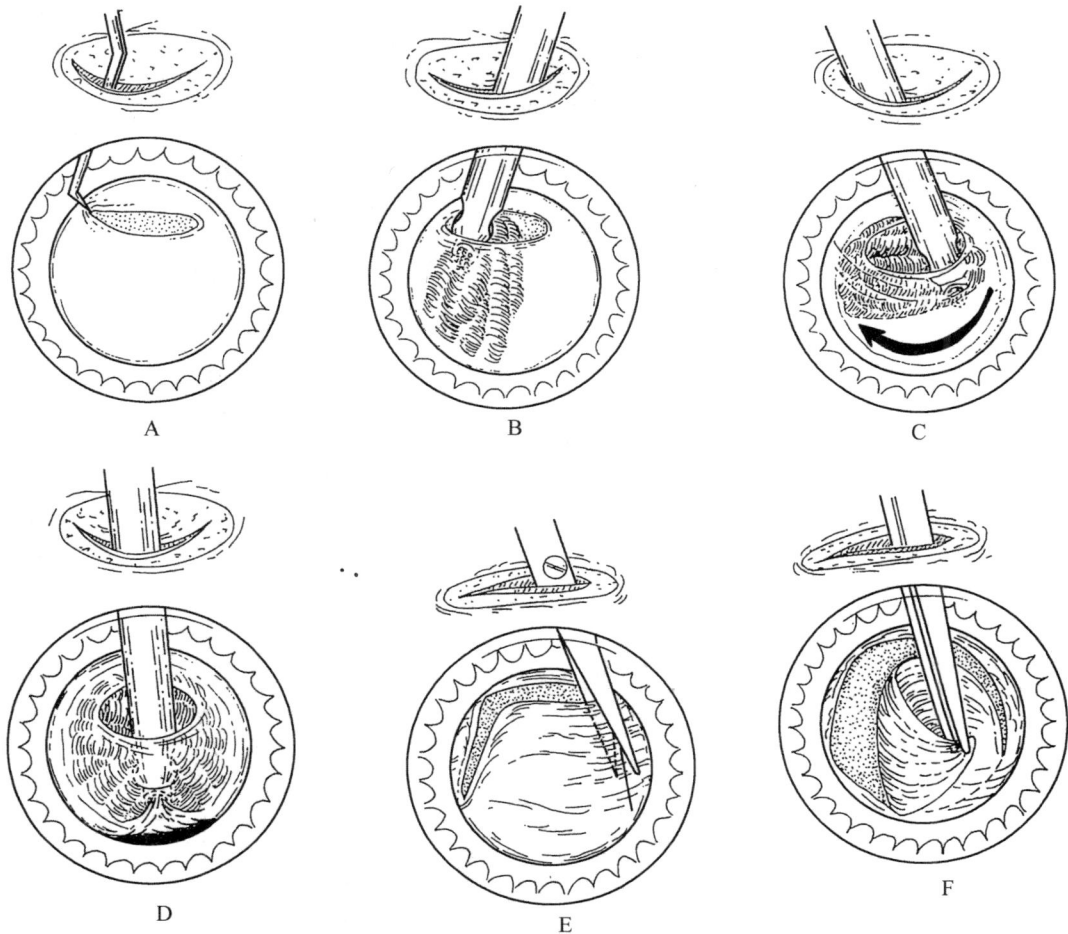

图 4－34　小型撕囊的囊袋内晶状体乳化术

6. 晶状体皮质抽吸　皮质抽吸在晶状体核被乳化吸出后，将吸孔为 0.3mm 的灌注抽吸探头伸进前囊下，从下方 6：00 开始到鼻侧和颞侧，最后到 12：00 将残留的晶状体皮质抽吸清除。残留的多为较透明的晶状体皮质，因此需要先将皮质吸住，拖至瞳孔中央后，再加大吸力将其吸出。

五、术后处理

当切口关闭后，可滴用抗生素和皮质类固醇眼药水后用眼罩包眼；或结膜囊涂抗生素眼药膏后用眼垫包眼。术后第一日即可去除眼垫，改用抗生素和皮质类固醇眼药水滴眼。术后如果炎症反应重，酌情给予球结膜下注射抗生素和皮质类固醇的混合液，如妥布霉素 20mg 和地塞米松 1mg 或全身应用皮质类固醇。术后患者的日常生活一般不严格限制，但应避免剧烈活动及防止眼部受到碰撞。

六、术中并发症及处理

超声乳化白内障吸除术的术中并发症大部分与白内障囊外摘除术相同，也有一些是超声乳化摘除术特有的，多因操作不熟练和对仪器性能未完全掌握所致。

1. 与机器有关的并发症

（1）能量设置不当：超声乳化仪的能量可有较宽的范围，术者应根据晶状体核的硬度将超声能量设置在安全的水平。能量太低，不但可使晶状体核粉碎发生困难，而且可导致乳化的晶状体粒子在前房形成云雾状，降低能见度，并易阻塞手柄的管道系统；能量太高，容易造成角膜损伤和晶状体后囊膜破裂。

（2）前房深度控制不良：进行晶状体核乳化摘除时，需要合适的前房深度。前房过深，晶状体核下沉，增加操作难度，同时往往易伴随虹膜脱出，此时应适当调整灌注瓶的高度。前房过浅，多因切口太长、灌注管折叠或灌注液流中断等，此时易引起角膜、晶状体悬韧带和后囊膜损伤。如用2.8mm或3.2mm的前房穿刺刀做超声头的入口，并且随时调整灌注液的高度，可有效地预防前房过浅。

2. 需要改变术式的并发症　术中有许多情况需要将超声乳化白内障吸除术临时改为扩大手术切口做白内障囊外摘除术或囊内摘除术。这种情况包括晶状体核太硬难以超声粉碎、后囊膜破裂、玻璃体脱出、晶状体脱位、悬韧带断裂和角膜内皮损伤。如果术中瞳孔极度缩小，又不能用药物散大，虹膜损伤严重或持续性前房变浅，也应当机立断，扩大切口，将晶状体核娩出，以避免进一步损伤眼球组织及术后出现更严重的并发症。

3. 超声探头对眼内组织的损伤

（1）虹膜损伤：如果术中瞳孔缩小，超声探头容易吸住虹膜，导致术后该处虹膜萎缩。但该萎缩仅为局限性、不会进一步发展，也不影响视力。若术中瞳孔充分散大，或在囊袋内进行晶状体核原位粉碎，可避免此并发症。

（2）角膜内皮损伤：如果操作技术不熟练、灌注及抽吸失去平衡易导致前房消失；前房内粉碎晶状体核，极易导致角膜内皮损伤，甚至引起术后角膜内皮失代偿。

（3）晶状体后囊破损：连续环形撕囊、水分离和水分层术有利于预防此并发症，一旦发生其处理参见本章第四节。

七、术后并发症及处理

超声乳化白内障吸除术的术后并发症基本与白内障囊外摘除术相同。

八、手术要点

术者首先要熟悉自己所用的超声乳化仪的特点及性能，根据自己的手术经验选择适当的病例，术前充分散瞳和术中保持瞳孔散大，在碎核困难时应及时改变术式等，这些都是保证晶状体超声乳化术顺利完成和减少并发症的关键。黏弹性物质对保护角膜、虹膜和晶状体后囊膜，以及保证手术操作空间起着重要作用，故不可缺少。黏弹性物质一般有透明质酸钠（商品名称 Healon）、羟丙基甲基纤维素（商品名称 Ocucoat）、硫酸软骨素混合物（黏性大、弹性差）、透明质酸钠及硫酸软骨素混合物（商品名称 Viscoat）。做好连续环形撕囊，结合具体情况做水分离或水分层术都是手术的关键。当需要超声乳化时，才以脚踏启用（转到第三挡）此功能。一般乳化针头先接触晶状体核块，后做超声粉碎。对位于周边部的晶状体核块，可以先用抽吸功能将其引到瞳孔中央区才做超声乳化。

（蒋　莉）

第六节　白内障囊内摘除术

现代白内障囊内摘除术与传统的囊内摘除术不同。现代的手术技巧已使白内障囊内摘除术具有手术时间短及眼内组织损伤少等优点。然而，由于白内障囊内摘除术手术切口大，而且没有保留晶状体的后囊膜，给植入人工晶状体造成困难，临床上仅用于确实无法用现代白内障囊外摘除术摘除白内障的病例。

一、手术适应证

尽管白内障囊内摘除术的成功率较高，但由于囊内摘除术比囊外摘除术更容易发生术中玻璃体脱出、术后黄斑囊样水肿、视网膜脱离以及玻璃体疝等并发症，所以在适合两种术式的病例中，多数术者均选择现代囊外摘除术。仅在下列情况下选择白内障囊内摘除术：

（1）白内障并发晶状体几乎全脱位或全脱位的病例。

（2）意外的白内障囊内摘除术，这是指原定行白内障囊外摘除术或白内障吸出术，但因术中晶状体悬韧带的离断而被意外地完整娩出。或因术中发生玻璃体溢出，在处理这种并发症时晶状体的后囊膜被完全拉出眼外，这类白内障手术称为意外白内障囊内摘除术。

二、手术禁忌证

（1）准备行囊袋内后房型人工晶状体植入术患者。

（2）一眼已行白内障囊内摘除术，但术眼术后发生视网膜脱离、黄斑囊样水肿以及因玻璃体进入前房导致大泡性角膜病变者。

（3）慢性前葡萄膜炎引起的虹膜广泛后粘连甚至瞳孔闭锁或膜闭者。

（4）并发青光眼的白内障。

三、术前准备

（1）排除和处理全身及眼局部的内眼手术禁忌证，如心脏病、眼部感染性疾病等。

（2）根据术前视功能的预测结果向患者说明手术的目的及可能出现的并发症。

（3）术前三天使用抗生素滴眼液滴眼，每天 4 次，术前 1～2h 用散瞳药散大瞳孔。

（4）一般使用局部麻醉，小孩或特殊患者可使用全身麻醉。

（5）术前可考虑全身用药，包括镇静剂与降低眼压药物等。

（6）局部麻醉时，在球后麻醉后充分压迫眼球，包括用手压迫，使用 Honan 压迫器与固定压迫球等（图 4 - 35），让眼压降低至 10mmHg（1.33kPa）以下，以保证手术顺利进行。

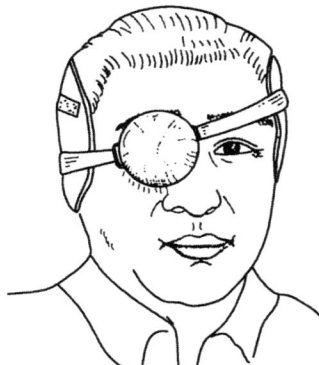

图 4 - 35　橡皮球压迫眼球法

四、手术方法

1. 开睑　开睑器开睑，上直肌牵引缝线（也可同时下直肌牵引缝线），保证在手术显微镜下手术野的清晰度。

2. 结膜瓣　采用以穹隆部为基底的结膜瓣，沿角膜缘剪开结膜，切口范围为 150°～180°，暴露角膜缘及 3～4mm 宽的巩膜表面，并做巩膜表面烧灼止血。

3. 角膜缘切口　多采用上方角膜缘切口，即在角膜缘前界后 0.5～1.0mm 处切开，先用刀片做垂直性板层切开，范围从 9：30 方位至 2：30 方位，然后在 12：00 方位切穿前房，用角膜剪向两侧扩大切口，切开时剪刀必须与虹膜面平行，保证切口斜向进入前房，形成阶梯形切口。若发现虹膜影响进刀，可先用黏弹剂推开虹膜后，再行剪开。扩大切口后，于 12：00 方位处可做一后置切口缝线，以保证晶状体娩出后能及时关闭切口。

4. 做周边虹膜切除　略。

5. 若患眼术前已有玻璃体脱入前房　在切开前房后，用 Healon 注入前房，保护角膜内皮并使有完整的玻璃体前界膜向后复位。若玻璃体前界膜已破裂，则将切口扩大至 3mm 长，用玻璃体切割头进入前房，将前房内的玻璃体切除。在完成前房玻璃体切除步骤后再扩大角膜缘切口至 150°～180°。

6. 娩出晶状体 娩出晶状体前应检查切口的大小与瞳孔大小是否合适，眼压是否适中，当这三个条件符合要求时再娩出品状体。若有必要，可再加两针切口缝线（10：30方位和1：30方位），以便保证娩出晶状体后，能马上将三针缝线结扎关闭切口。

（1）冷冻摘除法：首先助手掀开角膜瓣暴露晶状体前表面，术者用有齿镊固定并轻压切口后唇，用冷冻头进入前房，黏附晶状体上方前表面，大约数秒钟后，冷冻头周围出现1~2mm被冻结的白色圆圈，表示晶状体已被黏结牢固，此时可轻轻摇动晶状体，先摇断上方晶状体悬韧带，然后左右摇摆拉断两侧悬韧带，最后将晶状体完整摘除。注意在黏结晶状体前应将晶状体表面的水分吸干。冷冻源采用CO_2或液氮。冷冻设备可用，KeeLer公司生产的冷冻摘除器、半导体冷冻器、干冰冷冻器、氟利昂白内障冷冻摘除器等（图4-36）。

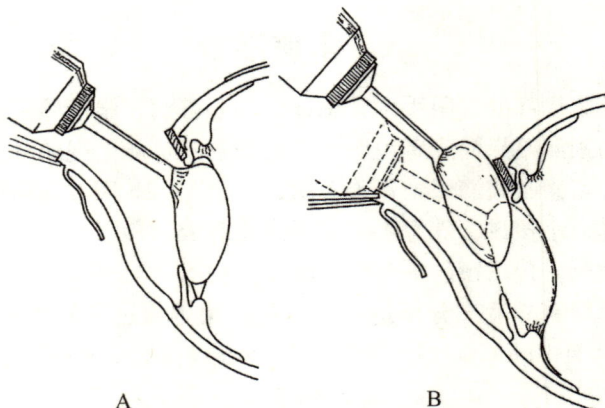

图4-36　冷冻摘除术

（2）压出法：老年白内障患者因晶状体悬韧带较脆弱，可以通过压迫眼球使晶状体悬韧带断离而摘除，但60岁以下或年轻人则使用α-糜蛋白酶溶解晶状体悬韧带后将其压出。方法是经虹膜周边切除和下方虹膜后分别注入（1：10 000）~（1：5 000）的α-糜蛋白酶溶液约0.3ml，1min后以BSS冲洗前房，然后将整个晶状体压出。如果原来晶状体的悬韧带因外伤或先天异常已大部分断离，也可以使用压出法娩出晶状体。压出法靠一手持固定镊固定切口后唇，使切口张开，暴露晶状体赤道部后，用斜视钩或晶状体匙压迫6：00方位的角膜缘，使晶状体平放滑出。此法因容易发生玻璃体脱出，现已少用（图4-37）。

（3）囊镊法：是用晶状体囊镊代替冷冻头，夹住晶状体前囊后，通过左右牵动将晶状体摘除。可先镊住晶状体上方前囊，将晶状体平放拉出，称平放娩出法，也可先镊住下方晶状体前囊，让晶状体以翻跟斗方式摘除，称为翻转摘除法。此法因容易夹破晶状体前囊也已少用（图4-38）。

（4）借助晶状体套圈娩出法：当晶状体已半脱位或已部分滑入玻璃体腔内，仅见晶状体上方的三分之一部分，此时，使用压出法、囊镊法与冷冻摘除法均有困难，并会导致大量玻璃体脱出，此时只有在晶状体的周围注入黏弹剂，在保护角膜内皮细胞与将紧贴晶状体的玻璃体向后推移的前提下，用晶状体套圈置于晶状体的后表面，托起晶状体并将其从切口娩出（图4-39）。

（5）玻璃体内直视下摘除法：当晶状体已完全脱入玻璃体腔内，这时只有使用后段玻璃体切割术，并通过使用眼内导光纤维及角膜接触镜，在直接观察晶状体位置的条件下，用玻璃体切割器将悬浮在玻璃体内的晶状体吸住，并使其通过瞳孔进入前房，然后在前房内注入缩瞳药，缩瞳后借助晶状体套圈将晶状体从角膜缘切口娩出。也可以在完成将脱位晶状体周围的玻璃体切除后，在晶状体和视网膜之间注入过氟化碳液，使晶状体浮起至瞳孔区，然后从角膜缘切口娩出晶状体，最后将玻璃体腔内的过氟化碳吸出。此法同样可以在前房内注入Healon，以保护角膜内皮细胞（图4-40）。随着玻璃体切割术及超声乳化技术的进步，这种囊内摘除法已经少用，它已被玻璃体内的晶状体切除术与玻璃体内的白内障超声粉碎手术所代替。

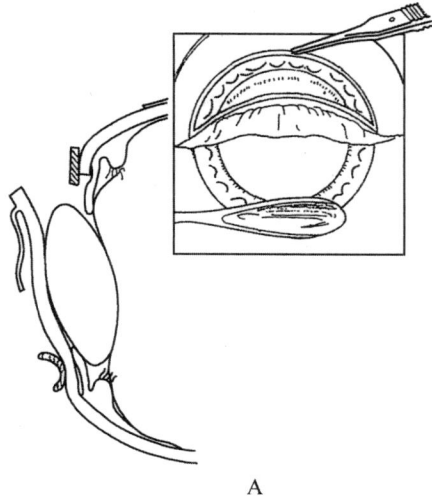

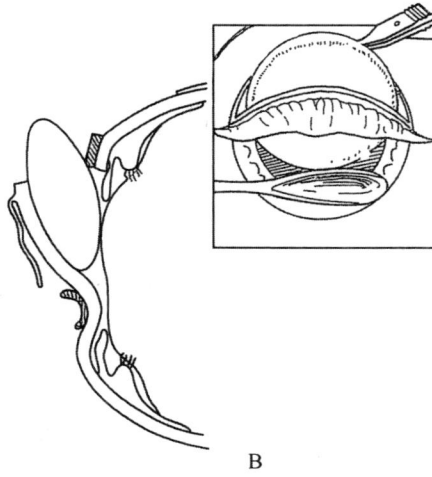

图 4 - 37　压出法摘除晶状体

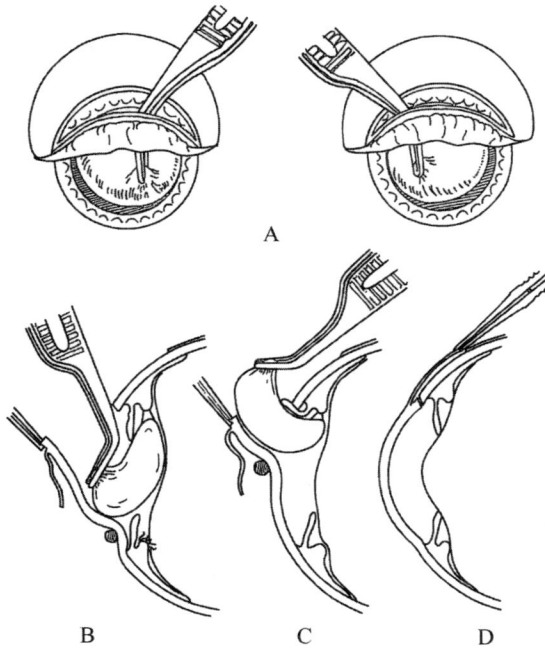

图 4 - 38　囊镊翻跟斗法摘除晶状体

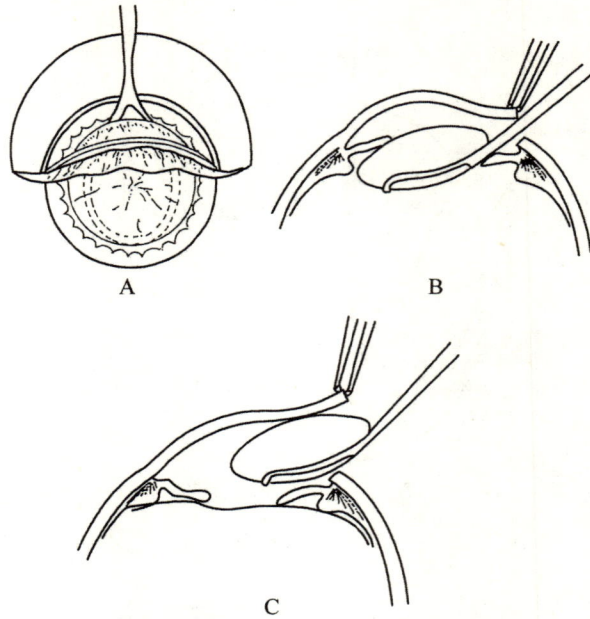

图 4 - 39 晶状体套圈娩出法

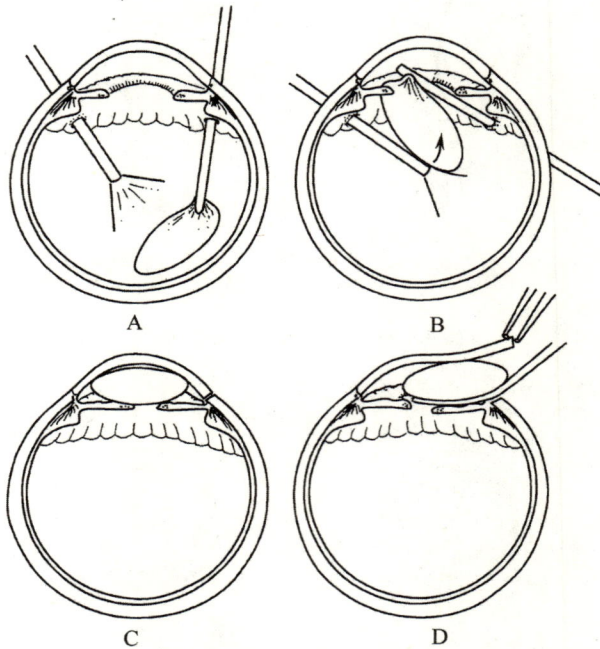

图 4 - 40 玻璃体内直视下摘除晶状体

7. 关闭角膜缘切口 在虹膜复位后，收紧中央预置缝线，关闭切口。然后向前房注入 0.01% 毛果芸香碱或 0.1% 乙酰胆碱缩瞳。用 10 - 0 尼龙缝线间断缝合切口 7 ～ 9 针或做连续缝合，最后拆除预置缝线。

8. 关闭结膜切口 将结膜复位后，用电透热法将结膜切口固定。必要时也可用缝线固定结膜切口。术毕结膜下常规注抗生素及皮质类固醇，涂抗生素眼药膏后用眼包遮盖术眼，并加眼罩保护。

五、术后处理

（1）术后卧床休息 2 ～ 6h，术眼包眼一天，非手术眼可不必包眼，以方便患者活动。

（2）术后第一天开放点眼，滴抗生素及皮质类固醇滴眼液，每天 6 次。术后每天晚上包术眼，并加眼罩保护,以防止夜间不慎碰伤术眼。

(3)及早配镜矫正术眼视力:尽管早期配镜其度数可能不稳定,但可以让患者及早恢复有用的视力。

(4)术后宜吃些营养丰富及容易消化的食物:多吃蔬菜、水果,保持大便通畅,并禁食刺激性强的食物,如辣椒、烈酒等。

(5)嘱咐患者定期复查,及时发现术后并发症。

六、术中并发症

白内障囊内摘除术的术中并发症包括切口错误、角膜后弹力层撕脱、虹膜根部断离、前房积血、瞳孔括约肌撕裂、玻璃体脱出、暴发性脉络膜出血等。这些并发症的处理与其他白内障手术的处理相同。较突出的术中并发症有如下2种:

1. 晶状体囊的破裂　术中晶状体囊破裂的原因:①晶状体囊本身较脆弱,经不起牵拉力的作用,或因晶状体悬韧带特别坚韧,不易拉断,因过度用力导致撕破囊膜。②手术器械、设备的故障,如冷冻头的低温不足,晶状体囊镊接触面不平滑。③操作上的问题,如切口太小,过度挤压晶状体,手术器械误刺破晶状体囊,反复多次在前囊膜的同一位置上的牵拉,或用力不均匀等均可能发生晶状体囊的破裂。当晶状体囊出现小的破裂口时,仍可通过加大冷冻的范围,或改变黏附晶状体前囊的位置,将晶状体整个娩出。一旦破口扩大,晶状体皮质已溢出,则改为白内障囊外摘除术。

2. 晶状体脱位　术中的晶状体脱位常由晶状体悬韧带脆弱加上术中操作中的错误所引起。部分病例则是因患眼本身玻璃体液化,或玻璃体切割术后导致晶状体全脱位。在处理上,只有采用借助晶状体套圈摘除晶状体。当晶状体全脱位时,只有在直视下将晶状体从玻璃体腔内托入前房后,再从角膜缘切口娩出。

七、术后并发症

术后并发症包括伤口裂开、脉络膜脱离、前房积血、继发青光眼、黄斑囊样水肿、视网膜脱离、虹膜炎及瞳孔改变等,其处理与其他白内障手术者基本相同,不再详述。较常见的术后并发症有如下2种:

1. 瞳孔阻滞性青光眼　多发生于囊内摘除术后数天或数月。由于术后玻璃体前界膜与虹膜发生粘连,房水通路受阻而堆积于后房或玻璃体内进而产生瞳孔阻滞性青光眼。如出现长期的浅前房还可能造成房角闭塞。治疗上,首先使瞳孔散大,解除瞳孔阻滞。其次使用 Nd:YAG 激光加做周边虹膜切除术和玻璃体前界膜切开术解除瞳孔阻滞。一旦切穿虹膜,前房即可恢复正常深度。激光治疗无效时可考虑行前段玻璃体切割术,解除玻璃体与虹膜的粘连。当房角已发生粘连,范围已超过两个象限时,必须联合抗青光眼滤过性手术。在预防上,应减少术中对虹膜的刺激,以及术中做确切的周边虹膜切除术,有时甚至做2个周边虹膜切除口。

2. 大泡性角膜病变　常由于术后的前段玻璃体突入前房,并接触角膜内皮细胞,使角膜内皮细胞功能失代偿。临床上首先见到角膜雾状水肿,以后患眼发展为大泡性角膜病变,反复在角膜表面形成大泡,患眼有疼痛、怕光、流泪。这时只有行角膜内皮移植术及联合前段玻璃体切割术。在预防上,只有及早发现,并及早处理前房内的玻璃体疝,才能防止大泡性角膜病变发生。

八、手术要点及注意事项

囊内摘除术与囊外摘除术比较,必须更充分地降低术中的眼压,对半脱位白内障应在晶状体悬韧带完整的部位做手术切口,以防止玻璃体脱出。冷冻头切勿黏着角膜或虹膜。万一出现此情况即停止制冷源的启动,静待冰球融化才拉出冷头,重新吸干晶状体表面液体后,将晶状体冷冻黏结后才将其娩出。如果使用的冷冻摘除器无启动装置,则应在黏附处滴入平衡盐溶液使冰球融化。使用冷冻摘除法时,冷冻头与晶状体黏附的位置应位于赤道部到前极部位之间的中点,有利于防止晶状体囊的破裂。

(马萧萧)

第七节　白内障抽吸术

一、适应证

先天性婴幼儿型白内障，30 岁以下的无硬核白内障。

二、麻醉

婴幼儿或儿童患者须做全身麻醉。成人做单纯局部麻醉或表面麻醉。

三、手术方法

1. 结膜切口　在颞上方以穹隆部为基底做一个约 Smm 长结膜瓣。
2. 止血暴露术野　在结膜切口下分离眼球筋膜，暴露角膜缘。
3. 角膜缘切口　在角膜缘前界后 1mm 处做 3mm 切口，切穿前房。
4. 截囊　在前房内注入黏弹剂，用截囊针头截开前囊或用撕囊镊做连续环形撕囊。
5. 抽吸晶状体皮质　将抽吸灌注针头伸入前房，在保持正常前房深度的情况下，一边将平衡盐溶液注入前房，一边抽吸皮质，彻底清除。
6. 关闭切口　角膜缘切口间断缝合 1~2 针；结膜切口以电透热或缝合固定。

四、手术要点及注意事项

（1）术前应使用散瞳药物散瞳。

（2）也可采用手动抽吸灌注针头进行手术（助手协助灌注平衡盐溶液保持正常前房深度，或将抽吸针头连接到平衡盐溶液吊瓶）。但一般都利用自动的灌注抽吸系统进行操作。

（3）对先天性白内障后囊混浊者，必须行后囊环形撕开术以避免术后发生后发性白内障。

（4）手术中如玻璃体溢出伤口，应采用前段玻璃体切除器，将前房内玻璃体及残留的晶状体皮质切除干净。

（5）若为后极性白内障，应特别注意术中发生后囊破裂。

（6）缝合角膜缘切口后，应检查切口是否已达水密状态，保证术后切口的愈合。

（马萧萧）

第八节　白内障摘除人工晶状体植入术

白内障被摘除后，患眼呈无晶状体眼状态。此时，患者及术者必须面对的是无晶状体屈光不正的矫正问题。长期以来，从眼镜（框架眼镜或角膜接触镜）到角膜表面镜片术，直至目前被广泛采用的人工晶状体植入，无晶状体眼屈光矫正的发展愈加完善。

早期使用框架眼镜虽然较便宜，但此种眼镜存在不能克服的缺陷。首先，它具有约 25% 的放大率，因此不能用来矫正单眼的无晶状体眼。即使用它来矫正双眼无晶状体眼，也会因像差和棱镜效应，导致患者视物变形、定位失误、眩晕、眩光、环形暗点和视野缩小，从而失去进行精细活动的能力。

角膜接触镜的使用是矫正白内障术后无晶状体状态方法的一大进步。但是，无论软性或硬性、短戴型或长戴型的接触镜，均常引起角膜异物感，还可导致角膜炎、角膜溃疡、角膜新生血管形成及睑结膜乳头肥大等并发症，甚至会引起角膜内皮功能失代偿。泪液分泌减少、卫生条件差或在灰尘环境中工作的患者禁忌戴接触镜。

随后亦有应用角膜表面镜片术矫正无晶状体眼的方法。但是由于材料来源和加工制作以及手术等问题使其在临床上难以广泛应用。

目前，随着后房型人工晶状体植入术的应用，上述各种矫正无晶状体眼方法的缺陷及困难均已得到克服，临床实践已充分证明，后房型人工晶状体是迄今矫正白内障术后无晶状体眼屈光异常最理想的方法。现代后房型人工晶状体主要的优点为：①后房型人工晶状体引起的像差很小，为白内障术后提供了最好的屈光矫正。②重量轻、固定好的人工晶状体能位于正常晶状体的生理位置。③远离角膜且避免与虹膜发生摩擦，减少了术后角膜和虹膜等并发症。④对瞳孔的影响较少，术后可自由扩瞳，利于观察眼底。后房型人工晶状体是目前最常用的人工晶状体，可用于白内障超声乳化术后、白内障囊外摘除术后、二期人工晶状体植入和缝襻固定术。

一、小切口可折叠后房型人工晶状体植入术

随着后房型可折叠人工晶状体设计的发展，手术切口逐渐缩小到2.8～3.5mm。目前流行的小切口可分为巩膜隧道式和角膜隧道式两种，当然也可以做角膜缘的阶梯状小切口。两者均具有切口小、愈合快，有利于术后早期恢复视力的优点。两者都可以不用缝线关闭切口。做角膜隧道式切口，其切口位置可以在眼球颞侧，术者的位置亦在患者头部颞侧方向，不必在其上眉弓操作，具有操作方便、节省时间，减少术后上睑下垂和上直肌损伤等优点。

后房型可折叠人工晶状体多由柔软可塑的丙烯酸酯类、硅酮类、硅凝胶、水凝胶和有热固性的亲水多聚体制成，其形状可分为三片式、一片式和片襻式三大类（图4-41）。

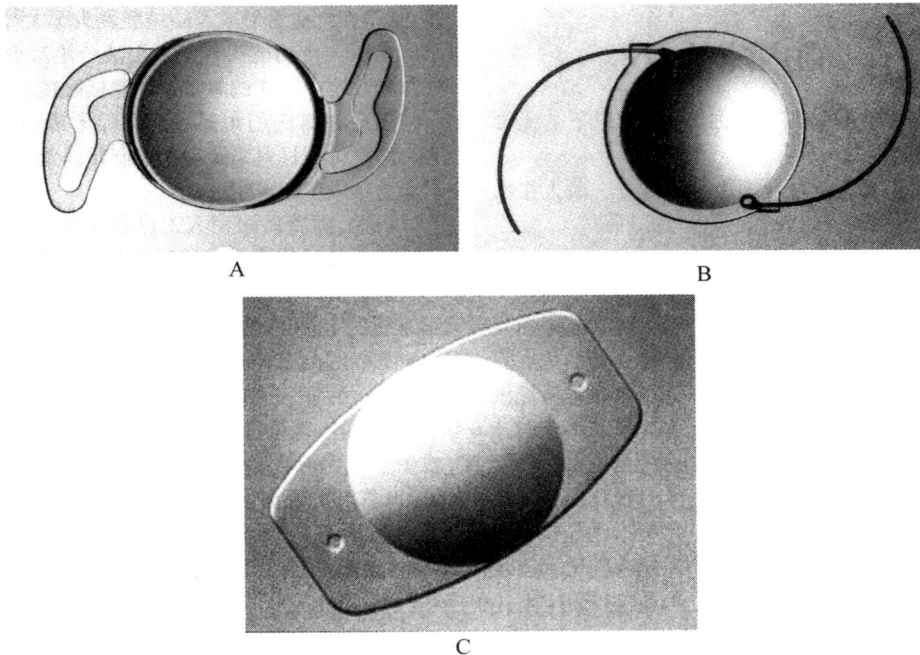

图4-41 后房型可折叠人工晶状体

人工晶状体襻以聚丙烯制作的称为三片式人工晶状体，在植入时容易折弯，且长期接触对睫状沟邻近组织有损害。有光学部分和襻均以PMMA作材料的，称为一片式（或单片）人工晶状体。襻的角度很重要。最初的后房型人工晶状体是平角的，易引起瞳孔边缘压在光学部分前面，如有10°的前倾角能避免这一缺点。两襻之间的距离（襻距或直径）也是一个重要的特征。如果人工晶状体襻距为13.0mm，植入睫状沟内会造成光学部分偏心。增加至13.5mm和14.0mm，能减少偏心和半脱位。晶状体囊袋为9.5～10.5mm大小，襻距不需要14.0mm。如果用环形撕囊术，有12.5mm长的襻即可以。襻的形态有多种，如J襻、C襻和改良C襻。改良C襻界于J襻与C襻之间，比J襻长，比C襻短，优点是与睫状沟或囊袋的接触面加大，增加了稳定性，而且可以旋转植入（图4-42）。

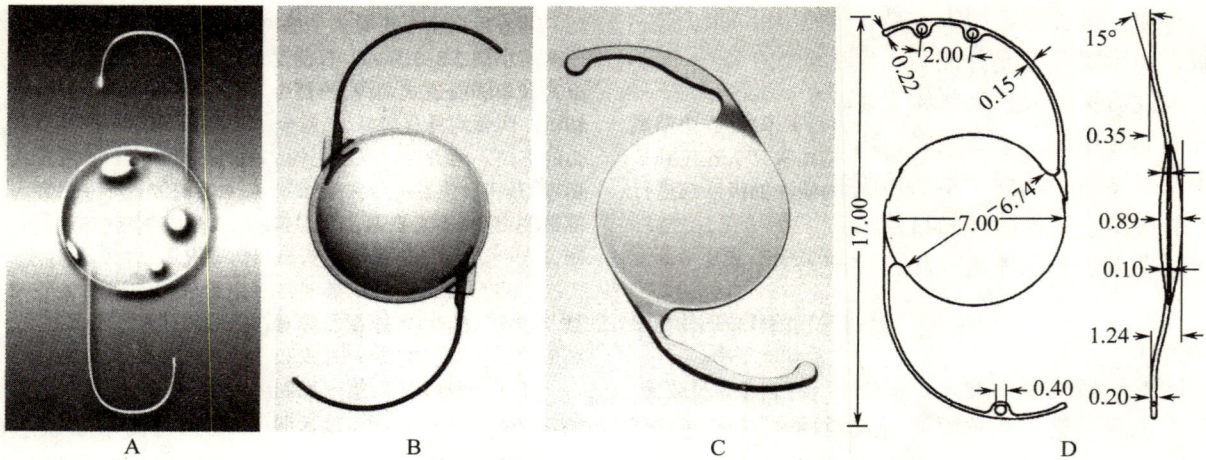

图 4 - 42　改良 C 袢

经修饰的后房型人工晶状体有以下数种：

（1）现在常规使用的人工晶状体都有吸收紫外线的功能，一些人工晶状体还可以滤过蓝光。如 AcrySof SN60AT、Hoya - 60BB 等（图 4 - 43）。

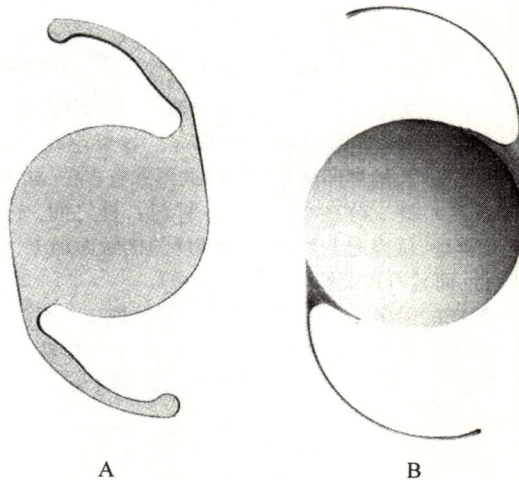

图 4 - 43　可滤过蓝光的人工晶体

（2）非球面人工晶状体的设计改变了传统人工晶状体的成像缺陷，将人工晶状体的周边设计为扁平状，使光线经过周边光学面与经过中心部分的光线聚焦更一致，从而避免了使周边波前成像扭曲，分解视网膜聚焦的光能，提高了视网膜成像的质量。如 Tecnis 29000、Akreos AO 等（图 4 - 44）。

（3）多焦点人工晶状体可同时提供远、近视力。有不同设计，如二片镜或三片镜，是由不同屈光度的同心圆镜片组成。中间部分的度数高，为看近时所需，周边部分为看远用。或者前表面为球面屈光表面，后表面为衍射表面。目前多焦点人工晶状体发展进一步完善，大多数患者能够同时获得较好的远、近视力，但仍有部分患者觉得看细小物体时清晰度不够，有时还会出现对比敏感度下降和不良视觉现象如眩光和光晕等。这类晶状体有 ReZoom、ReSTOR 等（图 4 - 45）。

（4）可调节人工晶状体的设计目的是为了解决白内障摘除术后老视症状的困扰，使术后患者在注视远、中、近距离物体时均可以获得良好的视网膜成像。目前能在临床运用并实现其功能的可调节人工晶状体的设计理念是在睫状肌收缩引起的囊袋变形时，人工晶状体的光学区即焦面向前移动，使眼的屈光能力增加。如 Crysta Lens AT45、ICU 等（图 4 - 46）。

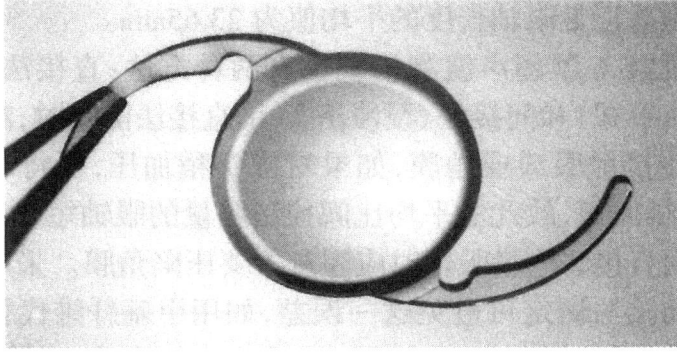

A

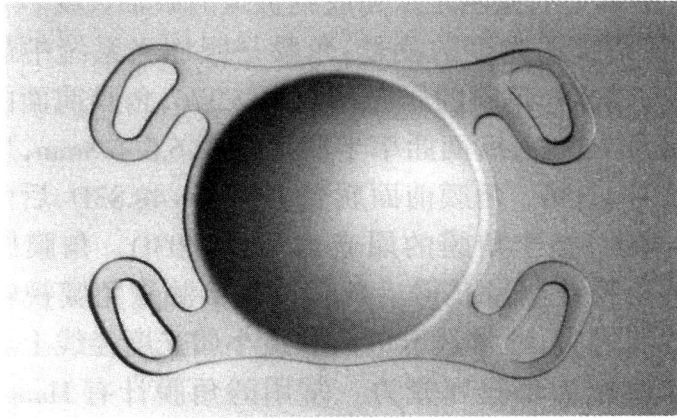

B

图 4 - 44　非球面人工晶状体

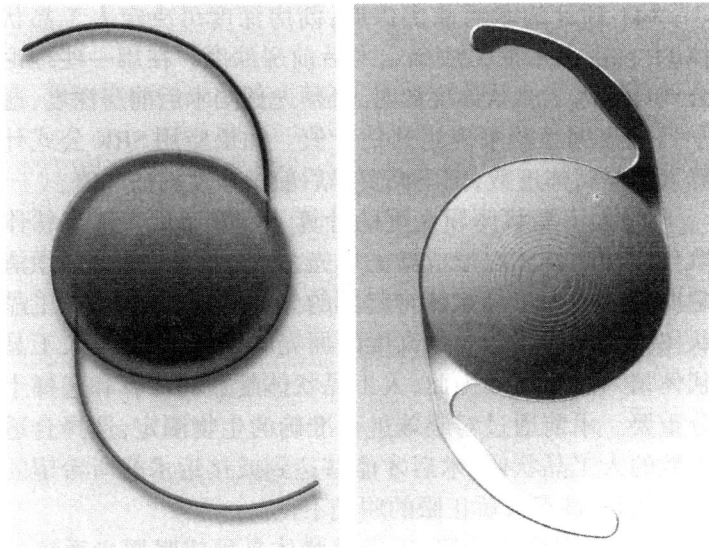

A

B

图 4 - 45　多焦点人工晶状体

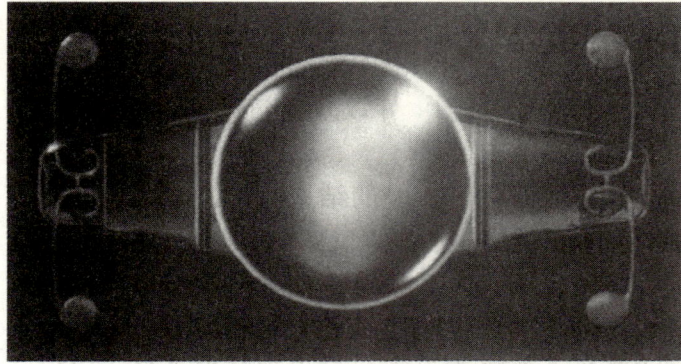

A

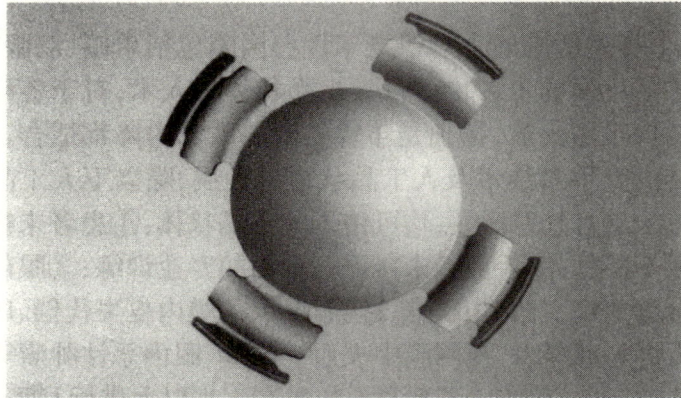

B

图 4 - 46　可调节人工晶状体

（5）散光人工晶状体（Toric IOL）是将散光矫正与人工晶状体的球镜度数相结合的一种新型屈光性人工晶状体，适用于晶状体混浊伴角膜散光的患者。如 Staar Toric IOL、LISA Toric 466TD IOL 等（图 4 - 47）。

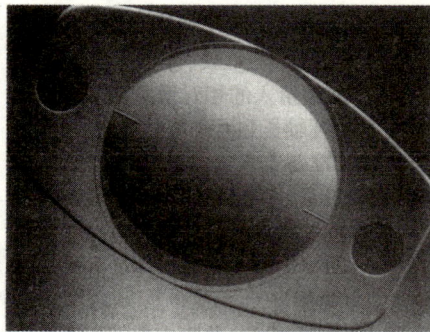

A

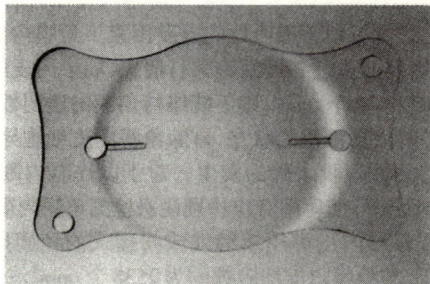

B

图 4 - 47　散光人工晶状体

（一）手术的局部解剖及病理

人工晶状体袢固定的主要部位有晶状体囊袋内和睫状沟。

1. 晶状体囊袋内　晶状体后囊厚度为5μm，但并不是均匀的，后囊中央区最薄，近赤道部位次之，中周部后囊膜较厚。许多人对有晶状体核或晶状体核吸除后的囊袋的大小进行了研究，90%眼睛的晶状体囊袋直径在9.5~10.5mm之间。囊袋张开后（如植入人工晶状体），残余的前囊瓣形成新的赤道，囊袋直径可有2mm的扩张。在尸体眼球或手术中发现，囊袋的赤道抗撕裂能力远较晶状体悬韧带强，但悬韧带是从囊袋的赤道部前2mm及后1mm发出，因此无论进行白内障囊外摘除或超声乳化摘除术，应尽可能减少对悬韧带或囊袋赤道的干扰。

2. 睫状沟　由Shearing于1978年提出的后房型人工晶状体袢固定的解剖部位，是位于虹膜根部和睫状突之间的隐窝，即睫状沟。根据该部位的形态，将睫状沟描述为虹膜睫状体沟则更为贴切。由于其形态与前房角相似，也有人将其称为后房角。

人工晶状体袢在囊袋内固定比睫状沟固定略后移，所起的屈光作用稍小。如果人工晶状体袢一个植入囊袋内，另一个植入睫状沟，则可导致人工晶状体光学面倾斜，引起屈光力减少和散光。

尸体解剖和动物实验的结果显示，如果后房型人工晶状体袢位于囊袋内，人工晶状体袢对睫状体几乎没有影响，也没有炎症反应。然而，如果该袢植入于睫状沟，袢可深深地陷入睫状体内，引起多发性微血管阻塞而导致缺血、虹膜红变或新生血管性青光眼。如果袢是聚丙烯，常被纤维膜或巨噬细胞包绕。

（二）手术适应证

对于老年性白内障包括单眼、双眼，不同成熟程度的患者均可行人工晶状体植入术；对于各种类型的单眼白内障，特别是年轻人的单眼白内障都适合。随着白内障手术技术及人工晶状体的发展，除以下人工晶状体植入绝对禁忌证外，均可植入人工晶状体：①患者未被告知或不愿意。②手术者未接受过严格的专业训练。③眼部伴有严重的病变，如小眼球、虹膜红变、角膜内皮失代偿、广泛先天性眼部异常、视网膜中央血管阻塞、眼内恶性肿瘤等。

对于儿童，临床资料显示年龄在1岁以上进行Ⅰ期人工晶状体植入是安全有效的，但目前对于小于1岁的患儿是否Ⅰ期植入人工晶状体仍存在争议。在临床操作上，医生应该根据自己的能力和经验，结合患儿的具体情况，权衡利弊做出决策。此外，伴有先天性小角膜是人工晶状体植入的绝对禁忌证，而伴有先天性无虹膜、青光眼、永存原始玻璃体和虹膜炎是人工晶状体植入的相对禁忌证。对于先天性小眼球者需视眼球的实际轴长和发育情况决定。

（三）术前检查及准备

人工晶状体植入术的术前检查与常规白内障手术相同，应包括患者术前一般全身情况、术眼情况及术后可能恢复视力的估计。人工晶状体植入术前应做眼球的有关生物测定和人工晶状体度数的估算。

1. 眼球的生物测定

（1）角膜内皮细胞检测：角膜内皮细胞有防止水分从前房进入角膜和将角膜的水分泵入前房的作用，因而完整的内皮细胞是维持角膜透明性的重要因素。角膜内皮不能再生，损伤后仅能通过邻近细胞移行覆盖，如果内皮细胞的密度低于400~500个/mm²，则不能维持角膜的透明性，所以术前必须了解内皮细胞的状态，排除角膜内皮细胞异常，以减少术后持续性角膜水肿的发生。对于以往有内眼手术史、青光眼和眼球外伤等患者应特别注意检测角膜内皮改变。

检查角膜内皮可用接触式或间接式的角膜内皮照相机进行。正常角膜内皮细胞数约为2 538个/mm²，一般而言，如果术前内皮细胞密度小于1 000个/mm²，术后极易发生角膜内皮功能失代偿。在人工晶状体植入术中应用前房填充物（如透明质酸钠、甲基纤维、气泡等），可预防减少角膜内皮细胞的损伤。

（2）超声波测量：超声波检查是人工晶状体植入术前的常规检查之一，超声波除了了解眼球后段的病变，如玻璃体积血、混浊、视网膜脱离、眼内肿瘤、视盘异常和有隆起边缘的视网膜巨大裂孔等病变外，还可进行眼轴长度的测量。眼轴长度是指角膜顶点到黄斑的长度。用超声波测量眼轴的长度，其准确性可在 0.1mm 内。眼轴的测量务求准确，因为眼轴误差 1mm，人工晶状体度数的误差将达 2.5D，超声波测量正常眼轴长度的平均值为 23.65mm。

目前 A 型超声波测量眼轴有两种方法：直接法（接触式或压平式）和间接法（浸渍法）。用直接法测量时，超声探头直接接触眼睑或角膜，如果对探头稍加压，可将眼球压陷，眼轴缩短，故此法平均比间接法测量的眼轴短 0.24mm，因此用直接法测量眼轴时应注意不要压陷角膜。采用加水囊的间接法测定可避免这一误差，如用甲基纤维代替水囊中的填充物，则测量的结果更加准确。超声波生物测定仪的探头也属于间接测定从角膜到黄斑的眼轴长度。

（3）角膜屈光度的测量：角膜是眼屈光系统中最重要的光线折射面，角膜的屈光指数为 1.376，角膜前面曲率半径平均为 7.7mm，后面曲率半径平均为 6.6～6.8mm，房水屈光指数为 1.336。角膜前面屈光力约为 +48.83D，后面屈光力为 -5.8D，整个角膜的屈光力为 +43.03D。角膜屈光度可通过角膜计测量获得。角膜计直接测量角膜视轴中央 3mm 的屈光力，通常选取最大和最小屈光度径线上屈光度的平均值作为角膜屈光力。常用的角膜计有 Haag Strait、Bausch 和 Topcon 角膜计。不同工厂生产的角膜计的测量结果有一定的误差（0.25～0.75D）。测量时令患者眼球固视，避免对眼球加压，操作熟练可增加其准确性。

（4）预计的术后前房深度：前房深度可决定人工晶状体的位置，但术前无法确定术后前房深度。在用一些理论公式计算人工晶状体度数时，必须先预测术后前房深度，通常只能根据经验来确定其估计值。如果应用 SRK 公式计算人工晶状体度数，则不需要术后前房深度的估计值。

2. 人工晶状体屈光度的计算　当准备用人工晶状体取代混浊晶状体以形成新的屈光系统时，每个术者必须清楚所植入的人工晶状体将起到的光学作用。否则，人工晶状体植入术后可能导致高度的屈光不正，从而失去人工晶状体植入的意义。为此，人工晶状体度数的计算和选择十分重要。术前通过对眼球进行准确的生物测定，选择合适度数的人工晶状体，术后才能够达到或接近术前所希望的屈光状态，甚至可矫正眼的屈光不正。

1）根据公式计算：正常晶状体是组成眼屈光系统的主要部分，眼屈光力与眼轴长度相适应，使外界物体能够在视网膜黄斑区形成清晰的物像。植入的人工晶状体与角膜形成新的屈光系统能否与眼轴相适应，取决于角膜屈光度、眼轴长度的生物测定值以及术后前房深度的估计值。

人工晶状体度数计算公式有理论公式和回归公式（经验公式）。由于理论公式计算烦琐，而且在术前无法准确了解术后前房深度的估计值，因此较常使用简单的经验公式。20 世纪 80 年代初，Sanders、Retztaff 和 Kraff 等通过逐步回归的方法回顾分析了数以千计用理论公式计算后植入的人工晶状体患者术后的数据，并找出了角膜弯曲度、眼轴长与人工晶状体度数之间的数学关系，即 SRK 公式：

$$P = A - 2.5L - 0.9K$$

式中，P 是预计的人工晶状体度数；A 是常数，取决于人工晶状体的类型、生产厂家和术者采取的手术技术；L 是眼轴长度；K 是角膜屈光度的平均值。

2）影响准确性的因素：据 Binkhorst 报道，用其设计的理论公式在术前计算人工晶状体的度数，发现术后屈光误差小于 1D 的比例为 81%，而根据其他术者的观察，用理论公式计算人工晶状体度数准确率仅为 42%～61%，约 20% 的术眼术后屈光不正超过 2D。而用 SRK 公式进行人工晶状体度数预测，准确率达 81.9%，仅 4.5% 的术眼术后屈光不正大于 2D。影响术前预测人工晶状体度数准确性的原因主要有：①生物测定的准确性：一般用 A 型超声波测定的眼轴长度，在理想的状态下，也会产生 0.03mm 的误差。如测量技术不熟练，可以产生较大的误差。角膜屈光度测量是影响生物测量值的另一个重要原因。测量时患者不合作，眼球有外力压迫（如眼睑）、测量区域偏离光学中心 3mm 以外、角膜上皮不完整以及角膜计的轴向与眼轴不一致等均可明显影响其准确性。此外，由于术前无法预知术后的前房深度，因此用理论公式计算人工晶状体度数时，其所需的术后前房深度本身只是一个估计值。②常数：用 SRK 公式时必须了解每种人工晶状体的常数，不同类型、不同厂家生产的人工晶状体其常数各异。即使同一种人工晶状体，人工晶状体的襻固定位置不同，计算人工晶状体度数时所用的常数也不相同。一般而言，一体型人工晶状体所用的常数较非一体型人工晶状体大，祥在囊袋内固定的人工晶状体的常数比睫状沟固定者大。③屈光不正的影响：正视眼人工晶状体度数的预测，用理论和经验公式进行计算，其结果是接近的。经验公式是根据正视眼的原始数据推导，所以眼球越趋于正视眼，其准确性越高，用理论公式与经验公式计算的度数就越接近。而在近视眼，理论公式计算的人工晶状体度数低于经验公式计算值，反之，在远视眼，理论公式计算人工晶状体度数高于经验公式计算值。鉴于 SRK 公式对近视眼和远视眼进行计算时人工晶状体度数的准确性不高，故 Sander 等改良了 SRK 公式，即 SRK Ⅱ 公式：

$$P = A1 - 2.5L - 0.9K$$

A1 的计算方法如下：如果 $L < 20$，$A1 = A + 3$；如果 $20 \leqslant L < 21$，$A1 = A + 2$；如果 $21 \leqslant L < 22$，$A1 = A + 1$；如果 $22 \leqslant L < 24.5$，$A1 = A$；如果 $L \geqslant 24.5$，$A1 = A - 0.5$。经临床验证，SRK Ⅱ 公式较之 SRK 公式在计算有屈光不正眼的人工晶状体度数时，准确性有了进一步的提高。

3）根据原始屈光状态计算：根据原始屈光状态计算应植入的人工晶状体度数的准确性远较用公式计算低，但亦可做出近似的估计，因此仍有一些术者采用，尤其对于那些没有条件进行生物测定的术者。有生物测定条件的术者，也可据之作为公式计算人工晶状体度数的参考值。

所谓原始的屈光状态，是指发生白内障以前的屈光状态。患白内障以前的验光记录或体检记录可作为原始屈光状态的依据。另外，根据病史有时也可判断与之相适应的原始屈光状态。

如果无法确定患者原始屈光状态，也没有眼科用的超声波测量仪，可采用非眼科用的超声测量仪粗略测量眼球长度，排除轴性高度近视的存在。为避免高度近视者植入度数高的人工晶状体，术者可根据患者不同的需要选择下列三种方法计算人工晶状体度数：

（1）相同人工晶状体：植入的人工晶状体可维持术前的屈光状态，这种人工晶状体称为相同人工晶状体。不同类型的人工晶状体，其相同人工晶状体的度数是不同的：对于前房型人工晶状体，相同人工晶状体度数为 +18D；对于接近虹膜的后房型人工晶状体，相同人工晶状体度数为 +20D；对于节点后移的后房型人工晶状体则为 +21～22D。

（2）正视眼人工晶状体：植入的人工晶状体可使患眼变为正视眼，其计算方法为：正视眼人工晶状体 = 相同人工晶状体 + 1.25 × 术前屈光度。

（3）标准人工晶状体：比相同的人工晶状体大 2D 的人工晶状体。标准人工晶状体通常可比原来的屈光状态过矫约 1D。

（4）人工晶状体度数的临床选择：当采用适当的公式，运用生物测定的数据计算出入工晶状体度数后，术者应根据患者的年龄、职业需要、生活习惯、过去戴镜史及对侧眼的屈光状态最后决定植入人工晶状体的度数。

对于好动的患者，尤其是那些仍需工作和需要良好远视力的患者，应选择使患眼在术后达到正视眼的人工晶状体。对于大部分时间要进行阅读或进行其他近距离工作者，应使术后呈一定程度的近视状态。术者应根据患者的需求选择人工晶状体。但无论选择术后为正视眼或近视眼，均必须维持双眼单视，不要产生术后屈光参差。对侧眼的屈光状态在一定程度上限制了患眼人工晶状体的植入度数的选择。一般情况下人工晶状体术眼的屈光状态与对侧眼的差异不应超过 1.0～1.5D。

由于手术技术的差异及眼球的生物可变性，术后难免出现屈光不正，甚至偏离预测的屈光状态超过 1D，术者应考虑术后残留屈光不正对患者视力及生活的影响，所以为了防治术眼术后出现远视倾向，一般植入比正视眼过矫 +0.5～0.75D 的人工晶状体为宜。

4）手术方法：根据人工晶状体祥的固定位置可分为人工晶状体囊袋内固定、睫状沟固定、不对称固定（一祥在囊袋内，另一祥在睫状沟）。将混浊和透明的晶状体物质从晶状体囊袋内清除干净后，将人工晶状体放置于囊袋内，避免与具有生物活性、富含血管和神经的葡萄膜组织接触，理论上是治疗白内障的理想方法。手术中的麻醉、开睑、角膜缘/巩膜隧道或角膜隧道切口，晶状体核娩出和皮质抽吸术参照本章第四节白内障囊外摘除术和第五节超声乳化白内障吸除术的有关部分。

（四）囊袋内固定的手术方法

当采用白内障囊外摘除或超声乳化摘除白内障晶状体时，在确定没有发生晶状体悬韧带断裂和后囊膜破裂后，向晶状体囊袋内注入黏弹性物质（透明质酸钠、甲基纤维素或硫酸软骨素等）将前囊膜和后囊膜撑开（图4-48）。

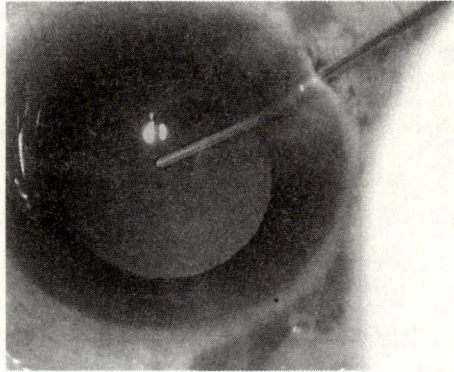

图4-48 囊袋内注入黏弹剂

可先在瞳孔中央开始注射，逐渐伸向下方囊袋内前囊膜边缘下，最后向上方12：00方位的前囊膜下。用空气泡代替黏弹性物质虽然可减少手术费用，但空气泡难以将前囊膜和后囊膜分开，由于囊袋不能张开，故人工晶状体裨多数植入于睫状沟内，而且前房不易维持，尤其在眼压和眶压升高时。

软性可折叠人工晶状体的植入是连贯性的动作，有特制的直接或间接折叠镊加上一个夹着人工晶状体光学部的植入镊（图4-49），也有些可折叠人工晶状体是通过放入一个管状的推进器系统（图4-50），将人工晶状体折叠并夹持着，由手术切口植入眼内，因此，折叠人工晶状体的植入可以分为两种方式。

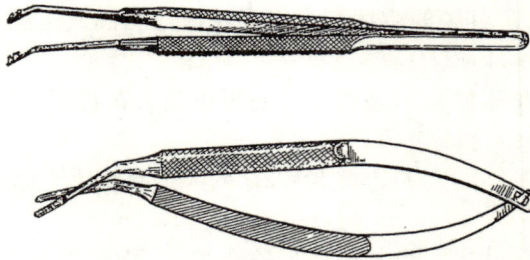

图4-49 直接及间接折叠镊及植入镊

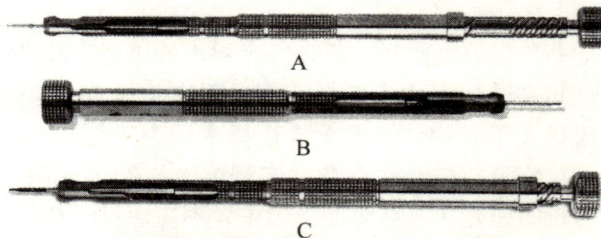

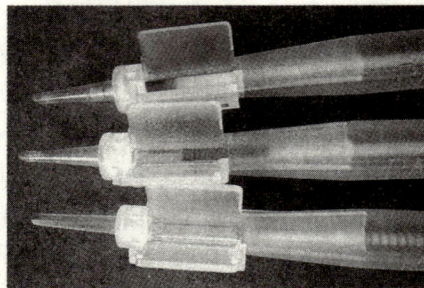

图4-50 人工晶状体推进器系统

（1）使用折叠夹持器植入：对半夹好人工晶状体，平放进入切口，让下袢进入下方囊袋内，旋转90°使光学部在平放的位置，松开夹持器，使整个人工晶状体连同上下袢植入囊袋内，如上袢未植入可以镊子助其进入上方囊袋内（图4-51）。

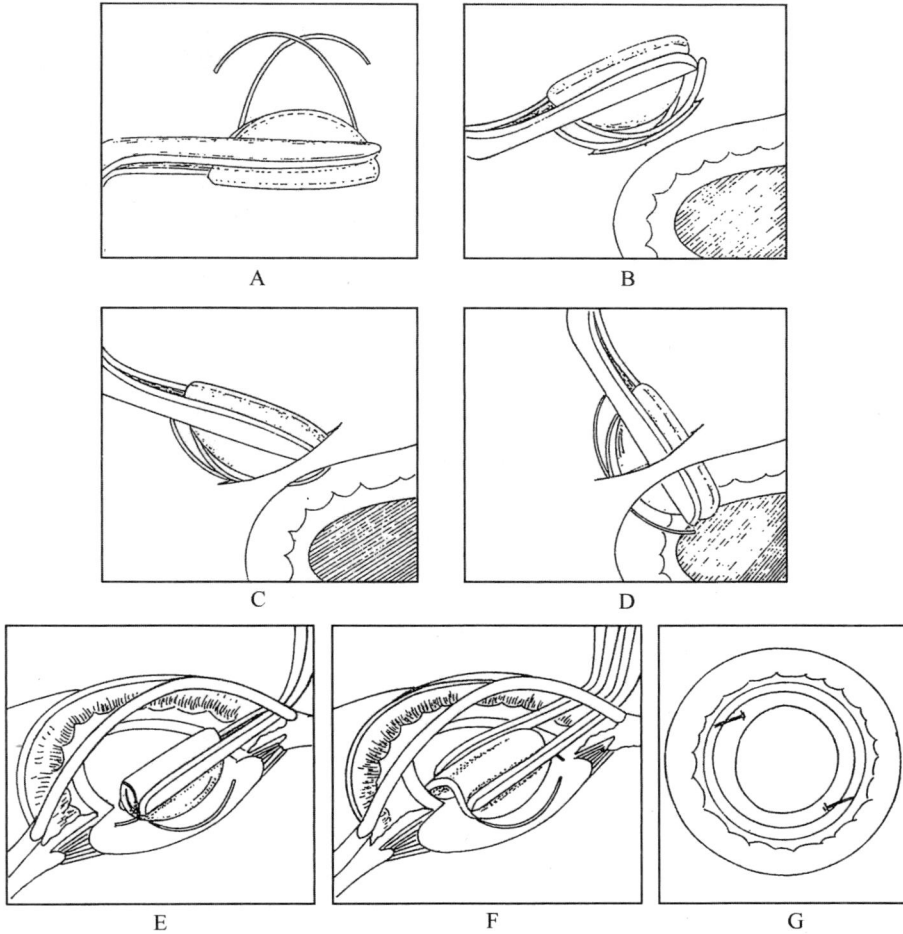

图4-51　使用折叠夹持器植入人工晶状体手术图示

（2）使用推进器植入：将人工晶状体放入推进器后，将推进器连同晶状体经过切口进入前房及晶状体囊袋内，在眼外启动推进器人工晶状体即被推送入囊袋内（图4-52）。

（五）睫状沟固定的手术方法

与囊袋内固定比较，睫状沟固定易引起睫状体炎症反应、糜烂、虹膜后摩擦综合征、虹膜后粘连、瞳孔夹持、人工晶状体偏位等并发症，因此现在术者一般较少采用此技术。然而，睫状沟固定方法较容易掌握，操作时对悬韧带的压力较轻，因此在白内障摘除术中出现一些意外如术中眼压过高，人工晶状体下袢难以进入囊袋内，部分悬韧带脆弱或断裂，后囊膜中等大小破裂，但又希望继续进行后房型人工晶状体植入时，以采用睫状沟固定的技术植入后房型人工晶状体为宜。

具体的方法为先将黏弹性物质注入瞳孔区中央，接着注入下方虹膜后与前囊膜表面之间，将下袢植入或者在前房注入气泡则人工晶状体下袢较容易进入虹膜下，然后可再向上方虹膜下注入黏弹性物质或向前房注入气泡。此植入方法与囊袋内固定的植入法相似，不同的只是将上袢及下袢植入于虹膜下面和前囊膜表面的睫状沟内。

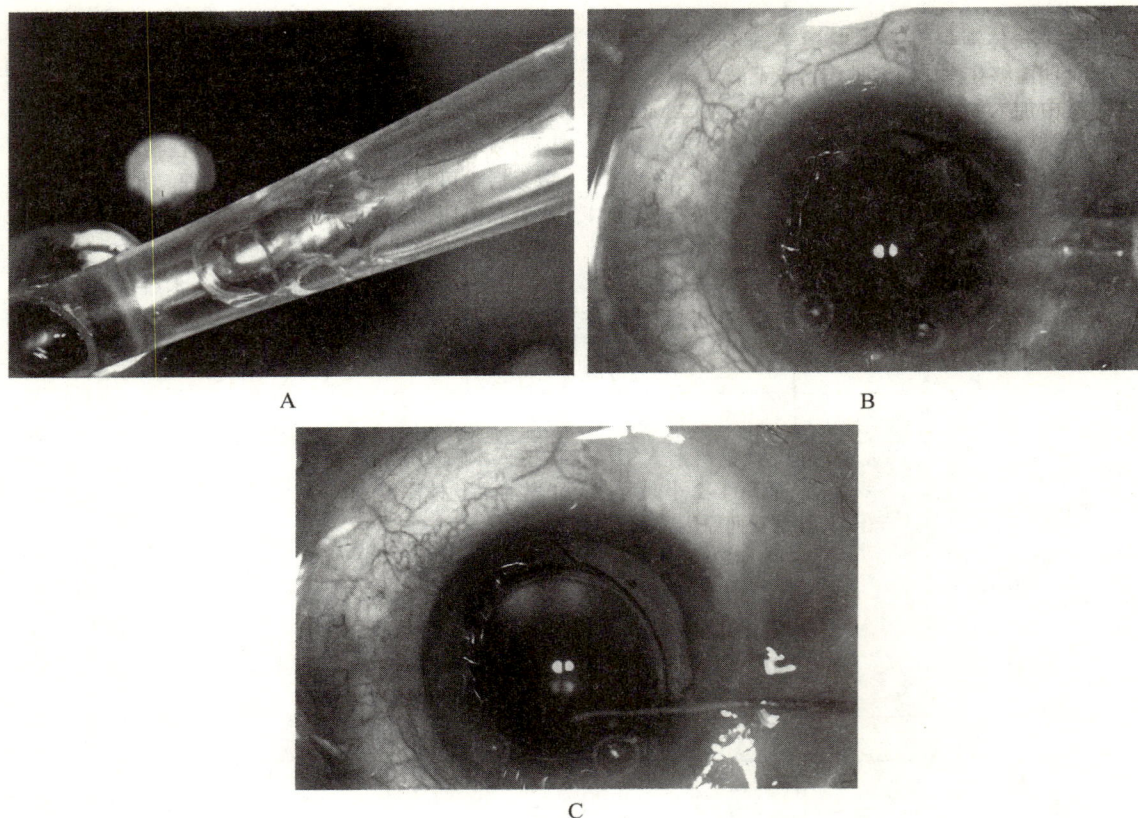

图 4 - 52　使用推进器植入人工晶状体手术

（六）手术要点和主要注意事项

　　由于人工晶状体植入是白内障摘除术的延续，故白内障摘除的过程很大程度影响人工晶状体的植入。成功植入后房型人工晶状体的基础是在保持晶状体悬韧带和囊袋的完整性的同时，尽可能将囊袋内的晶状体皮质清除干净。保证人工晶状体在囊袋内固定的方法有：①晶状体前囊切开最好采用连续环形撕囊术（详见本章第四节）。②开罐式前囊切开时切开口不宜太大，一般直径约 6mm。③晶状体皮质应尽可能清除干净。④植入人工晶状体前应用黏性较大的填充剂（黏弹性物质）。⑤最好采用旋转的方法植入人工晶状体。⑥术后应有效地控制炎症反应。

（七）术中并发症及处理

　　1. 与切口及角膜有关的并发症　切口长度不适当可引起人工晶状体植入术一系列的并发症。对于白内障超声乳化吸除术，以 3.0～3.5mm 切口最为常用，不会引起手术源性角膜散光，而对于大部分的白内障囊外摘除术，11～13mm 弦长的切口已足够，切口过长会增加术眼的损伤，也可导致术后较大的角膜散光。切口过小可引起晶状体核娩出困难，使角膜内皮受损，甚至导致晶状体悬韧带撕裂或后囊膜破裂。

　　切口离透明角膜越近，损伤角膜后弹力层的危险性越大。角膜后弹力层撕脱是由于手术器械或人工晶状体进出手术切口过多和不当所引起，小范围轻度的角膜后弹力层撕脱时，不易被察觉，也不会产生严重后果。但如角膜后弹力层撕脱的范围达到或超过全部的 1/3 而又未能复位时，则可能引起角膜内皮功能失代偿。被撕脱的角膜后弹力层与晶状体前囊膜相似，根据脱离的位置和弹性，可将两者区分，如果难以区分，对切口附近的弹性膜应当做角膜后弹力层撕脱处理，不要轻易拉扯或剪除。如角膜后弹力层撕脱，可向前房注入黏弹性物质，使其复位；也可用精细的钩，将脱离和卷起的角膜后弹力层恢复到紧贴角膜基质层的位置；也可向前房注入灌注液，再压迫角膜后弹力层脱离相应切口的后唇，让灌注液冲出时，使撕脱的角膜后弹力层随之复位。复位后可向前房再注入气泡或透明质酸钠，维持其正常位置。

2. 出血　术中少量前房积血多来源于损伤的球结膜、巩膜和虹膜小血管。在白内障囊外摘除术时，当用剪刀扩大角膜缘切口、娩出晶状体核和植入人工晶状体时出现前房积血，多为虹膜根部断离引起。如果积血较多，渗入前房可降低前房的能见度，当前房积血发生时，应做冲洗，或找寻出血点。如果是球结膜或表层巩膜出血，可烧灼止血。对于虹膜或切口深层巩膜出血，如果冲洗不能控制，可在前房内注入空气泡，压迫止血，并可防止血液渗入前房。如果虹膜根部断离范围超过 1/6 周长，应做修补，此时可用尼龙线将断离的虹膜间断缝合于切口后唇上。

脉络膜下暴发出血是白内障摘除与人工晶状体植入术中最严重的并发症。出血来源于较大的脉络膜血管。暴发性出血虽然少见，但后果严重，每个术者应认识其发生的前兆：前房变浅无法恢复、虹膜及晶状体隔高度膨隆，继而虹膜脱出切口外。在这种情况下，最重要的措施是马上关闭手术切口，同时用平衡盐溶液或透明质酸钠注入前房升高压力，然后再根据情况决定是否放弃人工晶状体植入，并参照本章第四节（白内障囊外摘除术中并发症）所提及的症状体征及治疗方法做进一步处理。

3. 瞳孔异常　长期缩瞳治疗、虹膜炎症，均可使瞳孔变小和强直，老年人瞳孔通常较小，上述情况均会导致白内障手术时的操作困难，甚至会导致瞳孔括约肌撕裂、玻璃体脱出等情况的发生。因此对于这些病例，术前应该使用强效的散瞳剂散大瞳孔，如果瞳孔仍然较小，在破囊前可先进行瞳孔括约肌剪开，扩大瞳孔，植入人工晶状体后再将括约肌缝合，或使用虹膜拉钩协助手术的完成。

有两种常用的方法可以防止术中瞳孔缩小。在术前数天开始使用非甾体消炎药，如吲哚美辛、氟比洛芬等，这些制剂已被证明能够在术中有效地维持瞳孔散大状态。在 500ml 灌注液中加入 1：1 000 的肾上腺素溶液 0.25ml，也可对抗术中机械刺激引起的瞳孔缩小。

4. 术中高眼压　术中高眼压可导致虹膜脱出、玻璃体膨隆及容易发生玻璃体脱出、前房积血和角膜内皮损伤等。如果高眼压不能控制或虹膜持续脱出，应立即关闭切口，寻找原因。如果因麻醉效果不良或患者精神过度紧张所致，可给予镇痛剂和镇静剂。也可向前房注射空气或透明质酸钠，增加前房的压力，数分钟后，再重新缓慢打开切口。如果上述尝试失败，可立即快速静脉点滴 20% 甘露醇 250ml，一般可降低高眼压，前房逐渐加深，虹膜不再脱出。但个别病例可能需要进行后巩膜切开放液或进行玻璃体切割后才能得到缓解。

5. 玻璃体脱出　玻璃体脱出可发生于人工晶状体植入术中的不同阶段，其原因及处理不尽相同。

（1）撕囊或截囊阶段：主要是由于截囊方法有误，不是在囊膜上操作，而是在囊膜下用截囊针钩拉晶状体核。当晶状体核大而硬时，盲目钩拉晶状体核牵动囊袋易导致后囊膜破裂。另外，撕囊时前囊放射状撕裂口延伸到接近晶状体赤道部，亦可导致后囊膜破裂。此时，如晶状体核尚完整或还有大量碎块残留，应毫不犹豫地改变术式，即扩大切口，借助黏弹剂用晶状体圈娩出晶状体核，或行常规囊外白内障摘除术，再行前段玻璃体切除。如果完整的晶状体核或碎块坠入玻璃体腔深处，则先关闭角巩膜缘切口，行标准三切口玻璃体切割术，并借助核浮起技术（如重水）将晶状体核取出，然后根据囊膜和悬韧带的情况决定下一步的手术方法。如果下方的悬韧带和前囊膜尚存，可向前房和下方睫状沟注入透明质酸钠后植入后房型人工晶状体，同时用聚丙烯缝线将上襻固定于上方睫状沟内。当悬韧带几乎已全损伤或没有晶状体囊膜时，植入后房型人工晶状体则需要运用熟练的技术将上、下襻用缝线固定于睫状沟处，或者改做植入新型的开放式襻的前房型人工晶状体。

（2）超声乳化及灌注抽吸清除核及皮质阶段：主要由于超声乳化和抽吸时直接或间接牵拉或机械力撑开导致后囊膜破裂。抽吸皮质过程中，其不规则断端直接划破后囊膜，或水分离不充分，皮质紧密黏着在后囊膜上，抽吸过程中亦可发生后囊膜破裂。如果后囊膜破裂范围较小，小心清除皮质和切除前房内的玻璃体后仍可将后房型人工晶状体植入囊袋内。如果后囊膜破裂的范围较大，则只能将人工晶状体植入于睫状沟内，甚至考虑用缝线将其固定。

（3）植入人工晶状体阶段：主要是由于植入人工晶状体的襻过度伸展，撑破后囊所致；人工晶状体光学部的赤道超过瞳孔水平中线，也可导致悬韧带断裂。前者出现时应将人工晶状体取出，把前房内的玻璃体切除，然后将后房型人工晶状体植入于睫状沟内，否则人工晶状体下襻没有支撑，容易沉入玻璃体腔内。后者出现时应将人工晶状体上下祥旋转至水平位置后，再将进入前房的玻璃体切除干净。

（八）术后处理

人工晶状体植入术后的护理与上述白内障摘除术后大致相同。术后一般不必限制患者的日常活动，但须避免碰撞术眼。常规应用抗生素和皮质类固醇眼药水滴术眼，持续 2 周。另外还应注意如下问题：

1. 术后炎症 人工晶状体植入术后早期出现的葡萄膜炎一般认为是反应性的，且局限于虹膜睫状体，通常 1 周内可自然消退。术后前房残留黏弹性物质和晶状体皮质，数天后也可吸收，无须进行特殊处理。如果角膜上皮轻度水肿和眼压偏高，可局部滴用噻吗洛尔，每天 2 次，待眼压正常后停药。

2. 术后散瞳 人工晶状体植入术后多不需散瞳，当术后出现不同程度的虹膜炎症时，可选择快速的散瞳剂如托吡卡胺等活动瞳孔，但一般不宜用强的散瞳药，以免发生瞳孔固定于散大的状态及人工晶状体的瞳孔夹持。

（九）术后并发症及处理

1. 浅前房 人工晶状体植入术后的切口一般为水密状态，术后 1～2h 可恢复正常有晶状体深度，术后的浅前房可由下列原因引起：

（1）切口渗漏：切口渗漏常由水肿密封不良、玻璃体嵌顿于切口或高眼压等原因引起。近年来，随着切口长度的不断缩短和显微切口缝合技术的推广，此症已大为减少。如果角膜缘切口由结膜瓣覆盖，切口渗漏时可有结膜滤过泡形成，如果结膜瓣不能完全覆盖角膜缘切口或覆盖不紧密，则无滤过泡形成。出现切口渗漏常伴有虹膜脱出，并嵌顿于渗漏处。如果怀疑有渗漏，可进行 Seidel 试验：将已消毒的 2% 荧光素滴入术眼后，在裂隙灯下检查，如发现小溪样绿色水柱向外流即为阳性，但轻度切口渗漏时 Seidel 试验也可为阴性。由于切口渗漏可引起眼内炎、继发性青光眼、黄斑水肿、高度逆规性散光等严重并发症，多主张重新缝合切口。如果程度较轻，可通过加压包扎术眼，有时浅前房可以恢复。

（2）脉络膜脱离：浆液性的脉络膜脱离常表现为术后低眼压、浅前房在术后 7～10d 仍不恢复，一般脱离部位多在下方。大部分脉络膜脱离属于继发性，常因切口渗漏、炎症所致。长期低眼压、浅前房可造成玻璃体和虹膜晶状体隔前移、虹膜前粘连。因此如果脉络膜脱离伴有切口渗漏，应重新缝合切口、形成前房；如果脉络膜脱离范围较大，脱离区后巩膜切开引流可加速眼压的恢复和脉络膜脱离复位；如果脱离的范围较小，无明显的切口渗漏，可加强抗炎，加压包扎数天后脉络膜脱离多能逐渐消失。

（3）瞳孔阻滞：人工晶状体植入术后如果虹膜有渗出或与人工晶状体发生粘连，同时未进行虹膜周边切除或切除口不通畅时，可发生瞳孔阻滞，此时，房水不能到达前房而积聚于后房内，引起眼压升高、浅前房。瞳孔阻滞如果不及时处理，可发生虹膜前粘连、房角关闭、人工晶状体接触角膜从而引起角膜内皮损伤。在瞳孔阻滞的早期可用强的散瞳剂、局部应用皮质类固醇减轻炎症或全身用高渗剂。然而，最根本的措施是重新恢复前后房的交通，虹膜切开术可达到此目的，YAG 激光进行周边虹膜切开则更为简便。

2. 持续角膜水肿（大泡性角膜病变） 在人工晶状体术后 1～2d 内多数术眼有轻度的角膜水肿，表现为角膜增厚、透明度下降和后弹力层皱褶，绝大多数几天内消失。持续性角膜水肿是人工晶状体植入术后严重的并发症，是由于角膜内皮细胞在手术中受损过多所致。如果它的密度低于 800 个/mm^2，则功能难以代偿，因而出现永久性角膜水肿及大泡性角膜病变。引起白内障术后持续角膜水肿的原因可为：①术前已存在角膜内皮病变（如 Fuchs 营养不良）或已做过内眼手术且已明显损害角膜内皮细胞。②手术中过度损伤：包括机械性损伤和较长时间和较大量前房冲洗液的使用。③玻璃体、人工晶状体与角膜接触、粘连或嵌顿于切口。④角膜与眼内组织粘连（如虹膜和晶状体囊膜等）。⑤上皮植入和纤维内生。⑥后弹力层撕脱。⑦青光眼。⑧葡萄膜炎。⑨化学性损伤（如高浓度的缩瞳药、肾上腺素等）。

由于角膜内皮的损害是不可逆的，一旦发生了持续性角膜水肿，角膜光学性的恢复有赖于部分穿透性角膜移植。对于不便进行角膜移植的患者，局部可通过高渗剂、配戴软性接触镜或切除病区的上皮细胞层后用结膜瓣遮盖来缓解症状。在人工晶状体植入术中如果能避免器械和人工晶状体接触角膜内皮，尽可能在前房密闭状态下操作，使用黏弹性物质保护角膜内皮，避免长时间冲洗前房，选用无角膜内皮毒性的冲洗液（如平衡盐溶液），术后尽快处理玻璃体及其他组织与角膜内皮的接触，均可在较大程度上减少术后持续性角膜水肿的发生。

3. 前房和玻璃体积血　人工晶状体植入术后的前房积血多发生于术后 3~7d，积血大多数来源于切口被损伤的血管和虹膜血管，来源于睫状体血管者较为少见。此种术后切口的出血多由于原来已收缩的血管重新张开或切口轻度移位导致脆弱的血管断裂。少量的前房积血一般可数天内自然吸收，积血充满前房者较少见。如伴高眼压则应立即进行前房冲洗，以避免角膜血染。玻璃体积血常因糖尿病、视网膜裂孔或低眼压所致。玻璃体积血也可来源于睫状体或虹膜周边切除口。少量玻璃体积血沉于眼内下部，并不影响视力，因而很少引起注意，大量玻璃体积血可影响术后视力并可引起血影细胞性青光眼。对人工晶状体术后发生玻璃体积血者，如果眼底仍可见时，应寻找是否有视网膜裂孔。如果眼底不能窥见，应进行超声波检查，确定有否视网膜脱离。少量的玻璃体积血多能自然吸收，大量的积血应进行后段玻璃体切割术。

4. 葡萄膜炎　人工晶状体术后严重的葡萄膜炎多伴随着一些术后并发症如眼内出血、玻璃体脱出、晶状体皮质残留、上皮植入和视网膜脱离等。术后葡萄膜炎也可能由严重的手术创伤、伤口有组织嵌顿、某些全身性疾病、交感性眼炎等原因引起。如果植入质量较差的人工晶状体，而且人工晶状体又经常与虹膜接触，可引起后房型人工晶状体极少见的 UGH 综合征，即葡萄膜炎并发前房积血和继发性青光眼。术后的葡萄膜炎一般应用皮质类固醇、前列腺素抑制剂及散瞳剂等药物多能控制，但需要同时寻找病因，进行病因治疗。

5. 化脓性眼内炎　眼内炎是人工晶状体植入术后最严重的并发症，其发病率目前为 0.02% ~0.50%。眼内炎最常见的感染源为手术野，其次为术者手术中用的器械、抽吸灌注管道和冲洗液、术后用的眼药水和眼药膏，手术室的空气和空调机亦会成为感染源。引起细菌性眼内炎最常见的致病菌是革兰阳性的白色葡萄球菌和金黄色葡萄球菌，其次为革兰阴性的铜绿假单胞菌和变形杆菌属，偶有产气杆菌和其他条件致病菌。

眼内炎多数在术后 1~4d 内急骤起病，伴有剧烈眼部疼痛和视力急剧下降。眼内炎早期的体征仅有前房水闪辉显著增加，很快便出现前房和玻璃体积脓。白内障术后一旦怀疑眼内炎，应立即抽取房水和玻璃体进行细菌和真菌培养。可在角膜缘用 25 号针做前房穿刺取出房水，同时在睫状体平坦部作切口吸出玻璃体做涂片显微镜检查及细菌培养和药物敏感度试验。近年来许多术者建议用玻璃体切除器切除受累的玻璃体，并向玻璃体腔、静脉和球结膜下注射抗生素（万古霉素、头孢菌素 V 等）。当获得细菌培养和涂片的结果后，再根据细菌的药物敏感试验修正所用的抗生素。同时应注意抗生素眼内注射对视网膜的毒性作用。

一般认为已植入的人工晶状体并不影响抗生素的治疗效果和炎症的控制，但如果经过积极的措施治疗后，炎症没有好转的迹象，可考虑取出人工晶状体。预防的方法是术前发现和处理潜在的感染病灶、局部滴抗生素眼药水，术中严格执行无菌操作，对免疫功能受抑制、糖尿病的患者酌情于术前术后采取预防感染的措施，局部和全身使用抗生素。

6. 青光眼　人工晶状体术后一般有短暂眼压升高过程，无须特殊处理，在 24h 内可逐渐降至正常。即使前房残留多量的透明质酸钠，数天内吸收后眼压也自然下降。人工晶状体术后的青光眼是指持续的眼压升高，其发生率约为 2.5%。眼压升高的原因主要为：术前已存在的青光眼、晶状体皮质残留较多、长期大量应用皮质类固醇、炎症、瞳孔阻滞、玻璃体睫状环阻滞、虹膜前粘连、眼内出血、上皮植入和纤维内生等。人工晶状体术后青光眼的治疗应在局部和全身进行降压处理的同时进行病因治疗，如炎症者加强抗炎；皮质类固醇性者停用皮质类固醇；前房内残留大量的晶状体皮质、眼内积血者应进行前房冲洗或玻璃体切割术；对于由于滤过功能不足引起者，可考虑进行小梁切除术。

7. 人工晶状体位置异常

（1）瞳孔夹持：这种综合征是指虹膜滑到后房型人工晶状体光学面的后面，多发生于植入位置接近虹膜的人工晶状体，如祥没有前倾角的人工晶状体。虽然小范围的瞳孔夹持可使瞳孔变形，但对视力无明显影响，也不会导致严重后果，但瞳孔夹持范围较大，日久可致瞳孔括约肌损伤、虹膜纤维化、出血和青光眼。瞳孔夹持的成因尚不清楚，但术后瞳孔阻滞、切口渗漏、拱形的人工晶状体及囊膜与虹膜间的粘连可以使人工晶状体边缘突入瞳孔平面，诱发瞳孔夹持。人工晶状体襻一个在囊袋内，一个在睫状沟（襻不对称性固定）亦易引起瞳孔夹持。此外，手术后早期持续强力药物散大瞳孔也是产生瞳孔夹持的一个因素。

如果在术后早期发现，使用保守疗法，有些病例可获得成功。具体做法为采用短效的散瞳药及表面麻醉后，用棉签或小玻棒按压与人工晶状体襻顶点所在区对应的巩膜面，当人工晶状体位置恢复后立即缩瞳。如果保守疗法失败或虹膜与晶状体囊膜发生粘连，夹持范围较大而且又是进行性的，则需手术复位。手术时向前房注入透明质酸钠后，在尽可能避免后囊膜破裂的情况下分离虹膜与囊膜间的粘连，用精细的人工晶状体调整钩（如 Sinskey 钩）将人工晶状体调整到合适的位置上。在人工晶状体复位的同时应细心找寻微小的切口渗漏并做虹膜周边切开术，去除诱因。

选用人工晶状体襻与光学面成前倾 10°角的人工晶状体、将人工晶状体植入囊袋内、良好的手术切口缝合、出现瞳孔阻滞时行虹膜周边切除术、减少虹膜炎症等均可有效地预防瞳孔夹持发生。

（2）"日落"综合征：是指后房型人工晶状体脱位进入玻璃体腔，在上方瞳孔区可见人工晶状体光学面的赤道部。这种综合征多发生于下方悬韧带已断裂的人工晶状体植入术后，或者发生在较广泛的后囊膜破裂但手术时未被察觉，人工晶状体下襻已进入玻璃体腔的患者。"日落"综合征可导致患者视力下降，而且半脱位的人工晶状体可刺激睫状体引起轻度葡萄膜炎症、疼痛和黄斑囊样水肿，甚至人工晶状体可进一步脱位，整个脱入玻璃体腔里面，与视网膜接触，因此必须进行手术复位，如果无法复位，应考虑将人工晶状体取出。

如果仅仅是下方部分悬韧带断裂引起的轻度人工晶状体移位，可将人工晶状体旋转，使其襻转到悬韧带完整的方向；如果人工晶状体襻伸入后囊膜破裂口，但尚存在周边后囊膜，可在人工晶状体取出后将前房的玻璃体切除，然后将人工晶状体植入于睫状沟内；如果后囊膜和悬韧带损伤的范围过大，可用聚丙烯缝线将人工晶状体固定于睫状沟或取出后更换一个前房型人工晶状体。

（3）"日出"综合征："日出"综合征较少见，是指人工晶状体向上移位，人工晶状体的较大部分位于上方虹膜后，光学面的下缘可在瞳孔区见到。这主要是由于人工晶状体上襻不在囊袋内，而支撑人工晶状体下襻的囊袋发生粘连收缩所致。如果出现复视、眩目及视力下降，不能用缩瞳剂减轻者，应手术复位。

（4）"挡风玻璃刮水器"综合征：植入睫状沟的人工晶状体太短（襻及晶状体的直径在 13mm 或以下），不能良好地在其内固定，人工晶状体像钟摆样摆动。可采用缝线将人工晶状体固定于睫状沟，也可以更换襻距为 14mm 或更大的人工晶状体。

8. 后囊膜混浊　后囊膜混浊是白内障囊外摘除术后常见的晚期并发症，术后 3~5 年内，约有 50% 的成人发生此症，而儿童则无一幸免，婴幼儿在术后数月即可发生。赤道部残留的晶状体上皮细胞移行在后囊膜混浊中起着最重要的作用，另外残留的晶状体皮质和色素、血细胞、炎症和纤维亦可促进后囊膜混浊的发生。上皮细胞可沿着后囊膜广泛地移行，形成一簇簇泡状细胞小丘（elschnig 珠）；增殖的上皮细胞如限于赤道带，则形成环形混浊（soemmerring 环）；如果仅有单层上皮细胞增殖并向中央视轴延伸，增殖的上皮细胞可化生为有收缩力的成肌纤维，使后囊膜形成微小的皱褶，则产生不规则性散光。

YAG 激光囊膜切开术是治疗后囊膜混浊最简单有效的方法，Nd：YAG 激光后囊膜切开术是一种非侵入性的手术，操作简单效果较好，为避免切开囊膜的时候损伤人工晶状体，激光脉冲能量以 1~2mJ 为宜，同时需要准确地聚焦于后囊膜上。此外，也可用穿刺刀从睫状体平坦部进入眼内，将混浊及增厚的中央部后囊膜切开。为预防小儿人工晶状体植入术后发生后发性白内障，多数术者主张植入人工晶状体后即做后囊切开。

9. 视网膜并发症　后房型人工晶状体植入术后的视网膜并发症不多见，主要是黄斑囊样水肿和视网膜脱离。

白内障摘除和人工晶状体植入术后的黄斑囊样水肿又称为 Irvine－Gass 综合征，一般在术后数天出现黄斑轻度水肿，影响术后视力。虽然病因未明，但多数无须治疗，在数周可自行消退。严重的持续黄斑囊样水肿少见，而且治疗困难。其治疗方法是首先寻找并消除如炎症、玻璃体条索牵引黄斑部视网膜等可能有关的原因，并口服或局部滴用吲哚美辛。炎症明显时，可口服或球结膜下注射皮质类固醇。

有学者注意到人工晶状体植入术中因显微镜的强光照射引起的黄斑光损伤，主要的表现为术后黄斑水肿。因此在超声乳化白内障晶状体核并抽吸皮质后，特别是植入人工晶状体后，应注意遮盖角膜，避免强光对黄斑部长时间的照射。

人工晶状体眼和无晶状体眼视网膜脱离的发生率约为 1%，那些轴性近视的术眼、对侧眼已有视网膜脱离以及术中一期后囊膜切开的术眼，术后视网膜脱离的发生率较高。其脱离一般发生在人工晶状体植入术后 6 个月内，视网膜裂孔多位于锯齿缘附近，由于裂孔较小，眼底检查难以发现。如果屈光介质清亮应仔细在锯齿缘附近寻找裂孔，然后施行巩膜冷凝及垫压术；如果找不到裂孔，则施行巩膜环扎术；如果后囊膜混浊，可先进行 YAG 激光后囊膜切开术，再寻找裂孔；如果玻璃体明显混浊或出现纤维增殖膜时，可先行玻璃体切除，再进行巩膜环扎术，人工晶状体一般不需取出。

二、后房型硬性人工晶状体植入术

早期的硬性后房型人工晶状体由中央光学部和两个祥组成，有多种类型的设计，包括不同的形状、直径、定位孔等。如平凸型，度数取决于凸面；双凸面，双面都有屈光作用。新月形（或凸凹型），双面均向前弓，植入后在人工晶状体后表面与后囊间存在一间隙，可安全进行 YAG 激光后囊切开术。人工晶状体光学部的直径可为 5～7mm，较大的直径能减少偏心的影响。多数人工晶状体光学部为圆形。椭圆形的，如 5mm×6mm 大小，能通过 5mm 的切口植入。

（一）手术适应证

基本同后房型折叠人工晶状体植入术及晶状体超声乳化摘除术。如果采用角膜隧道式切口，不用做结膜巩膜切开，有利于使用抗凝药、有干眼症、天疱疮样结膜病变和巩膜病患者，对已行青光眼滤过手术的患者，是一个重要的适应证。

（二）术前检查及准备

参照本章第五节晶状体超声乳化摘除术，特别注意巩膜隧道和角膜隧道小切口，要使用特别的双刃角膜手术刀。其中角膜隧道切口如有条件应准备钻石角膜切开刀。

（三）麻醉方法

参照本章超声乳化摘除术，如做角膜隧道式切口不用固定上直肌，可以用表面麻醉法。

（四）手术方法

（1）分别参照本章晶状体超声乳化摘除术做角膜缘、巩膜隧道或角膜隧道式切口。

（2）抽出前房穿刺刀后在前房注入黏弹性物质。

（3）做晶状体连续撕囊术（参照本章第四节白内障囊外摘除术）。

（4）做晶状体水分离术或水分离术和水分层术（参照本章第五节超声乳化白内障除术）。

（5）参照本章晶状体超声乳化摘除术有关原位晶状体乳化法做晶状体超声乳化术。

（6）向前房和晶状体囊袋内注入黏弹性物质。

（7）用 5.5mm 的前房穿刺刀穿刺切口，然后以人工晶状体植入镊或无齿打结镊夹持人工晶状体上 1/3 光学面，用镊子将切口掀起，在直视下将人工晶状体的前祥和光学面推入囊袋内，用人工晶状体定位器将后祥旋转入囊袋内。

（8）抽吸残余黏弹性物质及晶状体皮质。

（9）封闭切口，角膜主切口水肿密封。

（五）术中和术后并发症及其处理

参照本章第五节超声乳化白内障吸除术和第八节中的小切口可折叠后房型人工晶状体植入术有关

内容。

（六）手术要点

除参照本章第五节和第八节以外，特别要注意切口的整齐、位置正确，双刃角膜刀要锋利。先掌握好角膜缘切口的超声乳化术，并且术前应充分了解晶状体核的硬度和颜色，根据具体情况，设置超声乳化的能量和抽吸灌注的力度。

三、前房型人工晶状体植入术

早期的前房型人工晶状体植入术因术后的并发症多，曾一度被淘汰。但自 1968 年 Choyce Mark Ⅶ 型前房角固定型人工晶状体出现后，至今仍有一些医生使用。它具有操作简单，在前房内便于取放和检查，可行二期植入，可耐受瞳孔散大等优点。但是由于有显著的缺点，因而临床应用的比例远低于后房型人工晶状体，已成为后房型人工晶状体的补充。其首要的缺点是人工晶状体的大小规格要求严格，较难精确地预测其合适的尺寸，过小可导致内旋转引起间歇性角膜内皮接触，使角膜内皮失代偿，过大可致长久接触房角引起疼痛，此外亦有瞳孔阻滞性青光眼发生的可能。

（一）手术原理

前房角固定型人工晶状体植入是将人工晶状体植入于前房，并通过人工晶状体袢与前房角的接触将光学面固定于前房内。固定点为 3 个或 4 个，符合三点固定一个平面的原理。

前房型人工晶状体有 Choyce Mark Ⅷ 型、Kelman Pregnant 7 型、Kelman Omnifit 型、Kelman Quadraflex 型和 Soft – S 型（图 4 – 53）。

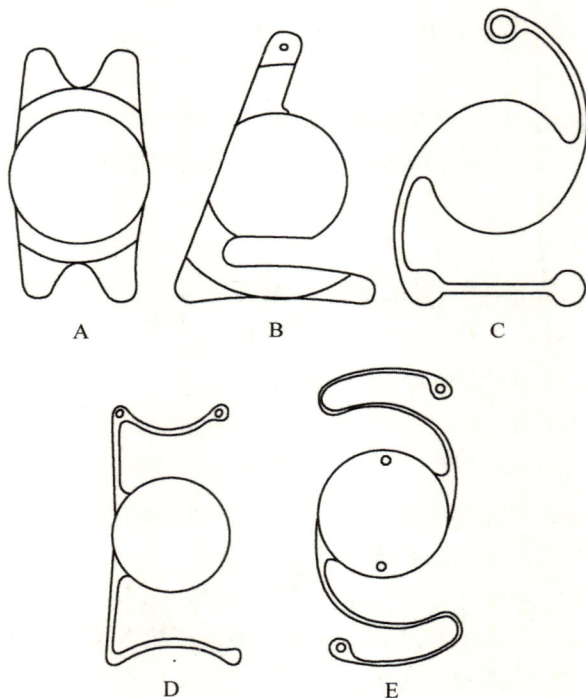

图 4 – 53　前房型人工晶状体
A. Choyce Mark Ⅷ 型；B. Kelman Pregnant 7 型；C. Kelman Omnifit 型；
D. Kelman Quadraflex 型；E. Soft – S 型

由于前房型人工晶状体固定在前房内，故选择人工晶状体时要注意以下两点：

（1）必须严格掌握其大小及与上、下房角之间距离的一致性。人工晶状体太大，会导致角膜变形、前房积血、葡萄膜炎。人工晶状体太小，术后易在前房内转动，其后果同样十分严重。测量人工晶状体大小的方法，取角膜水平径加 1 mm 即为所选择前房型人工晶状体袢直径的大小。角膜水平径的测量可使用圆规，测量水平方向的角膜缘距离（图 4 – 54）。

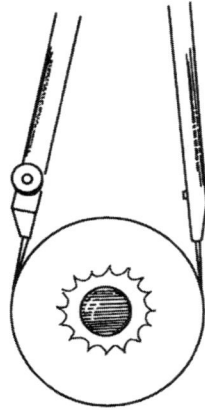

图 4-54　角膜水平径的测量方法

（2）前房型人工晶状体固定的位置与后房型人工晶状体不同，所以选择人工晶状体的度数也不同，如果使用 SRK 公式计算人工晶状体度数，各制作工厂均在 A 值上体现其差异性。

（二）手术适应证

（1）无晶状体后囊支撑的 Ⅰ 期或 Ⅱ 期的人工晶状体植入。

（2）适合行人工晶状体更换术，如因后房型人工晶状体脱入玻璃体内时，可取出后房型人工晶状体，改植入前房角固定型人工晶状体。

（3）前房角固定型人工晶状体虽然可以植入各类白内障手术后的无晶状体眼，但是对有后囊膜支撑的一期人工晶状体植入术，笔者认为仍应首选后房型人工晶状体。

（4）亦可用于高度近视有晶状体眼前房型人工晶状体植入术。

（三）手术禁忌证

属下列情况者，不宜植入前房型人工晶状体：浅前房，房角异常（房角关闭或有新生血管），虹膜前粘连及角膜内皮细胞低于 1 000 个/mm^2。

（四）术前准备

（1）除按后房型人工晶状体植入术的术前准备外，必须增加前房角镜检查、角膜直径测量、角膜内皮细胞照相和前房深度测量。

（2）决定购买前房型人工晶状体时必须注意几个基本数据，如人工晶状体度数、人工晶状体袢的直径、光学面的直径、基本长度、基本宽度、光学面为双凸或凸平等（图 4-55）。

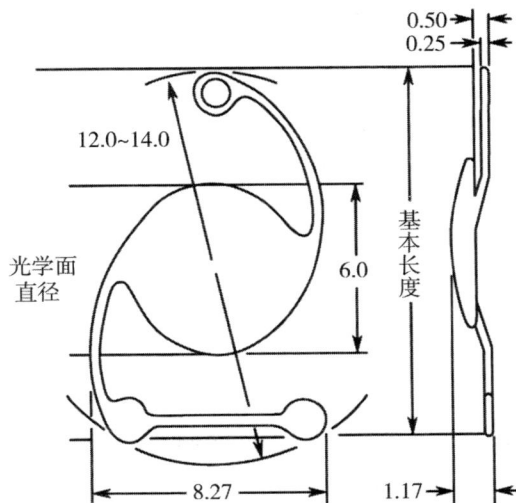

图 4-55　前房型人工晶状体基本数据

（3）排除人工晶状体植入的全身及眼部的禁忌证。

（4）向患者解释前房型人工晶状体的特点、术后注意事项和定期复查的重要性。

（六）手术方法

1）采用局部麻醉，特殊情况下才使用全身麻醉。

2）做以穹隆部为基底的结膜瓣，切口 8mm 长，若同时行白内障摘除术，则需延长结膜切口。

3）沿上方角膜缘做长为 7mm 的切口，在植入 Choyce Mark Ⅷ型人工晶状体时，如原来在 12：00 方位已做过虹膜周边切除，必须避开虹膜周边切除区，应在水平方向植入人工晶状体。这时角膜缘切口必须选在颞侧，切口长度也是 7mm。若要先行白内障摘除术，角膜缘切口则需向颞上方做相应延长。

4）切开前房后，再一次测量角膜直径，这时可使用 Stahl 测径器或 Kelman 测量尺再一次核实角膜直径，以保证植入的前房型人工晶状体大小合适。

5）若为白内障超声乳化术中发生玻璃体溢出的手术眼，必须部分关闭切口后，使用前段玻璃体切割器将前房的玻璃体切除，直至瞳孔完全恢复圆形为止。最后也留 7mm 长的角膜缘切口暂不缝合。

6）在检查前房内无玻璃体残留的前提下，用缩瞳药包括 0.1% 乙酰胆碱或 0.01% Pilocarpine 缩瞳后即行前房冲洗。接着向前房内注入 Healon 或甲基纤维素，保证人工晶状体植入时有足够的手术操作空间。

7）前房型人工晶状体植入术，常见的手术方法有如下四种

（1）硬质襻的 Choyce Mark Ⅷ型人工晶状体植入法：①先从切口向前房内插入聚乙烯膜制成的导板，然后将滑板的顶端插至对侧房角。②用镊子夹住人工晶状体上襻，沿着滑板表面将人工晶状体从切口滑入前房直至下襻接触对侧前房角后抽出导板。③检查人工晶状体下方固定的位置是否正确，瞳孔是否变形。检查位置正确后，再将镊子夹住人工晶状体上襻中点，用另一镊子将切口后唇掀起，轻轻将上襻送入上方房角。④再次检查人工晶状体位置及瞳孔是否变形，若位置不正确，可用虹膜钩调整，或用 Healon 帮助虹膜复位（图 4 −56）。

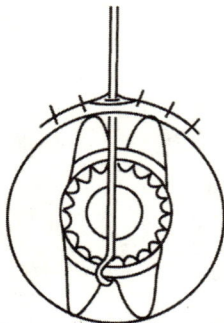

图 4 −56 虹膜复位图示

（2）半硬支撑襻 Kelman Pregnant 型人工晶状体植入法：①先将下襻的末端从切口伸入前房，先向左移推进襻的末端，然后向右移将下襻的另一端也推入前房。②检查认为下襻位置合适后，将人工晶状体往下送，直至下襻的两端与下方前房角接触为止。③用镊子掀起切口的后唇，并将上襻轻轻往下压，上襻即可送入上方房角内（图 4 −57）。

（3）软性襻的 Salt −S 型人工晶状体植入法：这类人工晶状体与后房型人工晶状体设计上有许多相同之处，在手术操作上也基本一致。植入人工晶状体时先送入下襻，然后用镊子夹住上襻往前房送，当位置合适时，松开镊子，上襻将弹入上方房角位置（图 4 −58）。

（4）软性襻的 Shepard 型人工晶状体植入法：这种人工晶状体有四个弹性襻，所以操作上应注意在下方两个襻进入前房后，在向下方房角推进时，应做左右摆动，以防止一个襻在前房而另一个襻却插入后房。在植入上方两个襻时，最好先检查晶状体位置是否正确，然后再分别将上方的两个襻送入上方的房角内（图 4 −59）。

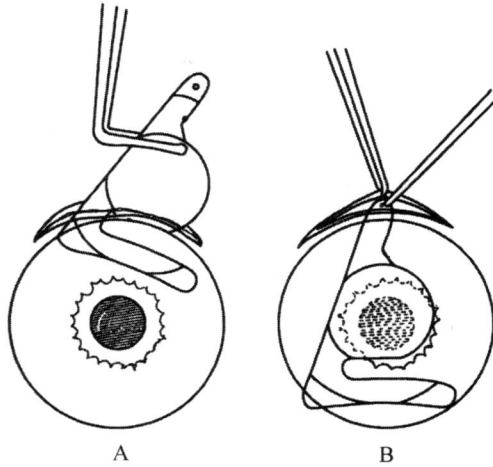

图 4 - 57　半硬支撑襻 Kelman Pregnant 型人工晶状体植入法

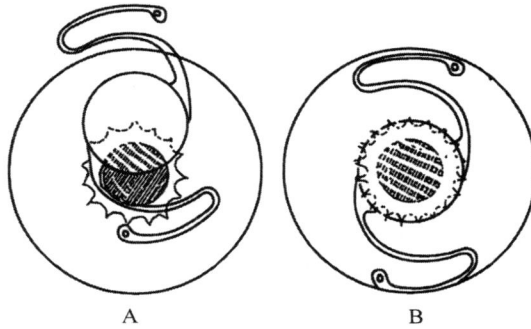

图 4 - 58　软性襻的 Salt - S 型人工晶状体植入法

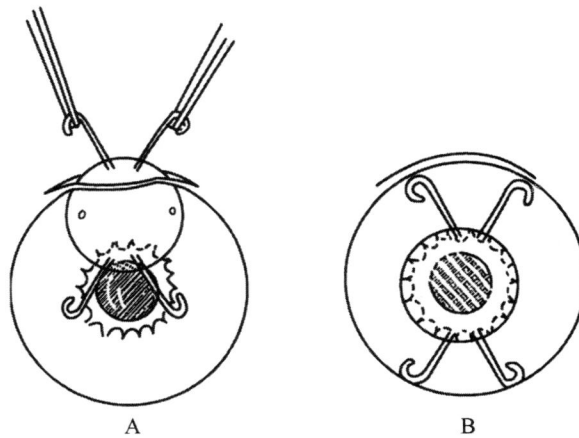

图 4 - 59　软性襻的 Shepard 型人工晶状体植入法

8）关闭切口，用 10 - 0 尼龙线做间断缝合或连续缝合均可，在结扎缝线前，用双腔管将前房内黏弹性物质抽吸干净，并行 1 ~ 2 个周边虹膜切除。

（9）电透热烙合结膜切口。

（10）结膜下常规注药。

（六）术后处理

（1）术后第一天开放滴眼，并根据术后炎症情况，给予散瞳或结膜下注射地塞米松等。

（2）术后应注意前房积血、眼压及视力变化。术后随访应比后房型人工晶状体更为密切，若有人工晶状体位置改变、前房积血及葡萄膜炎，应及时处理。

（七）手术并发症及处理

随着前房型人工晶状体类型的改进，只要病例选择合适，植入开放软袢的前房型人工晶状体，其术中及术后的并发症已逐渐减少。比较常见的术后并发症主要是由于人工晶状体大小及度数不当所引起。常见的并发症有：

1. 人工晶状体脱位　主要发生在选用过小的人工晶状体病例。术后患者可自觉畏光、眩目，眼部充血长期不退。检查可见人工晶状体光学面的中心点偏离视轴，向下移位，袢的位置出现异常，例如，下袢在房角的位置而上袢已远离房角，顶端前贴角膜背。这种位置的异常，常发生人工晶状体与虹膜和角膜摩擦而造成损伤。因此，必须更换大小合适的人工晶状体。

2. 间歇接触综合征　前房角固定型人工晶状体可由于人工晶状体固定不良，在设计上光学面过分向前拱起，或者由于术后的外伤或浅前房，导致人工晶状体支撑袢与角膜接触。这种接触常导致睫状充血、相应部位的角膜水肿，进行性的角膜内皮细胞丧失、反复性虹膜炎及黄斑囊样水肿而形成间歇接触综合征。为了防止角膜失代偿的发生，必须及早治疗。一旦确诊为间歇接触综合征，应做手术矫正，如分离前粘连及进行抗炎治疗。对顽固的接触综合征病例，应取出人工晶状体，或更换为另一种类型的人工晶状体。若已并发角膜失代偿，必须联合施行穿透性角膜移植术。

3. 葡萄膜炎－青光眼－前房积血（UCH）综合征　主要由于前房型人工晶状体的硬袢粗糙，光学面与袢之间扭曲变形，造成葡萄膜炎、前房反复积血以及继发性青光眼。常需取出前房型人工晶状体才能控制炎症。同时要使用抗炎药物与降低眼压药物，并加强对症治疗。由于前房型人工晶状体制作技术的提高及质量的保证，这一综合征目前已少见。

4. 瞳孔阻滞性青光眼　由于前房型人工晶状体的光学面阻塞瞳孔，造成房水无法通过瞳孔而积聚于后房，导致眼压升高，视力下降。此并发症的预防是做前房型人工晶状体植入时，必须行周边虹膜切除术，甚至须做两个周边虹膜切除术，才可以保证前后房的房水流动通畅。在治疗上可用 Nd：YAG 激光行周边虹膜切除术。

（八）手术要点及注意事项

前房型人工晶状体植入术虽操作步骤比较简单，但术中必须反复检查，并调整人工晶状体的位置，使人工晶状体的袢准确固定在前房角上，只有确认植入位置正确后才能关闭手术切口。

四、人工晶状体取出术

人工晶状体植入眼内是为了矫正无晶状体眼的视力，除非人工晶状体植入术后出现严重的并发症，而人工晶状体在眼内继续停留会影响并发症的治疗或加重眼球组织的损害，才考虑将它取出。因为将已植入眼内的人工晶状体取出会进一步损伤眼内组织使视功能减退。

（一）手术适应证

（1）当植入前房型人工晶状体后出现大泡性角膜病变。
（2）后房型人工晶状体明显偏位引起大泡性角膜病变。
（3）人工晶状体偏位手术复位无效。
（4）难治的葡萄膜炎。
（5）人工晶状体度数计算不准确。
（6）儿童人工晶状体眼，成年后由于屈光度的改变，需置换人工晶状体。
（7）人工晶状体设计或材料问题，人工晶状体变色或混浊。
（8）外伤致大部分人工晶状体脱出于眼球外。
（9）各种原因引起人工晶状体损伤。

（二）手术前准备

参照人工晶状体植入术，特别注意止血及消炎药物的应用。

（三）手术方法

1. 前房型人工晶状体的取出 ①缩瞳。②注入黏弹性物质。③探测及松解人工晶状体与周围组织的关系。④前房放入塑料导板后夹取人工晶状体。⑤必要时剪断近房角处人工晶状体襻，将光学部和它连接的襻夹出。⑥逆时钟方向松解及夹出残留的襻。

2. 虹膜夹特型和后房型人工晶状体的取出 ①散瞳。②前房注入黏弹性物质。③必要时切断瞳孔括约肌或做虹膜节段性切除，亦可使用虹膜拉钩。④探测及松解人工晶状体与周围组织的粘连。⑤夹取人工晶状体。⑥必要时拉开虹膜，在襻的远端剪断。⑦必要时利用 YAG 激光断襻。

（四）手术并发症及处理

参照人工晶状体植入术，人工晶状体的取出术对眼球组织损伤较大，手术效果常常比较差，关键是人工晶状体植入前慎重的选择，手术中减少和避免并发症。

五、有晶状体眼的人工晶状体植入术

21 世纪是一个崭新的屈光手术发展阶段，近二十年兴起的有晶状体眼人工晶状体给超高度屈光不正患者带来了新的矫正方法。有晶状体眼人工晶状体由于不改变角膜的厚度和曲率，因此不受屈光性角膜手术的相关限制，目前多用于矫正高度近视和高度远视患者以及不适合施行 LASIK 手术的中、低度屈光不正患者。

（一）手术原理

在角膜缘切开前房放进一个双凹面，具有矫正近视眼而与原晶状体有一定距离的人工晶状体。人工晶状体一般分为三种类型：

1. 前房角固定型 具有两个弹性襻固定于前房角，以 PMMA 为材料的人工晶状体（图 4-60）。

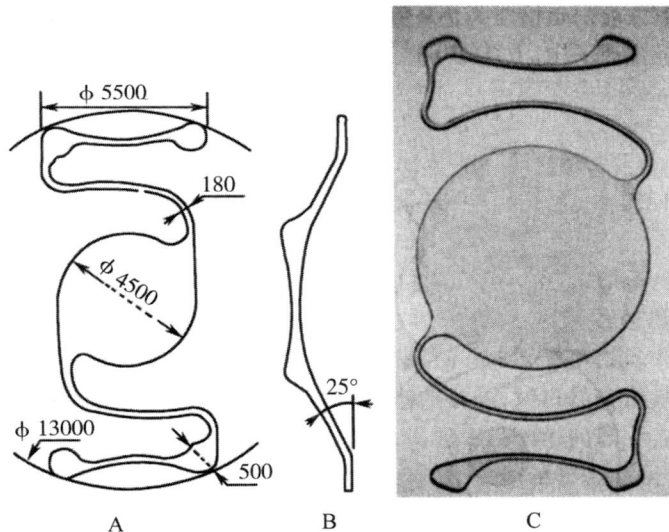

图 4-60 前房角固定型人工晶状体

2. 虹膜面固定型 以 PMMA 为材料，有两个爪固定于虹膜面，但不接触前房角的人工晶状体（图 4-61），这也属于前房型。

3. 光学部在前房襻在后房的后房固定型 以弹性硅酮为材料，两个襻植入于睫状沟而光学部位于前房，其后凹面半径为 9.9mm，与人的晶状体前曲率很接近的人工晶状体（此种人工晶状体亦称为后房近视眼人工晶状体）（图 4-62）。

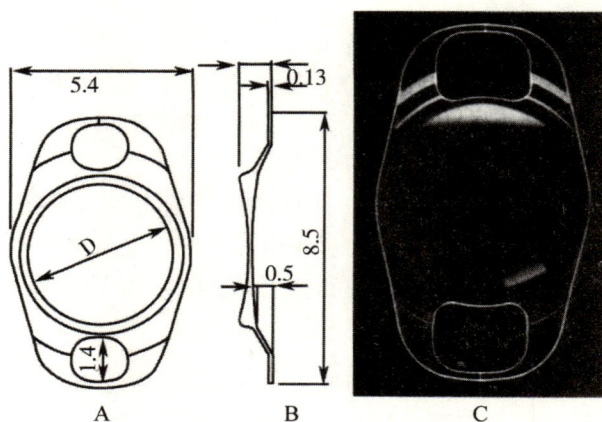

图4-61　虹膜面固定型人工晶状体

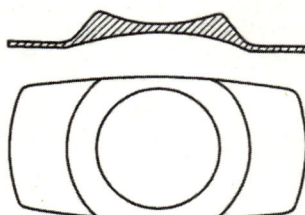

图4-62　后房固定型人工晶状体

（二）手术适应证

（1）屈光度稳定：不宜或不愿意配戴普通眼镜（如面颊部畸形）和角膜接触镜的，矫正视力良好的高度近视患眼。

（2）前房深度在2.8mm以上者。

（3）无角膜病、葡萄膜炎、青光眼和白内障者；无其他眼部手术史。

（4）角膜内皮细胞形态密度者（最好密度在2 500～3 000个细胞/mm^2）。

（5）患者充分理解手术的风险，并同意手术者。

（6）健康状况良好，能耐受手术后可能全身使用皮质类固醇者。

（7）患者年龄前房型人工晶状体较适合中青年人，后劈型人工晶状体以中老年为宜，这些患者以后需要做白内障摘除术。

（8）有屈光参差的高度近视眼。

（三）手术前准备

除一般白内障摘除人工晶状体植入术外，特别注意近视的病史、主觉验光矫正视力。测量前房深度，角膜内皮镜检查内皮细胞形态和密度，做房角镜及前房深度检查和眼底检查，必要时先做视网膜光凝治疗。后房型人工晶状体还要测定角膜缘的水平直径，手术前加用缩瞳药。植入人工晶状体度数的选择：①前房型的人工晶状体：应根据主觉验光结果，-10.5～-20D者，选择减少一个屈光度的双凹前房型人工晶状体；-20.5～-25D者选择减少2个屈光度的度数；-10D以下可选用其验光结果的度数；-23D以上的高度近视眼，常常发生过矫现象，应特别注意。②后房型人工晶状体：度数根据主觉验光结果，每片人工晶状体的前凹面曲率半径代表其屈光度。

（四）手术方法

1. 前房角支持型人工晶状体植入　①做12点方位的虹膜周边切除，周切口至少达到1mm直径。②行颞侧角膜缘切口，切口长6.0～7.0mm。③前房内注入黏弹性物质，然后将一条宽5.0mm的硅胶滑板插入前房。④将人工晶状体放在滑板上，小心推入前房，直到远侧袢的两个支点停靠在鼻侧房角。⑤取出滑板，冲洗抽吸前房内黏弹性物质。⑥封闭切口。

2. 虹膜支持型人工晶状体植入　①于 11：00 ~ 1：00 方位距角膜缘巩膜部后 1.0 ~ 1.5mm 处做长 5.5 ~ 6.0mm 的反眉状巩膜隧道切口。②在 3：00 ~ 9：00 各做一个长约 1mm 的辅助切口。③前房注入黏弹性物质，用特制的夹持镊从主切口植入人工晶状体，用调位钩将虹膜爪型人工晶状体的长轴调整到 3：00 和 9：00 点钟位置。④用撕囊镊或虹膜固定镊将 3 点和 9 点位中周部虹膜组织分别固定于人工晶状体两袢。⑤部分患者于 11：00 点钟位行虹膜周边切除。⑥冲洗抽吸黏弹性物质。⑦封闭切口。

3. 后房型人工晶状体植入　①在上方角膜缘做一切口，前房注入黏弹性物质。②在颞下方角膜缘做一前房穿刺。③已装入人工晶状体的推注器通过上方角膜缘切口进入前房，通过缓慢的推 - 停 - 推 - 停动作将人工晶状体植入前房。④人工晶状体进入前房后使用辅助器械分别将 4 个袢植入虹膜后。⑤将前房内黏弹性物质抽吸干净。⑥封闭切口。

（五）术后处理

（1）局部使用类固醇，可用 5% 去氧肾上腺素眼水滴眼，以保持瞳孔活动至房水闪辉消失为止。

（2）术后密切观察，特别注意角膜、前房深度、虹膜、瞳孔、房水、晶状体透明度的变化及人工晶状体位置，长期监测角膜内皮细胞密度，如持续下降时要考虑及时取出。

（六）术后并发症及防治

1. 角膜水肿　这是最严重的并发症，与术中操作不当或手术后擦眼或外伤致人工晶状体与角膜内皮接触有关。手术后要长期监测角膜内皮细胞密度及形态。如角膜已出现不可逆水肿，则必须取出人工晶状体并做穿透性角膜移植术。

2. 早期虹膜炎　小心操作，术中尽量减少器械进出前房，可预防或减轻其发生。

3. 慢性葡萄膜炎　发生率不高，如发生要及时治疗。

4. 术后青光眼　一般为短暂性的，多为黏弹性物质未彻底清除或与大量使用激素有关。

5. 晶状体混浊　多为人工晶状体植入过程中或植入后对自身晶状体的损伤以及对微环境的改变而引起。严重者需取出人工晶状体，并行白内障手术。

6. 术后瞳孔弛缓综合征　表现为术后暂时性眼压升高、虹膜萎缩和不可逆的麻痹性瞳孔散大；必要时需取出人工晶状体，并缝合虹膜。

7. 人工晶状体移位或震颤　少见，如因外伤引起应及时酌情处理，必要时取出人工晶状体。

（马萧萧）

第九节　二期人工晶状体植入术

白内障患者在行晶状体摘除手术后，如果没有一期植入人工晶状体，需要再次手术以植入人工晶状体，这种再次手术的方法称之为二期人工晶状体植入术。

二期人工晶状体植入术由于在手术操作上的差异，在临床上分为有晶状体后囊膜支持的二期人工晶状体植入术和无晶状体后囊膜支持的二期人工晶状体植入术。有晶状体后囊膜支持的二期人工晶状体植入术，一般均选择后房型人工晶状体。而无晶状体后囊膜支持的二期人工晶状体植入术则根据人工晶状体不同的固定方法再分为后房型人工晶状体缝线固定术、虹膜固定型人工晶状体植入术及前房型人工晶状体植入术等三种方法。

一、有晶状体后囊膜支持的二期后房型人工晶状体植入术

（一）手术适应证

（1）白内障囊外摘除术或白内障抽吸术后，晶状体后囊膜完整者。

（2）外伤性白内障发生晶状体自行吸收，晶状体后囊膜完整者。

（3）患眼术前最佳矫正视力一般要求在 0.5 以上，但也要根据患者对侧眼的条件以及患者的具体要求而决定。

（二）术前准备

（1）经过术前视功能的评测，并向患者及家属说明手术预后的情况后，才进行二期人工晶状体植入术。

（2）用托吡卡胺散瞳检查，了解虹膜后粘连情况，进一步明确晶状体后囊膜是否存在。

（3）前房角镜检查，特别是眼外伤患者，应全面了解上次手术或外伤对房角的影响。

（4）术前用药同后房型人工晶状体植入术。

（四）手术方法

这里以植入硬性 PMMA 一体式人工晶状体为例，手术步骤如下：

（1）局部麻醉。

（2）做以上穹隆部为基底的结膜瓣，结膜切口长 8mm，暴露角膜缘。

（3）表面透热止血后，做角膜缘切口，长约 6mm。

（4）向前房注入 Healon，尽量将虹膜与晶状体囊膜分离，形成人工晶状体植入的空间。

（5）用单手法或双手法植入后房型 PMMA 人工晶状体。

（6）间断缝合角膜缘切口 3~5 针，或用连续缝合关闭切口。结扎缝线前，用双腔管或 I/A 系统将前房内的 Healon 抽出。

（7）用电透热法烙合结膜切口。

（8）结膜下常规注射抗生素及皮质类固醇。结膜囊内涂抗生素药膏后用眼垫遮盖术眼。

（9）术后处理与后房型人工晶状体植入术相同。

如果植入折叠式人工晶状体，其手术切口仅为 3.2mm，切口可不必缝合（参见本章第八节）。

（四）手术并发症及处理

1. 术中后囊膜破裂　在术中分离虹膜后粘连时，有时由于粘连紧密无法做钝性分离或用 Healon 无法分开时，可改用囊膜剪剪开，一般可以保留完整的后囊膜。若发生后囊膜破例，甚至出现玻璃体溢出时，必须将脱出的玻璃体切除，然后根据后囊膜破裂口的大小决定是囊袋内植入后房型人工晶状体还是选择其他方法植入人工晶状体。

2. 术后虹膜炎症　此种炎症常可通过局部应用地塞米松等药物加以控制。

3. 术后其他并发症　如继发性青光眼、视网膜脱离、黄斑囊样水肿等，其处理原则与一期后房型人工晶状体植入术后并发症的处理相同。

二、无晶状体后囊膜支持的二期人工晶状体植入术

（一）前房型人工晶状体植入术

参见本章第八节。

（二）虹膜固定型人工晶状体植入术

参见本章第八节。

（三）后房型人工晶状体缝线固定术

1. 手术适应证　其适应证也要求最佳矫正视力在 0.5 以上，具备这一条件的无晶状体眼者，例如：

（1）白内障囊内摘除术后，尤其是单侧眼手术后患者不宜或不愿配戴角膜接触镜者。

（2）白内障囊外摘除术中出现玻璃体溢出，晶状体后囊膜缺如，且术后不宜或不愿配戴角膜接触镜者。

（3）原来因后囊膜缺如植入的前房型人工晶状体需更换为后房型人工晶状体者。

（4）后房型人工晶状体植入术后出现人工晶状体的脱位，需要行人工晶状体取出重新行缝合固定者。

（5）眼外伤或白内障术后，存在的晶状体后囊膜大部分不完整的患者。

2. 术前准备 除了按有晶状体后囊膜支持的二期人工晶状体植入的术前准备外，因为需用缝线固定，所以必须增加如下准备工作。

（1）缝线材料：固定人工晶状体的缝线一般不宜使用尼龙缝线，因其在眼内可能出现较快的生物降解。应选用聚丙烯缝线，由于其组织相容性较好，同时在眼内的保存时间较长。

（2）缝针选择：做睫状沟固定宜选用铲形针，若做虹膜缝合固定则最好选用圆体针。固定人工晶状体的上襻及下襻时可分别使用带长及短针的聚丙烯缝线，使固定缝下襻时操作更方便，当然也可选用双长针。

（3）引线器械：可使用皮下注射针头（25 号）、虹膜钩或特制的带孔引线针头等。其设计应尽量符合操作方便并能减少眼内组织损伤的要求。

（4）有条件时使用襻上带小孔的后房型人工晶状体，以便保证襻上的固定缝线不会滑脱。

3. 手术方法 这里以植入硬性 PMMA 一体式人工晶状体为例，手术步骤如下：

1）局部麻醉。

2）在 12：00 方位做以上穹隆部为基底的结膜瓣，结膜切口长 8mm，7：00 方位也做 3mm 长以穹隆为基底的结膜瓣的结膜切口。

3）暴露角膜缘后，分别于 1：00 及 7：00 做板层巩膜瓣。该瓣呈三角形，底长 3mm，尖端远离角膜缘（图 4 -63）。

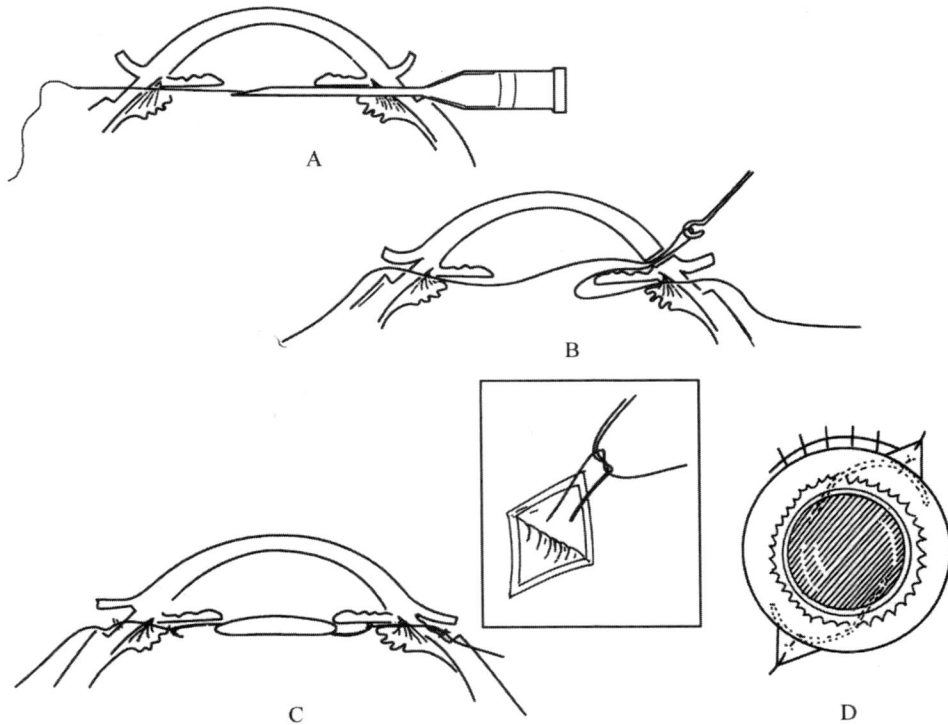

图 4 -63 外路引线固定法

4）做上方 6mm 长角膜缘切口，切开前房后，向前房注入 Healon，保护角膜内皮并将玻璃体压向后房，以保证手术有足够的操作空间。若切开前房后见到玻璃体溢出，必须用玻璃体切割器切除干净前房内的玻璃体，再注入 Healon 形成前房以保护角膜。

5）人工晶状体植入的固定方法人工晶状体缝线固定术的固定方法，根据晶状体囊膜残留的大小，可分为不固定、单襻固定或双襻固定三种不同方法。若残留较多囊膜，则可试行不固定或单襻固定；若囊膜缺如或仅存少量囊膜，则需行双襻固定。

根据固定缝线时，缝针穿入巩膜的方向，可将人工晶状体缝线固定技术分为内路法（ab interno）和外路法（ab externo）；前者为缝针从眼内穿出巩膜表面，后者则为从巩膜表面穿入眼内。

根据袢固定在眼内位置的不同，后房型人工晶状体固定可分为睫状沟固定、虹膜固定和睫状体平坦部固定三种方法。大多数人工晶状体缝线固定的位置为睫状沟。睫状沟固定：睫状沟位置（Kinoshita等）若垂直于巩膜面进针，则宜在角膜缘后 1.0mm 处；若平行于虹膜进针，则宜在角膜缘后约 2.0mm处。Yasukava 等认为，垂直于巩膜面进（出）针重复性好，安全范围较大，但有引起房角闭塞的危险；平行于虹膜面进（出）针虽无引起房角闭塞的危险，但安全范围小，且由于针刺入巩膜内较长距离而穿透位置易受巩膜厚度影响，并有引起虹膜根部离断的危险，从而提出最佳的进针方向为介于两者之间的角度。

（1）内路法：先做角膜缘切口，将带针聚丙烯缝线的末端打结固定在人工晶状体袢上，然后进针，针端自切口进入前房，转向后房，在虹膜后面刺入睫状沟，穿过巩膜并拉出聚丙烯线。植入人工晶状体后，将线拉紧，打结固定于巩膜上。如需双袢固定，则用同样的方法固定人工晶状体另一袢。

（2）外路法：取一个 OT 针头，稍扭弯，在其中一个巩膜瓣内距角膜缘后 1.5mm 以向前 45°角自巩膜表面刺入，依次穿过其下的睫状沟、后房至瞳孔区，再取 Alcon PC‑9 型聚丙烯缝线，其长针在对侧相隔 6 个钟点另一巩膜瓣内同样位置和角度穿入虹膜后方，将长针套入 OT 针管内，并随 OT 针退出眼外。将聚丙烯缝线引出至对侧巩膜外。做角膜缘切口，从角膜缘切口伸入镊子，将眼内线段拉出，中间剪断，两线端各固定人工晶状体一袢。将人工晶状体植入睫状沟后，将聚丙烯线两端拉紧，各自打结固定于巩膜上（图 4‑63）。

（3）改良外路法：先做角膜缘切口，两根聚丙烯线末端相套，使一条线上的两端各带一针，将其中一根缝针自巩膜表面进针，穿过睫状沟至其下后房，再至前房，自角膜缘切口出针，剪断角膜缘切口侧的缝针，将缝线固定在人工晶状体袢上。植入人工晶状体，拉紧缝线并固定于巩膜上。如需双袢固定，则用同样的方法固定人工晶状体另一袢。

（4）内、外路结合法：①将带双针聚丙烯缝线的长弯针从 7：00 方位巩膜瓣下的巩膜床处进针，经过睫状沟进入虹膜后面，然后让针尖在瞳孔区出现，将镊子经上方角膜缘切口进入前房，将针夹出上方角膜缘切口外。此步骤若没有长针，也可用短的弯针将其略为掰直代替。②将夹出的长弯针，再从角膜缘切口进入前房，经过上方瞳孔缘到达虹膜后表面，直至睫状沟处，然后从 1：00 方位的板层巩膜瓣下的巩膜床内穿出。这时可形成缝线的两根针分别位于 1：00 与 7：00 方位的巩膜外，接着将两针之间缝线部分拉到上方角膜缘切口外。③将缝线从中间剪断，缝线的一个断端固定在人工晶状体的上袢，另一个断端则固定在人工晶状体的下袢。④分别拉紧上及下方巩膜瓣下的外露缝线，将人工晶状体送入后房，直至人工晶状体位置正常后，分别用该线端上的缝针在巩膜瓣下的巩膜床内做一板层巩膜潜行穿出，在巩膜瓣下打结固定（图 4‑64）。

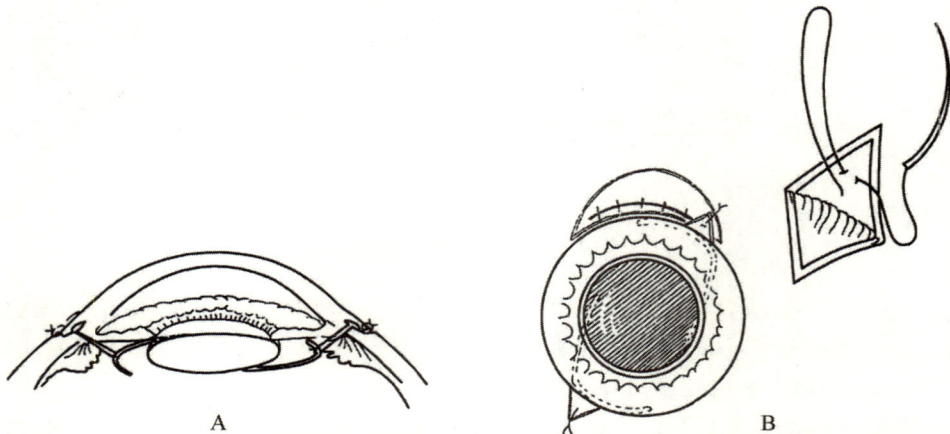

图 4‑64 无晶状体后囊膜支持的二期后房型人工晶状体植入

（5）长针直接缝合法：这一方法比较简单，但必须由熟练的医生操作。它应用 Alcon 双长针的聚丙烯缝线，因这种针比较长，足够从 7：00 方位进针，依次穿过其下的睫状沟、后房、至瞳孔区，然后直接从 1：00 方位的巩膜瓣下的巩膜表面出针。接着将贯穿瞳孔的缝线中间部分拉到上方角膜缘切口外并剪断。缝线的一个断端固定在人工晶状体的上袢，另一个断端则固定在人工晶状体的下袢。穿出的缝线在巩膜瓣下打结固定。

以上五种不同方法各有其特点，医生可以根据患者的具体条件加以选择。

6）将巩膜瓣复位，遮盖固定人工晶状体的线结，最后缝合巩膜瓣一针，线结埋入巩膜。

7）关闭角膜缘切口，间断缝合5针或连续缝合关闭切口，结扎缝线前将前房内 Healon 抽出。

8）用电透热法黏合结膜瓣。

9）结膜下常规注药，在结膜囊内涂抗生素眼膏，用眼垫遮盖术眼。

10）术后处理与后房型人工晶状体植入术相同。

3. 手术并发症及处理　有晶状体后囊膜支持的二期人工晶状体植入术的术中、术后并发症的发生与处理方法，与一期人工晶状体植入方法基本相同。但无晶状体囊支持的二期后房型人工晶状体植入术由于有缝线固定，故术中、术后应注意并发症的发生。

Solomon 等对30例人工晶状体固定术病例进行了平均23个月的观察，发现其主要并发症为：线结露出巩膜（73%）、线结露出结膜（17%）、人工晶状体位置不良（10%）、开角型青光眼（17%）、脉络膜下出血（3%）。Uthoff 等总结624例人工晶状体缝线固定术后病例，发现以下并发症：人工晶状体偏位（1.9%）、缝线外露（17.9%）、黄斑囊样水肿（5.8%）、视网膜脱离（1.4%）、玻璃体积血（1.0%）、重度葡萄膜炎（0.5%）。

（1）术中前房积血：这种并发症常由于刺穿睫状体血管所引起，尤其是使用引线法固定人工晶状体时，所用引线的针头较粗，容易损伤血管，少量的出血通过后房进入前房，大量的出血则可进入玻璃体内。处理时应在术中及时将积血冲洗干净。相关预防措施，有术者认为应避免从3：00和9：00方位做缝线固定，以减少出血的可能性。也有术者在手术方式上进行改良，将缝线固定结扎的位置改在角膜缘切口上，以避免缝线刺伤睫状体（图4-65）。

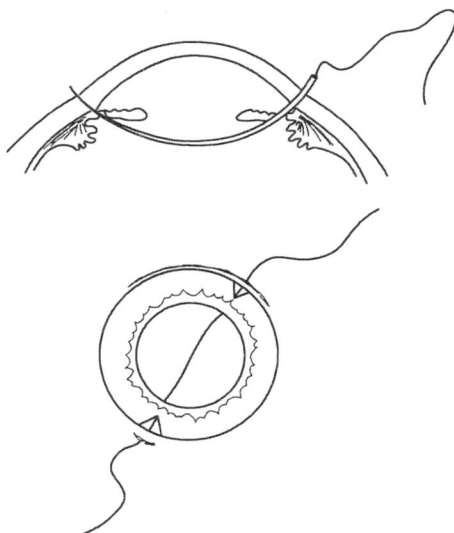

图4-65　人工晶状体植入角膜缝线固定

（2）人工晶状体偏位与倾斜：可能是由于术中人工晶状体袢固定点的错误，出现一个袢的张力大，另一袢的张力小，导致光学面的偏移或倾斜。另一原因为术后虹膜炎没有得到及时处理，出现虹膜后粘连所致。这种粘连有时可将人工晶状体的光学面推向一方，并由于虹膜与残留的后囊膜膜粘连，可以导致人工晶状体被瞳孔夹持。在处理上，若偏移位置明显影响视力，应行人工晶状体复位手术。予以分离后粘连，调整人工晶状体位置后，再将两袢缝线固定在睫状沟处。

（3）迟发性眼内炎：少见，由于细菌通过外露的线头进入眼内引起。虽然少见，但后果严重，应引起重视。在处理上，一旦明确诊断应使用足够量的有效抗生素治疗，给药的途径包括全身用药、局部滴眼、结膜下注射、玻璃体腔注药等。前房冲洗及玻璃体腔内注射抗生素十分重要。在预防上，对二期人工晶状体植入的固定线头，必须予以巩膜瓣覆盖，以防止其外露而造成眼内感染。必要时做玻璃体切割术清除眼内感染灶。

（杨倩倩）

第十节　儿童白内障摘除人工晶状体植入术

随着显微手术技术的提高、手术设备和器械的改良、黏弹剂的使用，以及人工晶状体材料和设计的改进，成人白内障摘除联合人工晶状体植入手术日臻完美，这也为小儿白内障手术的发展奠定了基础并提供了更多的选择。小儿白内障摘除以及人工晶状体植入手术的主要目的是恢复屈光间质的透明，屈光矫正，防止弱视，重建融合功能及立体视觉。因此，手术前应认真检查视功能，对视功能发育有显著影响的晶状体混浊应尽快手术治疗。小儿无晶状体眼的屈光矫正是视功能重建的关键步骤，人工晶状体植入是较好的解决方法，但植入的时机仍是临床上面临的重要问题，目前得到较广泛认可的方案是，2岁以下的小儿无晶状体眼通过配戴框架眼镜或角膜接触镜矫正，2岁以上小儿可植入人工晶状体。

一、儿童眼球的解剖生理特点

儿童眼球尚未发育完善，出生后眼轴长约18mm，生后一年屈光系统变化极快，3岁左右眼球的发育才相对稳定。儿童的眼球壁薄而软，玻璃体黏弹性较高不易压缩；眼球的血-眼屏障发育不完善，在炎症、外伤、手术的刺激下极易发生渗出、增生和非特异性反应；婴幼儿的视功能发育尚未完善，要在外界环境的刺激下才逐渐发育成熟，其中生后4个月视功能发育最快，5个月~4岁相对变慢，8~9岁基本发育完善，所以5岁以下因外伤、炎症或先天性等因素而发生的晶状体混浊容易导致患眼形觉剥夺性弱视。

二、手术时机

一般认为，生后双眼全白内障患儿，在有熟练技术前提下，白内障手术应在生后3个月以内进行，以减少术后发生不可逆性弱视的概率。单眼白内障患儿由于出生时即存在单眼形觉剥夺性弱视，术后视力预后较双眼白内障患儿差，故单眼全白内障患儿应在出生后2个月内手术，术后早期配合弱视治疗，提高视力恢复的程度。

三、人工晶状体植入时机

年龄在2岁以上，发育接近正常的眼球；超声波检查眼轴大于等于22mm者；术前视功能检查预测术后视力在0.1以上的外伤性白内障和无明显眼球震颤的单眼或双眼先天性白内障。但也要根据患儿本身及客观条件来决定是否植入人工晶状体。

四、术前准备

术前应充分散大瞳孔，检查晶状体混浊形态、部位、密度，晶状体是否吸收、液化、钙化、囊膜是否完整，注意有无虹膜发育异常、虹膜前粘连或后粘连。超声波检查了解眼轴长度，玻璃体有无混浊、机化条索，有无视网膜脱离等。同时应注意角膜直径、前房深度、瞳孔直径及形态。

术前测定远视力、近视力、矫正视力，有条件者可结合视网膜视力、ERG及VEP等辅助检查综合评估。视力检查不合作的患儿，应根据ERG、闪光或图形VEP检查确定视功能发育状态。眼球震颤、斜视以及固视不良者提示中心视力发育障碍，术后视力较差，手术应慎重考虑。先天性白内障往往伴有全身发育异常，术前检查时应特别予以注意。术前1h用托吡卡胺将患眼瞳孔散大。

五、手术方法

1. 麻醉　手术在基础麻醉加表面麻醉下进行。

2. 开睑　用缝线或开睑器开睑，经球结膜做上直肌牵引缝线使眼球固定于下转位，以暴露上方手术野（图4-66）。

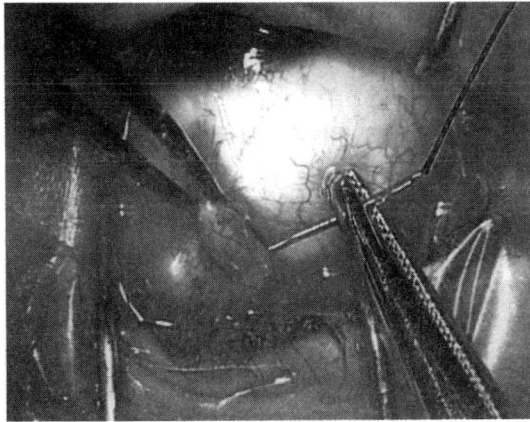

图4-66　上直肌牵引缝线

3. 切口构筑

1）切口位置：成人白内障手术切口位置可选择做在上方、颞侧或角膜曲率最高轴位处，以颞侧切口最为常用，因为手术视野暴露良好而利于术中操作，但小儿鲜有高眉弓深眼窝的颜面部解剖特点，故颞侧切口无明显优势，只有在5岁以上较大的患儿，条件允许下才可采用颞侧角膜切口。旨在同时矫正角膜散光的最陡散光轴切口也很少应用于小儿病例，因为小儿的角膜散光度数不稳定，测量误差大，轴位确定困难，以及缝合切口引起的手术源性散光等。上方切口是最常用的小儿白内障切口位置，因为小儿好动容易受外伤，利用眉弓和上睑的保护及闭睑时的眼球上转（Bell现象），可减少由于外伤等因素导致的伤口渗漏或裂开的发生。

2）切口类型：对于10岁以下的患儿最常采用三平面巩膜隧道切口（图4-67），由于切口隧道较长，并有结膜覆盖保护，因而最安全。具体制作步骤：

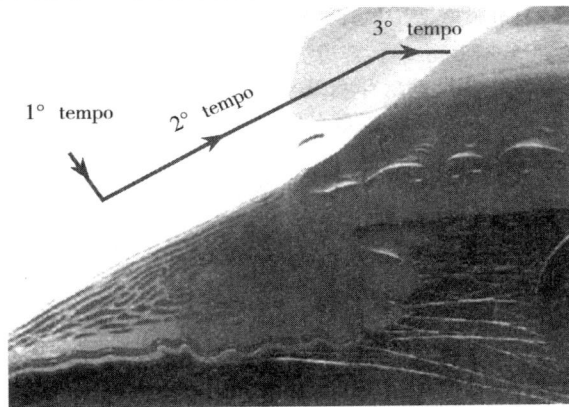

图4-67　三平面巩膜隧道切口

1）做以穹隆部为基底的结膜瓣（图4-68）：结膜下注射少许麻醉药，将手术区的结膜与结膜下组织分开，沿角膜缘剪开球结膜6~7mm长，向后分离结膜下组织至角膜缘后3~5mm，暴露手术区巩膜，用烧灼器烧灼表浅巩膜血管止血。

2）巩膜外切口（图4-69）：在角巩膜缘后约1.5mm处，用15°一次性钢刀垂直巩膜平面切开巩膜，深度1/3~1/2巩膜厚度（400~500μm），宽度约3.0mm。

3）巩膜隧道：用月牙形隧道分离刀在1/2巩膜厚度内潜行分离巩膜隧道，至透明角膜内1~2mm（图4-70），将2.8~3.2mm弯形前房穿刺刀伸入巩膜隧道内，将刀尖轻微下压，平行于虹膜平面穿刺进入前房，使角膜内切口与隧道平面形成45°角（图4-71）。

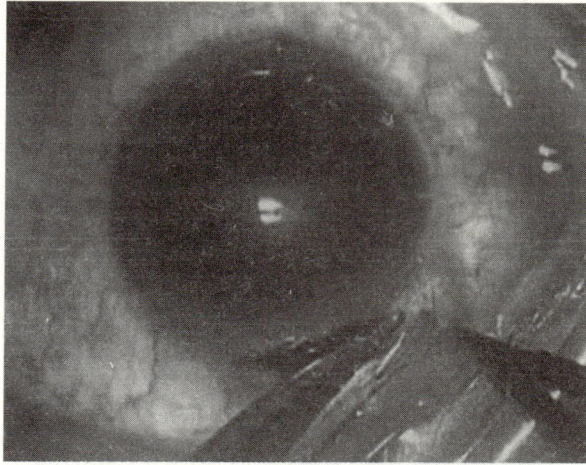

图 4 - 68　制作以穹隆部为基底的结膜瓣

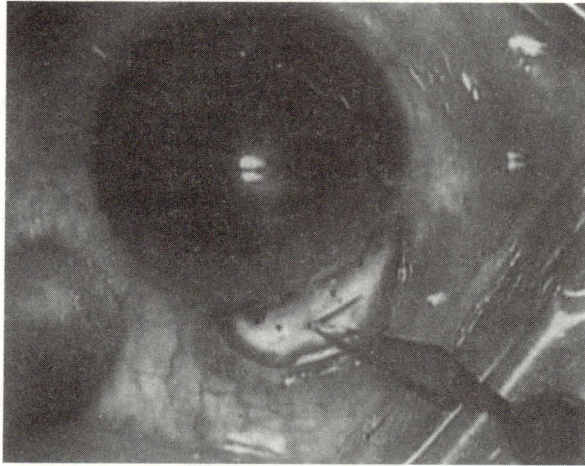

图 4 - 69　巩膜外切口

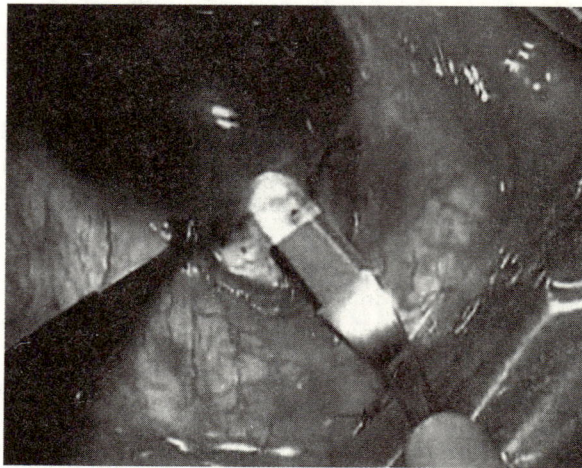

图 4 - 70　制作巩膜隧道

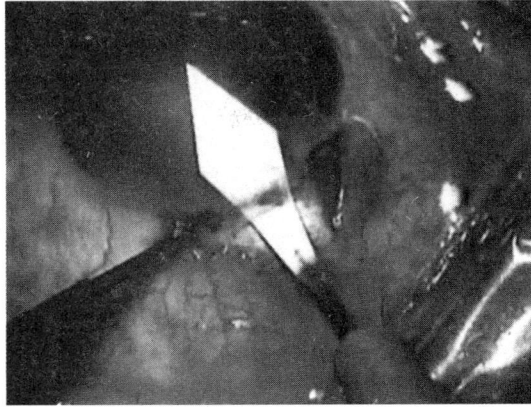

图 4 - 71　穿刺进入前房

4. 黏弹剂的应用　对不同黏弹剂物理及流变学特性的了解，有助于术者在小儿白内障手术中合理选择和使用黏弹剂。以分子量 100 万道尔顿为分界，黏弹剂可分为内聚型（分子量大于 100 万）和弥散型（分子量小于 100 万），内聚型维持手术空间，对抗玻璃体内压力的能力较强，并可用于对粘连组织进行钝性分离，以及撑开囊袋等作用，且术毕容易被清除。弥散型可以为组织（如角膜内皮）提供较长时间的覆盖保护，术毕较难清除。由于小儿玻璃体内压力较高，前房容易塌陷，术中宜选用内聚型黏弹剂。

5. 前囊膜切开　由于小儿前房空间小、巩膜硬度低、玻璃体压力相对较高、囊膜弹性高等因素，进行连续环形撕囊的操作难度较成人大，撕囊起始时所需力度较大，撕囊过程中容易失控向周边部撕裂。在撕囊过程中应注意以下方面：

（1）使用内聚型黏弹剂充分压平前囊膜，并维持前房深度。

（2）用截囊针刺破前囊膜，并翻转前囊瓣（图 4 - 72）。

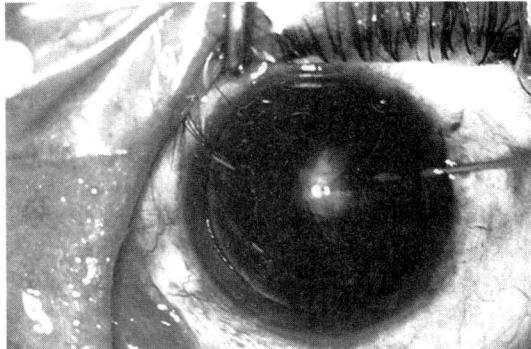

图 4 - 72　用截囊针刺破前囊膜并翻转囊瓣

（3）用撕囊镊更容易掌控撕囊大小与方向，利用剪切力并保持用力的向心性（图 4 - 73）。

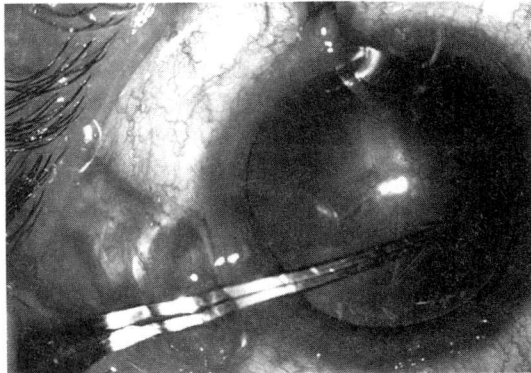

图 4 - 73　用撕囊镊进行连续环形撕囊

（4）在全白内障情况下，采用染色剂（如0.1070台盼蓝）以增强前囊膜的能见度（图4-74）。

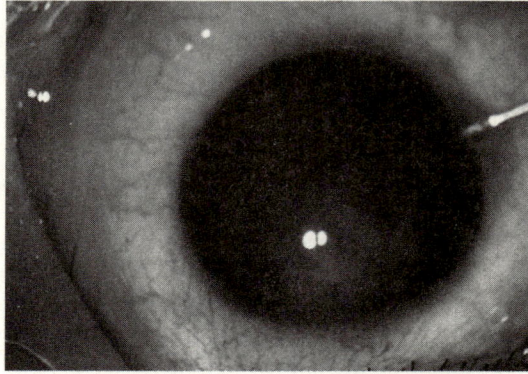

图4-74　使用0.1%台盼蓝将前囊膜染色

（5）双极射频前囊膜切开术，这是针对小儿晶状体前囊膜较厚和弹性大的特点，Kloti等人发明的一种前囊膜切开术。Kloti装置采用铂合金齿状探头，用500kHz高频电流将探头加热到160℃，以圆形轨迹在前囊上进行切割（图4-75）。

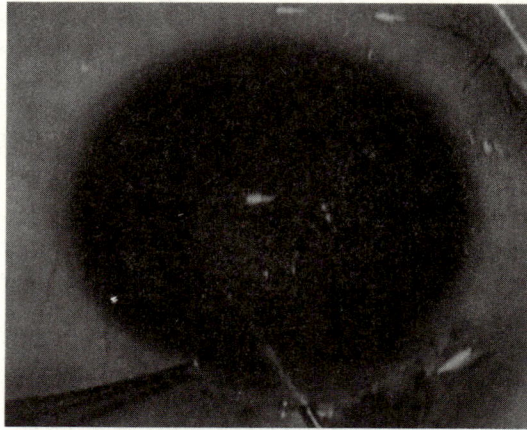

图4-75　双极射频前囊膜切开术

6. 抽吸晶状体皮质及晶状体核　抽吸时应尽可能保持瞳孔散大，在直视下将皮质及软性晶状体核抽吸干净，12：00方位虹膜后的皮质较难抽吸但不可忽略，否则皮质残留术后容易引起炎症反应，使瞳孔变形或虹膜后粘连，使用弯头灌注抽吸手柄较容易吸除切口下方皮质。抽吸过程应彻底清除残留纤维，进行后囊膜抛光。小心操作，避免出现前囊膜的放射状撕裂。如果晶状体核较硬，或者伴有部分皮质和晶状体核钙化，应使用超声乳化针头乳化较硬组织后再换用灌注抽吸手柄吸除残余晶状体组织。

7. 植入人工晶状体　一般建议选择一片式的聚丙烯酸酯材料的人工晶状体，可减少后发障的发生。首先向前房注入适量黏弹性物质，并用黏弹剂将囊袋充分撑开，利用人工晶状体推注器植入折叠式人工晶状体。保持瞳孔散大，在直视下将人工晶状体上襻送入囊袋内，用辅助钩将下襻旋转入囊袋，检查确认人工晶状体光学面和上下襻均位于囊袋内。

8. 后囊膜切开与前段玻璃体切除　后囊膜混浊是小儿白内障术后最常见的并发症，其发生率高达100%，是影响患儿术后视功能恢复的重要原因之一，故有术者主张在白内障手术中一期进行后囊膜切开和前段玻璃体切除，以降低这种并发症的发生率。具体操作方法与前囊连续环形撕囊相似，在完成白内障抽吸之后（适用于单纯白内障抽吸不植入IOL的病例），或植入IOL之后（适用于Ⅰ期IOL植入病例），将黏弹剂注入囊袋内IOL后方，用截囊针在后囊中央划开一个小口，用撕囊镊进行环形撕囊，直径3.5~4.0mm（图4-76）。通过后囊撕囊口进行前段玻璃体切除（图4-77）。

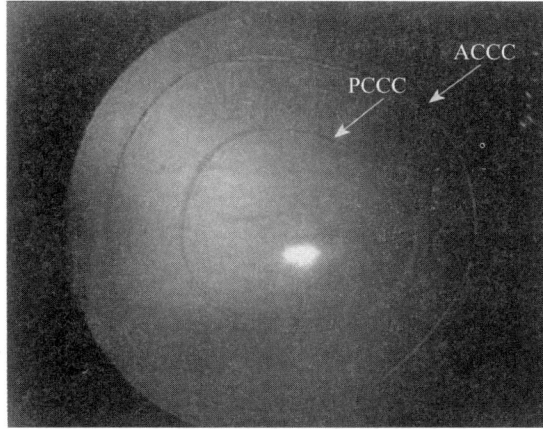

图4-76 后囊膜连续环形撕囊术（PCCC）

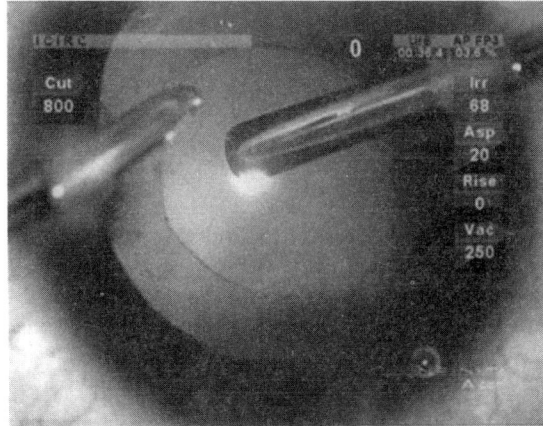

图4-77 后囊膜撕开后行前段玻璃体切割术

9. 清除黏弹剂 眼内残留的黏弹剂会阻塞房角从而引起眼压升高，故植入人工晶状体后应彻底清除光学面前后的黏弹剂（图4-78、图4-79）。

10. 缝合切口 用10-0尼龙线平行角膜缘缝合切口（图4-80），可酌情注入0.01%毛果芸香碱或0.01%卡巴胆碱注射液缩瞳，然后冲洗前房。用烧灼器烧灼黏合球结膜切口（图4-81）。但如果患儿年龄较大，眼球发育好且依从性好，特别是颞侧角膜切口如能够自然密闭状态下也可考虑不缝合，因缝线对术后散光影响较大。术毕结膜下注射地塞米松2mg和妥布霉素2万U，在结膜囊内涂妥布霉素眼药膏，用眼垫及眼罩包眼。

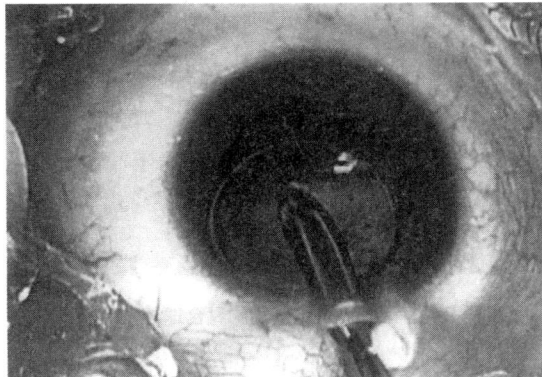

图4-78 清除IOL前方黏弹剂

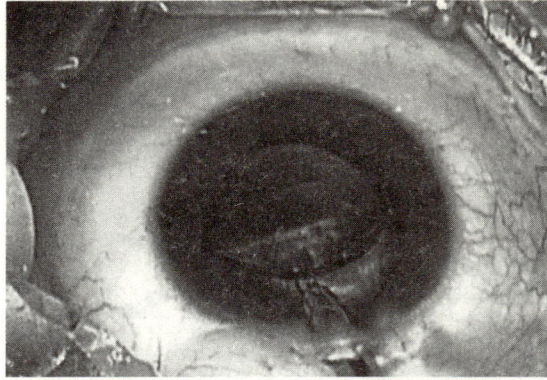

图 4 - 79　清除 IOL 后方黏弹剂

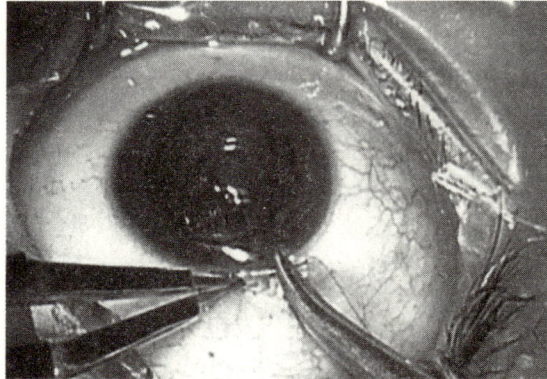

图 4 - 80　平行角膜缘缝合切口

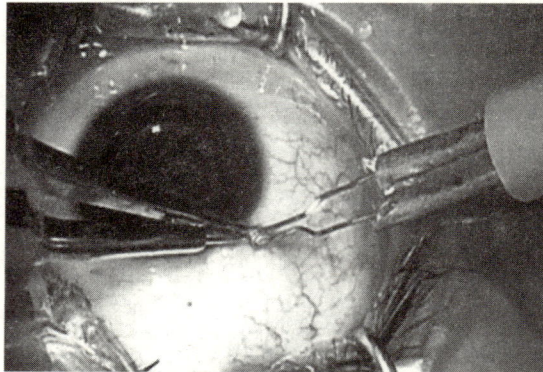

图 4 - 81　用烧灼器烧灼黏合球结膜切口

（六）术后处理

术后第 1d 用抗生素联合糖皮质激素眼药水滴眼每天 6 次，睡前用抗生素联合糖皮质激素眼药膏涂眼共 2 周。以后每天滴上述眼药水 4 次共 1 个月，之后每天 2 次维持 2~3 个月。

（七）手术并发症及处理

1. 术中并发症

（1）虹膜损伤：常见于以下几方面。破囊针头进入前房时容易损伤 12：00 方位的虹膜，操作时应注意破囊针尖进入的角度，边注水边缓慢将针头进入，必要时在上方周边前房先注入黏弹性物质形成需要的操作空间；抽吸时双腔管进出前房次数太多，会造成虹膜色素脱失，为此应尽量减少双腔管进出前房次数，抽吸时动作要轻巧；外伤性白内障与虹膜粘连，分离时容易损伤虹膜，故应采用注入黏弹性物质进行分离，以减少损伤，或用囊膜剪剪开粘连部位；扩大切口时剪刀易误伤虹膜，应看清剪刀内无虹膜组织再行剪开。

（2）高眼压及虹膜膨出：儿童白内障手术中不易控制眼压，其原因是氯胺酮麻醉能引起高眼压。婴幼儿玻璃体不易脱水浓缩，按摩眼球降压不如成人的效果好，故手术时要认真做好球后麻醉，帮助降低眼压。此外，按压眼球时间长些，以增加降压效果，必要时术前给予高渗剂降低眼压。

（3）前房纤维素性渗出：儿童白内障手术中，极易发生前房纤维素性渗出，尤其在植入人工晶状体过程中和植入后渗出物明显增加。其原因是婴幼儿血－眼屏障发育不完善，手术刺激下虹膜极易发生渗出，严重时在植入人工晶状体的同时可以看到虹膜表面渗出物增加。因此，术前应积极降低眼压，软化眼球，术中应尽量减少不必要的操作，完成抽吸后向前房注入黏弹性物质，尽可能一次植入人工晶状体，以避免反复操作刺激虹膜。

（4）前房积血：主要见于有虹膜后粘连、机化膜形成及新生血管增生的外伤性白内障，术中分离粘连时易引起出血。向前房注入黏弹性物质分离粘连，利用黏弹性物质具有的止血作用可减少出血发生。难以分离的粘连，应用囊膜剪剪开。

（5）人工晶状体不能植入囊袋内：主要见于眼压高，玻璃体将后囊膜顶起，使囊袋不能打开，以致人工晶状体下袢不能进入其内。另外，外伤性白内障因炎症、机化、出血使囊膜粘连，囊袋的完整性受到破坏，人工晶状体也无法进入囊袋内。术前充分降低眼压，软化眼球，术中破囊尽可能应用连续环形撕囊法，保持囊袋的完整性，植入人工晶状体时6：00方位的囊膜下应多注入黏弹剂，使下方囊袋打开，形成足够的操作空间。尽量保持瞳孔中度散大，在直视下将人工晶状体下袢植入下方囊袋内，然后将人工晶状体的光学面与袢的交接部位植入虹膜后并进入囊袋内，最后用旋转法将人工晶状体上袢植入。

（6）玻璃体脱出：多见于抽吸晶状体皮质时出现后囊膜破裂。外伤性白内障术前后囊膜常已破裂。后囊膜破裂发生玻璃体脱出时，应彻底切除前段玻璃体．然后注入黏弹性物质，才植入人工晶状体，如破裂口太大，应用缝线固定法固定人工晶状体的上袢或下袢，以便保证人工晶状体位置良好。

2. 术后并发症

（1）前房渗出及瞳孔机化膜形成：约1/2患儿术后前房发生纤维素性渗出反应，渗出从絮状到机化膜形成，经抗炎治疗后，渗出物在1～2周消失，部分则形成机化膜，致使瞳孔膜闭。治疗以皮质类固醇为主，全身应用地塞米松，局部用抗生素联合皮质类固醇眼药水滴眼每天6～8次，必要时用地塞米松1mg球结膜下注射。此外，要用托吡卡胺眼药水散瞳，炎症较重的可用1%阿托品眼药水及眼药膏散瞳。局部热敷有助于消炎。炎症消退后，若残留瞳孔膜可用Nd：YAG激光切开。

（2）虹膜后粘连、瞳孔变形和瞳孔上移：这是由于炎症反应、机化膜形成以及纤维和上皮增生所致。术后大约有1/3的患儿发生虹膜后粘连，这部分患儿均有不同程度的瞳孔变形或瞳孔上移。对于视力不受影响的患眼，不需处理。严重的瞳孔上移可行Nd：YAG激光或手术做虹膜切开使瞳孔下移。

（3）后发性白内障：是儿童白内障术后最常见的并发症，最早可在术后1周出现后囊膜混浊，婴幼儿白内障摘除人工晶状体植入术后均需行后囊膜切开术。后发障的预防及处理分为一期处理及二期处理。一期处理是在术毕即用破囊针将后囊膜划开，如能先在人工晶状体后注入少许黏弹性物质，然后伸入破囊针做一个约3mm的连续环形撕囊则效果更好。二期处理是手术后后囊膜混浊时，再使用激光或手术的方法将后囊膜切开。前者的优点是无须再次手术，避免了二次手术或激光对术眼组织的损害，特别是年幼欠合作的患儿，做Nd：YAG激光切开时极易损伤人工晶状体。但是，一期切开对手术技术的要求较高，术中容易发生玻璃体脱出。二期处理的优点是玻璃体脱出较少，尤其是Nd：YAG激光后囊膜切开，并发症较少，不足之处是激光治疗时容易误伤人工晶状体。

（4）人工晶状体瞳孔夹持：在儿童比较少见。主要与术中玻璃体脱出、虹膜损伤、人工晶状体是否植入于囊袋内、术后前房炎症及后囊机化增生等因素有关。人工晶状体瞳孔夹持若无其他并发症可以密切观察，暂不做处理。若有并发症，如眼压高、反复炎症、自觉有眩目现象、复视、畏光，需给予手术复位，或行人工晶状体取出术。

（5）继发性青光眼：在儿童白内障术后时有发生。由于婴幼儿表达能力欠佳，多在晚期出现典型的儿童青光眼体征后才被家长发现。故对于可疑继发青光眼的儿童，应定期复查监测眼压变化。必要时可在全身麻醉下详细检查，如出现眼压升高，应及时处理。

（杨倩倩）

第十一节　白内障摘除的联合性

一、白内障囊外摘除及人工晶状体植入联合抗青光眼手术

（一）手术适应证

（1）青光眼并发白内障：当药物不能控制眼压到理想水平而具有青光眼手术指征，需要行抗青光眼手术时，如患眼同时伴有明显晶状体混浊或全混浊者。

（2）抗青光眼术后滤过泡功能不好或已无功能，术前不能将眼压控制在理想水平的白内障患者。

（3）白内障并发青光眼：晶状体膨胀期继发闭角型青光眼，房角粘连闭合超过 1/2 周者；晶状体溶解或过熟期白内障前房角已有器质性改变者，可联合施行滤过性手术。

（二）术前准备

除按常规白内障摘除术的术前准备外，应认真做好眼压、前房角、角膜内皮、视野及 VEP 等术前检查。术前用药物尽量降低眼压，但避免使用毛果芸香碱等缩瞳剂。

（三）手术方法

（1）制作以角膜缘或穹隆部为基底的结膜瓣。

（2）在上方巩膜做以角膜缘为基底的巩膜瓣，瓣宽 5mm、高 4mm，厚度至少达巩膜全层的 1/2（有主张将巩膜瓣制作于 11：00 或 1：00 方位）。

（3）在巩膜瓣下做小梁切除。

（4）在相应于小梁切除区处行周边虹膜切除。

（5）在用黏弹剂或平衡盐溶液维持前房情况下，按白内障囊外摘除术做晶状体前囊膜撕囊。

（6）用角膜剪从角膜缘切口向两侧扩大切口，以滑出法娩出晶状体核，接着用 10 - 0 尼龙线间断缝合巩膜瓣根部、角膜缘切口。接着行闭合式灌注抽吸术，将前房的晶状体皮质抽吸干净。拆除部分角膜缘缝线及巩膜根部缝线，留出适当间距，并用黏弹性物质形成前房后，将人工晶状体植入囊袋内。最后缝合巩膜瓣及水密缝合角膜缘切口，并将前房内残留的黏弹性物质吸除。术毕可酌情使用 2% 毛果芸香碱缩瞳。

（7）缝合结膜瓣。

（8）也有术者主张预制巩膜瓣及扩大角膜缘切口，按常规步骤植入后房型人工晶状体术后，才做小梁切除。

二、白内障摘除及人工晶状体植入联合穿透性角膜移植术

（一）手术适应证

1）角膜病与白内障同时存在并需要做穿透性角膜移植及白内障摘除复明术的患者。如有中央性角膜白斑、严重的圆锥角膜或严重的 Fuchs 角膜内皮营养不良又同时存在成熟或近成熟期白内障者。

2）患眼有严重的角膜病变且该眼的白内障接近成熟期者。

3）术前因角膜混浊，无法了解其晶状体的混浊程度，但术前临床资料提示晶状体可能已明显混浊时，在手术前应做联合手术的准备，术中发现晶状体已混浊则做联合手术。

4）患眼晶状体虽然混浊并不严重，但患者已超过 65 岁，且对侧眼已做过白内障手术者。又如估计穿透性角膜移植手术后不久需要做白内障手术时，可以考虑做联合手术。

5）术眼为无晶状体眼，当需做穿透性角膜移植手术时，如有下述情况者可同时做人工晶状体植入术

（1）患眼白内障囊外摘除术后，晶状体后囊膜尚完整，与虹膜无粘连，应同时做后房型人工晶状体植入术。

（2）患眼已作白内障囊内摘除术，但前房角结构正常，眼压不高。手术前患者表示不愿意再戴框架眼镜或角膜接触镜时，可以考虑做穿透性角膜移植手术时联合植入前房角支持型人工晶状体，或采用缝线固定法植入后房型人工晶状体。

（二）术前准备

（1）详细检查角膜，确定是否需要做穿透性角膜移植手术。

（2）确定晶状体的混浊程度是否需要做白内障摘除术。

（3）计算人工晶状体的度数估算植入的人工晶状体度数是三联手术的难题之一。这主要由于术前无法测得准确的角膜屈光力，不能使用常规计算人工晶状体度数的公式。即使手术前能测得角膜曲率，但穿透性角膜移植术后，角膜植片的曲率与手术前所测得的角膜曲率完全相同的机会是很少的。故部分医生仅根据眼轴长度来判断人工晶状体度数的范围，或参考对侧眼角膜屈光力，使用平均角膜屈折力（43.37D），并参考患眼手术前的屈光状态和对侧眼的屈光状态及患者要求等计算和确定植入人工晶状体的屈光度数。

（4）其他的术前准备。

（三）手术方法

1. 麻醉　一般采用眼部局部麻醉。

2. 充分降低眼压　术前可给全身脱水剂，如甘露醇静脉点滴，口服乙酰唑胺等。

3. 开睑　同白内障囊外摘除术。

4. 使用巩膜支撑环　在穿透性角膜移植手术中巩膜支撑环（Flieringa 环）的使用十分重要，它是在使用环钻切除病变角膜后，防止眼内容物脱出及眼球壁塌陷的重要措施。巩膜支撑器带有四个脚，放在眼球表面后，用 7-0 黑丝线分别将其固定在以角膜为中心的 3：00、6：00、9：00 及 12：00 方位处的巩膜上，其中 6：00 及 12：00 方位处缝线留长并固定在手术孔巾上，另外 2 条缝线在靠近巩膜支撑器处将其剪断（图 4-82）。

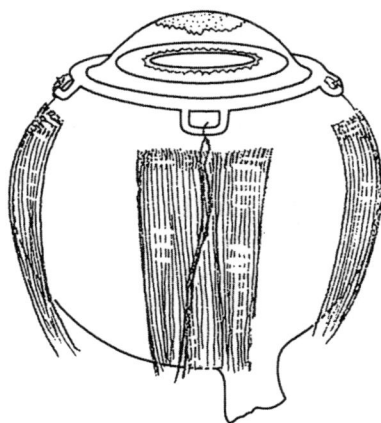

图 4-82　Flieringa 巩膜支撑环

5. 准备角膜植片　制备供体角膜植片的环钻直径应比切除病变角膜使用的环钻直径大 0.1～0.5mm。如从供体眼球直接制作植片应比植床环钻直径大 0.1mm，如从培养液中取出游离保存供体角膜片制备的角膜植片应比植床直径大 0.5mm。切除病变角膜（植床）的环钻直径，一般选用 7.0～7.5mm。否则，太大的植片术后易发生排斥反应，太小则术中不易植入人工晶状体。钻取的角膜植片应即放入角膜保存液中备用。

6. 切除病变角膜　选择大小合适的角膜环钻有利于角膜病灶的切除及角膜移植手术的成功和易于植入人工晶状体。切除角膜病灶时，用力要适当及均匀，防止因用力过大而损伤其他眼内组织，环钻开始时可先用较大的力量，当环钻至 2/3 角膜厚度，再用较小的力量钻穿全层角膜。当部分植床已钻透有房水流出时，可以用角膜弯剪完成其余部分的环钻口剪开除去病变角膜。

7. 经角膜切除口（环钻孔）做白内障囊外摘除及联合后房型人工晶状体植入术

（1）使用撕囊镊或刀片截开晶状体前囊的操作过程中（图 4 - 83），要避免器械损伤周边角膜及虹膜等眼内组织。

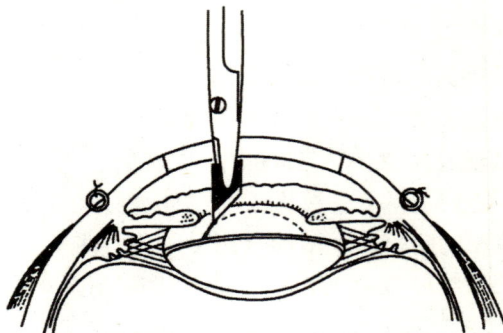

图 4 - 83　使用刀片截囊

（2）娩出晶状体核：用冲洗针头将平衡盐溶液注入前囊膜下使核及皮质与晶状体囊分离，从 12：00 方位放入晶状体圈到晶状体核与后囊之间并从环钻孔娩出晶状体核（图 4 - 84）。

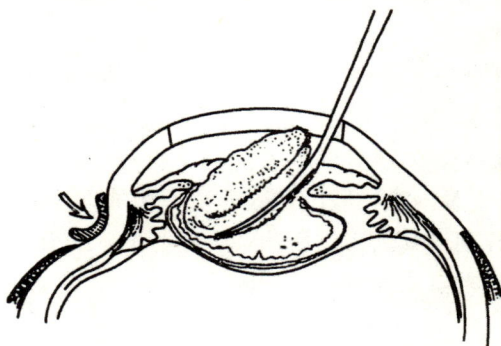

图 4 - 84　娩出晶状体核

（3）清除晶状体皮质：可用显微镊夹起周边前囊膜，暴露晶状体赤道部（即晶状体囊袋内）的皮质。用 10ml 的注射器连接冲洗抽吸针头，将周边的皮质冲吸干净。操作时注意不要损伤晶状体后囊膜及悬韧带。

（4）植入后房型人工晶状体：为较好地固定后房型人工晶状体，以将其植入囊袋内为宜。先在晶状体囊袋内注入黏弹性物质，将人工晶状体下袢植入下方囊袋内，然后用旋转人工晶状体的方法将上袢植入囊袋内，也可以用人工晶状体镊直接将上袢植入上方囊袋内。最后，用旋转的方法，调整人工晶状体的位置。0.1% 乙酰胆碱或 0.01% 毛果芸香碱溶液注入前房缩瞳。

8. 固定角膜植片

（1）将已准备好的角膜植片放至植床孔上，使植片与植床边缘对位整齐。

（2）用 10 - 0 尼龙线分别在 12：00 方位、6：00 方位、9：00 方位及 3：00 方位将角膜植片与植床间断缝合四针。缝针深度应达角膜后弹力层，也可在这四针之间分别再各加一针，缝线走向应为放射状，针距要均匀，结扎缝线时松紧度适中，进出针点与切口的距离相等。然后再用 10 - 0 尼龙线做连续缝线（图 4 - 85）。使用间断缝线和连续缝线时，角膜植片与植床孔的固定要牢固、均匀。接口要水密闭合，以便有利于伤口愈合。

9. 拆除巩膜支撑环　略。

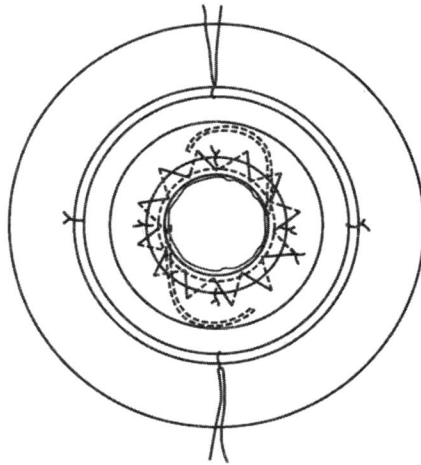

图 4-85　缝合角膜移植片

（四）术后处理

球结膜下注射抗生素及皮质类固醇。必要时，手术后静脉滴注抗生素及皮质类同醇。包扎手术眼，直到角膜植片上皮细胞修复正常。术后白天滴抗生素及皮质类固醇眼药水，晚上涂抗生素及皮质类固醇眼药膏。并针对原发角膜病变的病因及术后情况，选择抗病毒药物及抗角膜移植术后排斥反应的药物，如环孢素眼药水等，做进一步治疗。手术后 2~3 个月，可开始拆除间断缝线。但也可在手术结束时拆除间断缝线而仅留下连续缝线。连续缝线的线结可埋藏于切口内，一年或更长的时间才拆除连续缝线。

三、白内障摘除及人工晶状体植入联合玻璃体切割术

（一）手术适应证

患者因各种眼底病变引起玻璃体积血，重度混浊，经 3 个月以上治疗未见好转；并伴有应手术摘除的晶状体混浊，为恢复视力，可采取白内障摘除人工晶状体植入联合玻璃体切割术。

（二）手术方法

分三个步骤进行：①先进行白内障囊外摘除术，以便于接下来行玻璃体切割术，然后水密缝合角膜缘切口。②常规做玻璃体切除手术，若术前超声检查发现有视网膜脱离，可先行巩膜外环扎或硅胶填压。③玻璃体切割术及视网膜复位术结束后，再打开白内障囊外摘除的角膜缘切口约 7mm 范围并植入后房人工晶状体。

具体步骤如下：

（1）常规消毒铺巾，做球周或球后、眼轮匝肌麻醉，开睑，结膜下浸润麻醉，上直肌牵引缝线，固定眼球于下转位。

（2）若超声波检查确认有视网膜脱离，要根据视网膜脱离的范围，做巩膜外环扎或巩膜外加压的硅胶块。

（3）白内障囊外摘除术做以穹隆为基底的球结膜瓣，暴露角膜缘并做切口。切穿前房后，用截囊针作开罐式破晶状体前囊或环形撕囊，扩大角膜缘切口（若行超声乳化白内障吸除术做巩膜或透明角膜隧道切口时，切口约为 3mm 即可），娩出晶状体核，抽吸、冲洗干净残留皮质，保持后囊摸完整，水密缝合角膜缘切口（巩膜和角膜隧道切口一般不用缝合），以便做玻璃体切割术。

（4）做玻璃体切割术：扩大球结膜瓣切口（右眼 7：00~2：00 方位，左眼 10：00~5：00 方位），向后暴露至角膜缘 4mm 的睫状体扁平部，分别在鼻上、颞上及颞下方的扁平部巩膜作三个切口，插入注水导管、导光纤维及玻璃体切割器。在证实注水导管的尖端在玻璃体腔内后启用注水导管，然后插入导光纤维及玻璃体切割器，由浅及深切除混浊的玻璃体，切后段玻璃体时需放角膜接触镜进行，直到看

清视网膜为止，若发现视网膜脱离时，进一步了解视网膜脱离范围，寻找裂孔，根据具体情况，进一步做视网膜复位手术。玻璃体切割术结束后，取出玻璃体切割器和导光纤维，缝合此两处的巩膜切口，最后拔出注水导管，再缝合此处切口。

（5）植入后房型人工晶状体：扩大白内障摘除时的角膜缘切口约至 7mm（根据人工晶状体光学部分大小而定），在晶状体囊袋内和前房注入黏弹性物质（如 Healon 等），继而植入后房型人工晶状体。一般采用旋转法将后房型人工晶状体植入囊袋内，也可用晶状体镊将人工晶状体直接送入囊袋内，接着用人工晶状体钩或前房冲洗针头调整人工晶状体的位置。然后向前房注少许 0.01% 毛果芸香碱或 0.1% 乙酰胆碱，使瞳孔缩小，增强虹膜的张力，更好地固定人工晶状体的位置。最后用双腔管或冲洗抽吸针头小心地吸除黏弹性物质，并用平衡盐溶液形成前房。缝合角膜缘切口，将线结埋藏在切口组织内。整理球结膜切口，缝合并自行盖住角膜缘切口。在做玻璃体切割时，切勿切穿晶状体后囊膜，万一切穿后囊膜，破口不大，可等做完玻璃体切割术后，用 Healon 等黏弹性物质压住穿破口，再植入后房型人工晶状体。白内障摘除人工晶状体植入联合玻璃体切割术，还有另外一种方法，即当晶状体前囊混浊不明显，而有晶状体后囊下及核性混浊时，可先在睫状体扁平部分别做三个切口，插入注水管、导光纤维和玻璃体切割器。用玻璃体切割器，在导光纤维的照明下，从晶状体后囊开始向前切除混浊的晶状体。但要特别注意不要切穿晶状体前囊，保留晶状体前囊完整。然后逐步向后深入切除中段及后段混浊的玻璃体二取出玻璃体切割器、导光纤维及注水导管，缝合三个切口：若有视网膜脱离，做视网膜复位手术：然后再在角膜缘做切口，一般长约 7mm（根据植入的人工晶状体光学部分的大小而定），在虹膜与晶状体前囊之间注入 Healon 等黏弹性物质，将后房型人工晶状体植入睫状沟内。向前房注入缩瞳药，并抽出残留的 Healon，以防止术后眼压升高。缝合角膜缘切口。将缝线结埋藏在组织内，整理结膜伤口，缝合或热灼黏合伤口，结膜下注射抗生素及皮质类固醇。

（三）术后处理

球结膜下注射抗生素及皮质类固醇，结膜囊内涂抗生素眼药膏，有时加涂毛果芸香碱眼药膏缩瞳。全身用抗生素及皮质类固醇静脉滴注 3~5d。患者若有其他全身性疾病，参考其他疾病治疗。

（四）手术并发症及处理

详见白内障囊外摘除术中并发症及玻璃体切割术并发症的有关部分。

四、白内障摘除及人工晶状体植入联合球内异物摘除术

这类联合手术的优点，可以避免两次麻醉与两次手术造成患者的惧怕心理，让患者早期恢复视力，若为单眼发病的儿童，还可以预防弱视的发生。

（1）晶状体异物及外伤性白内障。

（2）眼后段球壁异物，同时存在白内障。

（3）未形成包裹的玻璃体内磁性异物，同时存在白内障。

（4）上述病例中，视功能的预测条件良好，不合并其他严重眼病，如玻璃体条索形成、严重玻璃体混浊、葡萄膜炎或视网膜脱离者。不合并严重眼外伤，如严重挫伤、巨大球内异物、多发球内异物、合并其他眼组织的撕裂伤等。

未具备上述条件者一般不适宜行三联手术，可分次手术：先行白内障摘除及球内异物摘除术；再行二期人工晶状体植入术；或者先行球内异物取出术；再行白内障摘除联合人工晶状体植入术。

（杨倩倩）

第十二节　特殊情况的白内障手术

一、硬核白内障超声乳化手术

（一）临床特点

硬核白内障是指当晶状体核严重混浊硬化（Ⅳ~Ⅴ级核）所致的深棕色或黑色核性白内障，晶状体的皮质很少，患者远视力（尤其夜间视力）明显下降，部分患者伴有眩光等症状。

（二）手术适应证

硬核白内障是白内障完全成熟的表现，由于晶状体核硬化严重影响视力及对眼后段的检查，确诊后即可手术治疗。

（三）术前准备

排除全身及眼部手术禁忌证并做好术前解释工作；应用超声波测量眼轴长度并了解眼内情况；酌情给予镇静剂。如需更有效地降低眼压，可用高渗剂；术前充分散大瞳孔；有条件时测定视网膜视力，以了解黄斑功能和预测术后视力恢复情况。因晶状体核硬化程度重，晶状体囊袋脆性较大，应做好术中转换成白内障囊外摘除手术方式的准备。

（四）手术要点及注意事项

1. 提高连续环形撕囊的成功率

（1）增加囊膜可见度：利用染色技术增加囊膜与皮质的对比度。或采用提高显微镜的放大倍数，降低周围环境亮度，采用斜照法等方法提高囊膜的对比度。

（2）撕囊镊完成撕囊：对晶状体核大而硬的患者，最好用撕囊镊完成撕囊。撕囊镊可在清晰度欠佳的情况下，良好地控制撕囊孔的位置及大小。

（3）二次撕囊技术：可防止因晶状体皮质膨胀引起的囊膜向周边撕裂。多在人工晶状体植入后进行二次撕囊。首先在撕囊口边缘以切线方向做一小切口，再用撕囊镊抓住囊膜瓣，撕去一条环状囊膜。撕囊过程中，撕囊镊要经常变换用力方向，始终保证抓住囊膜瓣根部，不致撕裂，使得新的撕囊口与原撕囊口呈同心圆。

2. 减少眼内组织的损伤

（1）软壳技术：Arshinoff 于 1999 年报道软壳技术，提出联合应用内聚性和弥散性黏弹剂可有效保护角膜内皮和晶状体后囊膜，提高了手术安全性。软壳技术的应用步骤分以下几步：撕囊前先将低分子量的弥散性黏弹剂注入前房，然后再将高分子量的内聚性黏弹剂由前者下方注入前房，并将弥散性黏弹剂推向角膜内皮层，形成光滑、均匀的保护层；而内聚性黏弹剂可克服眼后段的正性压力，压平晶状体前囊膜，形成并维持前房空间，便于顺利完成连续环形撕囊术。进入超声乳化晶状体阶段后，内聚性黏弹剂迅速被清除，留下厚而平滑的弥散性黏弹剂保护层覆盖在角膜内皮面。植入人工晶状体时，两种黏弹剂的应用顺序正好相反，先使用内聚性黏弹剂将囊袋撑开形成空间，然后在其中央注入弥散性黏弹剂，目的是当人工晶状体植入囊袋时可避免对囊袋加压，同时防止人工晶状体触及眼内其他组织。由于内聚性黏弹剂具有易于吸除的特性，其包裹了弥散性黏弹剂后，可一起被迅速而彻底的清除，以避免术后高眼压。

（2）合理的碎核技术：根据术中的具体情况，综合运用几种碎核技术，可以提高乳化效率，从而减轻对悬韧带的压力，减少对角膜内皮细胞的损伤。操作中的关键在于采用高能量、高负压设置，将超声针头深埋入晶状体核中，用劈核钩将核劈开多块，注意要分核彻底避免牵动整个核块对囊膜增加张力。

（3）囊袋张力环：对晶状体悬韧带脆弱或术中发生了悬韧带断裂的患者，植入囊袋张力环，可减少对悬韧带的进一步损伤。

（五）手术并发症及处理

1. 撕囊口放射状撕裂　如撕囊过程中出现撕囊口向周边裂开或放射状撕裂，应及时使用囊膜剪在裂口处剪开向异常方向撕开的囊膜，防止撕囊口向赤道部进一步裂开。

2. 后囊膜破裂　硬核白内障皮质大部分吸收，术中缺乏皮质的衬垫，硬核块或乳化针头易损伤后囊膜，可在晶状体核块与后囊膜之间注入弥散性黏弹剂，保护后囊膜；如后囊膜发生破裂，在手术早期应扩大主切口，注入黏弹剂后用晶状体套圈娩出残余晶状体核。如伴有玻璃体脱出，应利用玻璃体切割器切除脱出的玻璃体。如有核块掉入玻璃体腔，必要时需行经扁平部玻璃体切割术将下沉的晶状体核块取出。

3. 损伤邻近的眼内组织（如角膜、悬韧带、后囊膜）

（1）由于核硬，乳化时间相应延长，能量增加，加重了对角膜内皮的损伤，容易出现暂时性角膜水肿甚至大泡性角膜病变，可使用高渗剂对症治疗。

（2）成熟期晶状体囊膜变脆易于破裂，部分囊内压力增高致囊膜张力增加，易发生撕囊口放射状撕裂。

二、过熟期白内障超声乳化手术

（一）临床特点

当白内障经过成熟期后，晶状体皮质出现分解液化或吸收；核浓缩、硬度增加或呈无皮质的黑色核；悬韧带脆弱，易引起晶状体脱位。此外，当液化的晶状体皮质进入前房或玻璃体时，可引起晶状体过敏性葡萄膜炎和晶状体溶解性青光眼。

（二）手术适应证

过熟期白内障由于皮质液化溢出，晶状体核移位下沉，确诊后应尽快手术。

（三）手术并发症及处理

1. 撕囊口放射状撕裂　如撕囊过程中出现撕囊口向周边裂开或放射状撕裂，应及时使用囊膜剪在裂口处剪开向异常方向撕开的囊膜，防止撕囊口向赤道部进一步裂开。

2. 后囊膜破裂　过熟期白内障皮质液化吸收，硬核块或乳化针头易损伤后囊膜，可在晶状体核块与后囊膜之间注入弥散性黏弹剂，保护后囊膜；如后囊膜发生破裂，在手术早期应扩大主切口，注入黏弹剂后用晶状体套圈娩出残余晶状体核。如伴有玻璃体脱出，应利用玻璃体切割器切除脱出的玻璃体。如有核块掉入玻璃体腔，必要时需行经扁平部玻璃体切割术将下沉的晶状体核块取出。

3. 损伤邻近的眼内组织　过熟期白内障的晶状体悬韧带脆弱，硬核白内障术中操作不当等均会引起悬韧带断裂，晶状体脱位，此时应尽快扩大主切口，改为白内障囊外摘除术。

（四）手术要点及注意事项

（1）利用染色技术提高囊膜可见度，增加囊膜与皮质的对比。还可采用提高显微镜的放大倍数，降低周围环境亮度，采用斜照法等方法提高囊膜的对比度。

（2）可用针刺开前囊膜，放出液化皮质，减轻囊袋的张力，待皮质外溢停止后，用黏弹剂将溢出的皮质推开，完成撕囊。

（3）撕囊过程中如果遇到前囊的钙化斑，有可能会造成撕裂，此时应改变撕囊方向，尽量避开钙化斑，必要时可用囊膜剪剪除后继续撕囊。

三、高度近视眼的白内障超声乳化手术

（一）临床特点

1. 角膜　角膜后弹力层易发生破裂并导致散光。

2. 晶状体悬韧带　由于悬韧带松弛容易发生晶状体不全脱位，手术操作不当可导致晶状体全脱位。

3. 玻璃体 由于眼轴拉长、玻璃体腔增大，玻璃体可发生变性、液化、混浊和后脱离，术后可表现为飞蚊症和因玻璃体牵引所引起的闪光感等视网膜刺激症状。

4. 眼底 可见视网膜脉络膜变性、萎缩、FuChs 斑（FuChs spot）、漆裂纹样病变（lacquer crack lesion）、裂孔和后巩膜葡萄肿（posterior staphyloma）等。其中 Fuchs 斑和漆裂纹样病变为高度近视眼底特征性病变，可引起术后视物变形、视力差、中心暗点和旁中心暗点，漆裂纹样病变可诱发视网膜下新生血管及黄斑出血，引起视力的进一步下降。周边部视网膜脉络膜病变发生率高，易发生视网膜脱离。

5. 眼轴 高度近视眼的眼轴增长，球壁后凸，这种后巩膜葡萄肿常使眼轴测量造成误差，人工晶状体计算时容易发生偏差，建议应用浸浴式 A 超或 IOL Master 进行眼轴测量，并使用 SRK/T、Holladay Ⅱ、Haigis 等公式。

（二）手术适应证

（1）高度近视并发白内障常以晶状体核性混浊为主，因而在早期即开始影响视力，尽管配戴眼镜保留一定的视力，但仍难以完成正常工作，有的甚至连日常生活都难以自理。因此，在目前显微手术得到广泛应用的条件下，高度近视患者的白内障只要影响患者的正常工作和生活，无论其晶状体是否完全混浊均可考虑手术。有条件的可以同时植入人工晶状体。

（2）对于晶状体尚无明显混浊的高度近视患者，为治疗高度近视，超过 − 15. OD 的高度近视，LASIK 很难完全矫正。术后回退等问题会影响疗效，有晶状体眼人工晶状体植入术虽然可以矫正高度近视，但存在损伤角膜内皮或晶状体的危险；透明晶状体摘除联合人工晶状体植入术也是可采用的一种治疗方式，但目前仍有争议，它可导致术眼丧失调节功能，因而年龄在 40 岁以上的患者才选择这种方法。

（三）术前准备

1. 眼科常规检查 包括裂隙灯检查及散瞳查晶状体和眼底，并完成与高度近视相关的眼科特殊检查项。

（1）眼底检查：如果晶状体混浊程度不严重，散瞳后需使用三面镜和间接检眼镜检查眼底，了解有无视网膜的变性和干性裂孔，术前是否需行激光视网膜光凝术，以预防视网膜脱离的发生。

（2）B 型超声波检查：是了解玻璃体状态、排除视网膜脱离等病变的必需手段，对于白内障眼诊断后巩膜膨隆和后巩膜葡萄肿也具有重要价值。

（3）角膜内皮显微镜检查：高度近视眼并发白内障手术难度大，并发症多，Fuchs 内皮营养不良的发生率也很高。将角膜内皮显微镜检查作为术前检查项目，以保证术中安全。

（4）眼压：高度近视常并发青光眼，由于高度近视眼的巩膜壁较薄而软，眼底检查不典型，必要时应查压平眼压计或测校正眼压，排除并发青光眼的可能。

（5）验光：为人工晶状体测量提供参考数值，也为白内障提供诊断依据。

2. 人工晶状体度数测量

（1）角膜曲率测量：角膜曲率半径较小者，角膜屈光力则相对较大，且多伴有散光。散光的度数在计算植入人工晶状体的屈光度时，应作为等效球镜计算在内。对于散光较大者，特别是大于 3D 的角膜散光，有条件者应行角膜地形图检查。

（2）眼轴长度测量：A 超测量眼轴长度时，易发生误差，尤其是伴发后巩膜葡萄肿者，IOL Master 可以提高测量的准确性。

（3）人工晶状体屈光度的测算（见本章第八节）。

人工晶状体度数选择的原则：除根据公式计算的结果外，屈光度的选择还应参考患者的年龄、职业和另一只眼的屈光状态，一般原则是，青年人可以在术后形成正视和低度近视；对老年人则尽量形成低度或中度近视，这样既能满足一般工作和生活视远的需要，阅读时也可不戴矫正眼镜。如果另一只眼也为高度近视，且晶状体透明，术眼植入人工晶状体的屈光度应以高于计算的度数为宜。

（四）手术并发症

对并发有视网膜脱离的高度近视白内障，术前可缝置巩膜支撑环（Flieringa 环）以防术中眼球过于塌陷而影响手术操作。术中后囊膜破裂及玻璃体脱出者,应作前段玻璃体切割术,以减少玻璃体条索牵引。术后因后发性白内障影响视力者,可用 Nd:YAG 激光切开。

(五) 手术技巧和要点

1. 手术切口 可采用透明角膜切口或巩膜隧道切口,根据晶状体核的分级来决定手术切口部位。Ⅲ级以下核,熟练术者可选择表面麻醉下做透明角膜隧道切口;高度近视眼巩膜壁薄而软,易发生术后漏水,可适当延长巩膜隧道切口,采用自闭式巩膜隧道切口更安全。

2. 连续环形撕囊 撕囊直径以 5.5~6.0mm 为宜,撕囊口太小不利于术后眼底周边部的检查,撕囊口太大会增加术后晶状体后囊膜混浊的发生率。

3. 水分离 使用过多的水及过猛注水可造成晶状体悬韧带的损伤;同时,也可因晶状体核突然浮出填塞环形撕囊口,形成囊袋阻滞综合征,造成囊袋内压力过高导致后囊破裂,核沉入玻璃体腔。

4. 超声乳化 勿使用过大吸力,避免过度牵拉晶状体囊袋导致悬韧带松弛而引发晶状体脱位。建议采用囊袋上白内障乳化吸除术。增加负压并从核的下方向上方乳化,可减少内皮损伤。

5. 人工晶状体植入 选择光学部直径大于 6mm 的人工晶状体有利于高度近视眼眼底病变的诊断和治疗。

四、小瞳孔的白内障手术

(一) 临床特点

小瞳孔是指直径小于等于 4mm 的瞳孔,分为两类:低反应性(功能性)和固定性(解剖性)。

(二) 手术难点

在小瞳孔下行白内障手术时,由于手术视野小,增加了术中出现后囊膜破裂、玻璃体脱出、晶状体核碎块坠入玻璃体腔等严重的并发症。

(三) 手术技巧和要点

1. 药物 对于低反应性小瞳孔,术前最好三种药物联合散瞳:睫状肌麻痹剂、散瞳剂和非甾体类抗炎剂;术中在前房内注入 1:10 000 的肾上腺素液,也可在灌注液中加入肾上腺素维持瞳孔。

2. 黏弹剂 术中可以用黏弹剂担当"软性分离器",通过推挤使瞳孔开大。对于固定性小瞳孔,尤其是虹膜后粘连的小瞳孔,分离可直接用黏弹剂和针头进行软性和硬性分离。一般情况下后粘连多局限于瞳孔缘,对于广泛面积的后粘连,则用黏弹剂针头分离瞳孔缘部位,再用黏弹剂软分离接近虹膜根部的粘连。有作者提出"撕囊口多大则后粘连分离多大"的原则,避免过度分离造成血-房水屏障破坏和术后的炎症反应,而且周边后粘连部分有助于维持囊袋和虹膜稳定,更有利于手术操作。

3. 辅助器械扩大瞳孔 应用辅助器械牵拉虹膜,扩大瞳孔以保证良好的手术视野,术毕基本不会影响瞳孔的形状。

(1) 瞳孔牵张器:有单把器械法(Beehler's speculum)(图 4-86)和双把器械法(Luther Fry technique),瞳孔直径一般只能扩大到 5mm 左右,对超声乳化医生还是有一定的难度。

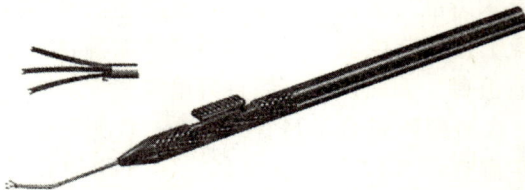

图 4-86 Beehler 瞳孔扩张器

(2) 虹膜拉钩:较普遍的扩瞳器械,在黏弹剂的保护下将四个虹膜拉钩彼此间隔 90°分别从透明角膜缘处插入前房钩住瞳孔缘形成钻石形牵拉虹膜,扩大瞳孔成为 6mm 的正方形(图 4-87)。

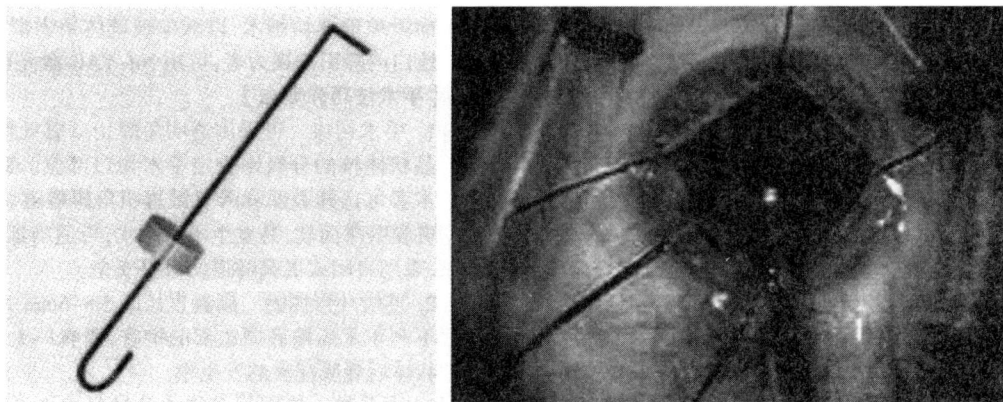

图 4 - 87　虹膜拉钩

（3）瞳孔扩张器、瞳孔扩张环：均可以得到较大的瞳孔（图 4 - 88）。

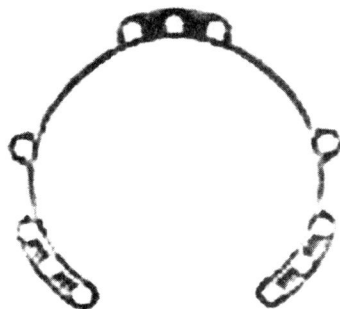

图 4 - 88　瞳孔扩张器

4. 虹膜手术　虹膜手术可以与上述方法一起应用或单独使用，一般可供选择的方法有：多点括约肌切开术、下方虹膜括约肌切开术、瞳孔边缘纤维环去除术、虹膜切开术和虹膜缝线法等。常用的方法是多点虹膜括约肌切开术，可以使瞳孔中等散大，并且不会破坏所有的瞳孔括约肌，术后炎症反应小，可存在对光反射。手术方法包括用显微剪（最好是玻璃体视网膜剪）放射状剪开瞳孔领的 1/2 ~ 2/3 宽度的括约肌，再用弯剪剪开切口近端的括约肌。然后再补充黏弹剂，依靠黏弹剂的张力将瞳孔扩张并可用来止血。

（四）手术技巧

通过小瞳孔进行手术时，建议沿瞳孔缘撕囊，先行 phacochop 将核劈成两半后，再将核劈成多个碎核吸除。术中注意避免超乳针头损伤虹膜引起出血。

五、葡萄膜炎并发白内障超声乳化手术

葡萄膜炎患者的白内障发病率较高，发病时间早、眼内炎症以及使用控制炎症的药物是致病的主要因素。葡萄膜炎并发白内障常伴有虹膜后粘连、瞳孔闭锁、瞳孔膜闭，有时因房水循环通路受阻而继发青光眼。手术时需要注意以下几点：全身疾病的控制；眼部炎症的控制；人工晶状体的选择；人工晶状体囊袋内植入减少对虹膜的机械刺激，尽可能减少手术并发症的发生。

（一）临床特点

葡萄膜炎可能存在渗出膜、前囊膜硬化及虹膜和房角新生血管引起出血等情况，或因虹膜萎缩、瞳孔括约肌硬化、虹膜前后粘连、经常使用散瞳药瞳孔难以散大以及继发青光眼等增加了手术的难度。潜在的全身疾病，术后情况无法确定，术后炎症反应重，术眼对人工晶状体耐受性差，使术前、术中及术后治疗非常特殊。

（二）术前准备

1. 新生血管的处理　切口处房角的新生血管可以用氩激光局部光凝。使用 100μm 光斑，0.2s 曝光时间和足够的能量可使新生血管变白。也可以术前前房注射抑制新生血管的药物如 bevacizumab 或 ranibizumab 以减少术中的出血。

2. 控制眼压 术前 2~3 周要求很好地控制眼压。对于此类患者，应避免使用胆碱能药物，因为这些药物可能影响血－房水屏障，并有引起虹膜粘连的倾向。一般采用 β 受体阻滞剂和碳酸酐酶抑制剂。此类患者有时也会在术前由于睫状体渗出膜、睫状体炎症造成房水形成减少而发生低眼压。

3. 控制炎症 术前、术中及术后均应该很好地控制潜在的全身疾病。在许多病例中，基础炎症的长期存在及进展决定了炎症的复发。应该将减少前房细胞数、减少或消除玻璃体炎症反应作为治疗目的。对炎症反应控制的评价应以前房细胞数为标准，而不应仅仅考虑前房闪辉的程度。局部或全身应用糖皮质激素或免疫抑制剂、非甾体类抗炎药等控制眼部炎症。

合理的预防性应用皮质类固醇激素治疗可降低手术后早期后段葡萄膜炎的反弹，提高手术效果。一般来说，局限于眼前节的复发急性炎症，如果没有黄斑水肿病史，不需要预防性全身皮质类固醇治疗。然而，对于慢性前葡萄膜炎患者，有可能出现术后黄斑水肿，则需要预防性全身皮质类固醇治疗。Fuchs 虹膜异色症并发的白内障不需要皮质类固醇预防性治疗，除非有黄斑水肿（荧光造影确诊）病史。全葡萄膜炎或眼后段的炎症，是白内障手术和后段手术前进行皮质类固醇预防性治疗的指征。

预防性皮质类固醇治疗一般在手术期前 1~2 周开始。患者正在接受全身皮质类固醇和（或）免疫抑制治疗，如环孢素，通常在手术前需要增加皮质类固醇剂量。手术后继续维持用药 1 周左右，然后逐渐根据病情减量。对儿童来说，使用皮质激素不要超过 3 个月，因为这类药物对儿童的生长发育有不良反应。若单纯应用皮质激素效力不够，应加用免疫抑制剂，给药应在术前 2 周开始，因为这类药物的起效有延迟效应。推荐使用的免疫抑制剂有环孢素和硝基咪唑硫嘌呤。球周注射曲安奈德对局部和全身应用药物无效的严重炎症反应可能会有帮助。对黄斑囊样水肿的病例，应考虑局部和全身应用非甾体类抗炎药。

（三）手术原理

葡萄膜炎并发白内障导致视力严重丧失的患者，唯一的治疗方法是依据病情选择适当的手术方式，尽快摘除混浊的晶状体，以增进视力及减轻炎症反应。

（四）手术适应证

（1）有活动性炎症者不宜手术，应采取有效措施加以控制，通常待炎症完全消退 3 个月后才手术。

（2）鉴于晶状体混浊与葡萄膜炎的依附关系，对某些晶状体混浊严重影响视力而炎症又迁延不愈者，在应用皮质类固醇治疗的同时摘除白内障可以防止葡萄膜炎反复发作。

（五）手术要点

1. 超声乳化手术 近年来，随着我国超声乳化技术的推广和应用，超声乳化因其手术切口小、损伤小、术后炎症反应轻、术后视力恢复快等特点，逐渐成为葡萄膜炎并发白内障的最佳手术方式。

（1）切口：在无葡萄膜炎的病例中证实，透明角膜隧道切口造成眼内炎症小于巩膜隧道切口。

（2）瞳孔的处理：见"小瞳孔白内障手术"。

（3）连续环形撕囊：尽可能充分扩大瞳孔有利于连续环形撕囊。为了避免囊袋撕裂先行小的撕囊口，待人工晶状体植入后再扩大撕囊口。

（4）完全清除皮质对减轻术后炎症是至关重要的。前囊膜后表面也应该做吸引，以彻底清除晶状体上皮细胞。

（5）对易发生粘连的葡萄膜炎患者，建议行预防性虹膜周边切除术。对于植入人工晶状体的病例，也有术者建议行虹膜周切。

（6）对前部玻璃体膜形成严重的病例，后囊中央撕囊后应进行前段玻璃体切割术。

2. 人工晶状体植入术 选择人工晶状体时应考虑人工晶状体的材料、直径和设计。

（1）人工晶状体应尽可能植入囊袋内：对于某些不适合植入人工晶状体的患眼不要强行植入人工晶状体。目前对于慢性葡萄膜炎，囊袋内植入后房型人工晶状体目前尚有争议，一些医生不建议植入人工晶状体，但也有研究者建议如果在围术期给予合理的抗炎治疗，有选择地对葡萄膜炎病例行人工晶状体囊袋内植入并不增加手术的危险性。睫状沟缝合后房型人工晶状体及植入前房型人工晶状体一直是禁忌。

（2）表面处理（如肝素）的后房型人工晶状体也引起了相当的关注：肝素表面处理的人工晶状体是通过静电吸引的方式将肝素覆于 PMMA 后房型人工晶状体的表面，可以减少炎症细胞在人工晶状体表面沉积的数量和程度；即使不能预防或阻止纤维素性葡萄膜炎的进展，细胞与人工晶状体的粘连也会受到抑制。与未经处理的人工晶状体相比，经肝素处理的人工晶状体表面没有细胞黏附，炎症并发症的发生率明显下降，人工晶状体的透亮度也大大提高。

（3）与未修饰的 PMMA 晶状体相比，丙烯酸酯和水凝胶人工晶状体也可以减少炎症细胞的黏附：与其他类型的人工晶状体材料（PMMA、经肝素处理的 PMMA 以及水凝胶）相比，硅凝胶材料应用于慢性葡萄膜炎患者后有较重的炎症反应，如前房严重炎症反应、撕囊口完全闭锁及后囊混浊率的增加。

（4）对独眼的患者，手术者可考虑不植入人工晶状体。

（5）术后后囊膜混浊（PCO）较为常见：主要是因为葡萄膜炎眼患者比较年轻，另外，一些晶状体的材料和设计可能会加重 PCO 的发展。与 PMMA 和水凝胶晶状体相比，丙烯酸酯的 PCO 发生率最低。当然，晶状体的设计和光学面与后囊接触的间隙也会影响 PCO 的形成。

（六）术后处理

葡萄膜炎白内障术后炎症反应较重，术中晶状体皮质的释放和手术本身创伤可以加重潜在的炎症反应，有的可见前房大量纤维素样渗出物。术后的炎症反应可以引发一系列的并发症，诸如眼压升高、角膜水肿、内皮损伤、后发障和术后黄斑水肿等。要注意使用皮质激素引起的激素性眼压升高，可以使用非甾体类抗炎药控制术后炎症。除按白内障术后常规处理外，术后应给予足量皮质类固醇，并加强散瞳。

六、晶状体脱位及不全脱位的手术处理

晶状体脱位的手术难度较大，因为摘除脱位晶状体术中发生并发症的概率较高，可导致眼内结构损害引起视力严重下降甚至丧失眼球。晶状体脱位的手术取决于晶状体的位置、患眼的视力和对侧眼的视力、患者年龄、有无先天异常、有无出现并发症及手术者的条件等。晶状体脱位造成视力下降的原因是多方面的，如屈光间质混浊、继发性青光眼、先天性眼底异常等，故晶状体摘除术后并不一定能改善视力。

对于没有并发症的晶状体不全脱位，可以用眼镜或接触镜矫正有晶状体区或无晶状体区的屈光不正，以恢复适当的视力。由于有晶状体区的散光多数不规则，故往往难以矫正，而无晶状体区的光学矫正常可获得较好的结果。如果无晶状体区较小，同时前房较深，可用弱的散瞳剂将瞳孔持续散大，或进行激光虹膜切开，增加无晶状体区范围，利于无晶状体区做屈光矫正。

（一）手术适应证

手术治疗并不是常规的治疗措施，一般认为手术摘除晶状体的适应证为：

（1）晶状体移位严重损害视力，尤其是伴有白内障者。

（2）晶状体脱入前房。

（3）晶状体溶解性青光眼。

（4）晶状体过敏性葡萄膜炎。

（5）瞳孔阻滞性青光眼。

（6）晶状体混浊妨碍进行视网膜脱离的检查和手术。

（二）手术方法

手术摘除脱位的晶状体必须小心，尽可能减少玻璃体的脱失，术前需用碳酸酐酶抑制剂或高渗剂降低眼压。晶状体摘除可采取下列方法：

1. **冷冻摘除法**　对于不全脱位的晶状体及晶状体脱入前房、晶状体大部分仍在瞳孔区者，可先用前段玻璃体切割器将脱入前房的玻璃体切除。然后扩大角膜缘切口至 13mm，用冷冻头摘除晶状体，详见本章第六节白内障囊内摘除术。

2. **晶状体套圈娩出法**　对于不全脱位的晶状体或晶状体脱入前房者，可在角膜缘做一约 13mm 的切口后直接用晶状体套圈将脱位的晶状体娩出，然后用玻璃体切割器将前房内的玻璃体切除。

3. **晶状体囊外摘除或抽吸术**　对于 25 岁以下的不全脱位的晶状体且前房无玻璃体者，先在角膜缘做一小切口后截囊，或在术前用 Nd：YAG 激光破囊，然后用灌注抽吸系统将晶状体皮质抽吸干净。灌注抽吸晶状体皮质时动作要轻，以避免撕裂晶状体后囊膜。术中若发生后囊膜破裂或玻璃体溢出者，可用玻璃体切割器切除前房内的玻璃体及残留皮质。

4. **超声乳化法及囊袋张力环的应用**　伴有晶状体不全脱位的患者，利用囊袋张力环可完成超声乳化并植入人工晶状体。

（1）囊袋张力环的原理：囊袋张力环通过牵拉囊袋的赤道部并均匀地将牵拉力分配至各个晶状体悬韧带而保持晶状体囊袋的正常形状及稳定性，同时在超声乳化和灌注抽吸过程中保护囊袋。此外，囊袋张力环的植入能减少晶状体悬韧带离断范围的扩大及玻璃体脱出的发生。

（2）囊袋张力环的作用：保持晶状体囊袋的圆形；减少晶状体悬韧带离断和玻璃体脱出；减少术后晶状体囊袋皱缩；减少术后人工晶状体偏位和倾斜；减少后发性白内障的发生。

（3）囊袋张力环的类型：分为闭合式硅胶张力环和开放式 PMMA 张力环。闭合式硅胶张力环不能适应直径大小不同的晶状体囊袋；而开放式 PMMA 张力环具备不同直径，能适合不同的囊袋，应用较广（图 4 - 89）。

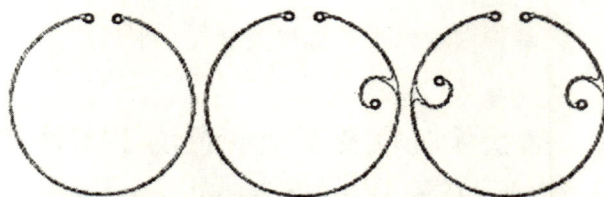

图 4 - 89　不同类型的开放式 PMMA 囊袋张力环

（4）植入时机及植入方法：当人工晶状体脱位范围大于两个钟点时应考虑植入囊袋张力环，悬韧带离断范围大于 180°时，应将带孔的囊袋张力环固定于巩膜壁。可根据具体情况选择在超声乳化术中连续环形撕囊水分离后、超声乳化完成后或皮质抽吸完成后植入囊袋张力环。在前房注入黏弹剂后，用显微无齿镊夹住囊袋张力环的一端，经环形撕囊口，缓缓植入囊袋赤道部，张力环的开口应对着悬韧带完整的部位；也可使用配套的推注器植入张力环。

注意事项：①手术过程应避免对囊袋的牵拉，尽量减小操作幅度。②超声乳化参数设置应选择低吸力，术中尽量减少晶状体核在囊袋内的旋转。③如术中发生玻璃体脱出，应使用玻璃体切割器切除脱出的前段玻璃体。④囊袋张力环植入后，增加了皮质抽吸的难度，张力环易随抽吸的皮质脱出，应小心仔细吸除残余皮质。⑤晶状体脱位的范围超过 180°时，需用聚丙烯缝线将带孔的囊袋张力环固定于板层巩膜壁上，防止因张力环支撑力不足导致术后人工晶状体偏位和倾斜。

5. **用玻璃体切割器进行晶状体切除**　位于玻璃体腔内的晶状体，可用玻璃体切割器经睫状体平坦部进行晶状体切除。如果发现晶状体核硬实，可将晶状体引至前房后再进行冷冻摘除。

6. **应用过氟化碳液体摘除脱入玻璃体腔内的晶状体**　由于过氟化碳液体比重大于水（又称重水），在经睫状体扁平部将玻璃体切除后，将过氟化碳液体注入视网膜前，使晶状体浮起出现于瞳孔区，然后用常规方法自角膜缘切开将晶状体摘除。

7. **双针法摘除（Barraquer 法）**　对于脱入玻璃体后部的晶状体，采取头低或俯卧位待晶状体复位到瞳孔区后，立即用 Barraquer 针或针体坚硬的针灸针从睫状体平坦部插入晶状体后方将晶状体固定瞳孔区。进针时，针尖在外侧睫状体平坦部经巩膜向眼球内中心方向刺入，待针尖越过晶状体赤道后用针体托起晶状体使其复位，然后在平坦部以相同方法再插入另一针将晶状体固定。然后改为仰卧位进行手术操作，用冷冻头或晶状体套圈娩出晶状体，最后将术中脱入前房的玻璃体切除。此法在近年已极少使用，因为易引起眼内出血和视网膜脱离等并发症。晶状体脱位与半脱位多发生在眼球挫伤后，有关手术处理参阅第十八章中"晶状体外伤的手术处理"。

七、无虹膜或大面积虹膜缺损的白内障手术

（一）临床特点

先天性、外伤性或医源性部分虹膜缺损和全虹膜缺损的患者，白内障摘除术后可出现畏光和眩光，不同程度地影响视力恢复。因此在进行白内障手术的同时应重建虹膜和瞳孔，以减轻患者术后的不适。

（二）手术目的

（1）摘除混浊的晶状体，恢复屈光间质的透明。

（2）重建虹膜，避免术后畏光和眩光。

（三）手术方式

需根据患者具体情况选用不同方式补充虹膜缺损。

（1）带虹膜隔的人工晶状体植入术：此种植入物的中央为人工晶状体，周边附着黑色人工虹膜隔（如：Morcher Aniridia – IOL Type 67G，图4 – 90），该一体式设计的植入物适用于全虹膜缺损，且伴有严重晶状体不全脱位、晶状体全脱位或后囊膜不完整的患者。由于此种人工晶状体直径较大，植入前应扩大手术切口，将人工晶状体固定于睫状沟。

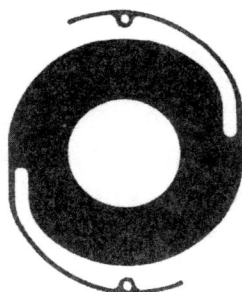

图4 – 90　带虹膜隔的人工晶状体 Morcher Aniridia – IOL Type 67G

（2）人工晶状体和带虹膜隔的囊袋张力环植入术：适用于部分虹膜缺损或全虹膜缺损，但囊袋较完整或轻度晶状体不全脱位的患者。按常规方法植入人工晶状体，将带虹膜隔的囊袋张力环植入于囊袋内。可根据患者虹膜的缺损程度选择不同型号带虹膜隔的囊袋张力环，以弥补虹膜缺损部位，最大限度重建虹膜。临床常用的带虹膜隔的囊袋张力环有以下两种型号：Morcher – Aniridia – Ring Type 50C 和 Morcher – Coloboma Diaphragm Type 96G（图4 – 91）。伴有全虹膜缺损的患者可分别植入两片 Type 50C 型，相互旋转交叉后弥补全周虹膜缺损。伴有部分虹膜缺损患者，可在缺损部位植入一片 Type 96G 型。

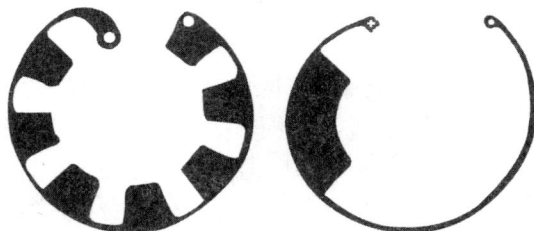

图4 – 91　不同种类带虹膜隔的囊袋张力环

（四）注意事项

（1）带人工虹膜的人工晶状体植入术，切口大、眼内操作多，术后反应一般较重，术后可酌情使用全身皮质类固醇激素。

（2）由于瞳孔部分或全部为人造的，其直径大小固定，术后不能行常规的散瞳检查。手术时行晶状体后囊膜环形撕囊可降低术后后囊膜混浊的发生率，有助于眼后段的观察。

八、糖尿病患者的白内障手术

（一）临床特点

（1）糖尿病患者较早发生白内障，多为后囊下型或核性，发病早期即影响视力。

（2）眼球的血－眼屏障较为脆弱，在手术的刺激下极易发生渗出等非特异性反应，术后炎症反应常常较重。

（3）角膜知觉减退，伤口愈合较慢。

（4）对病原体感染的抵抗力较差。

（5）瞳孔常不易散大。

（6）血糖控制不佳的病例常常发生糖尿病视网膜病变，手术后视力恢复差。

（7）术后黄斑水肿发生率高，恢复时间长，对视力影响较大。

（二）手术目的

糖尿病性白内障手术治疗目的：一是提高视力；二是方便对眼底疾病（主要是糖尿病性视网膜病变）的检查和治疗。糖尿病视网膜病变造成的视力损害是不可逆的，一旦错失了有利的治疗时机，则会造成严重的后果，因此有时间上的紧迫性。从这个意义上讲，方便眼底病的治疗是糖尿病性白内障手术治疗时的首要考虑因素。因此对于一些中心视力尚好，而周边皮质明显混浊已影响激光治疗糖尿病性视网膜病变的患者，应考虑手术治疗白内障。

（三）手术方式

根据是否并发糖尿病性视网膜病变，其手术方式可以有不同的选择：

（1）对于不并发糖尿病性视网膜病变或仅有非增殖性视网膜病变的白内障，可选择超声乳化或白内障囊外摘除联合人工晶状体植入术。当然，由于超声乳化术有切口小、手术源性散光小、对血－房水屏障破坏小、术后炎症反应轻等优点，在设备和技术条件成熟且没有手术禁忌证的条件下应成为优先的选择。

（2）对于并发增殖性视网膜病变的患者，则应征求眼后节医师的意见，某些情况下应由后节医师或前后节联合完成手术或者分期完成白内障手术和玻璃体切除手术。

（3）如果糖尿病视网膜病变需要进行玻璃体切除手术，而晶状体混浊尚不足以影响玻璃体切除术的进行，那么可先进行玻璃体切除手术治疗糖尿病视网膜病变；若术后白内障进展，明显影响视力和眼底病治疗时再二期手术摘除白内障（具体参见玻璃体切割术后的白内障手术一章）。

（4）如果视网膜病变需要光凝，而晶状体情况允许，术前应尽可能进行视网膜光凝，光凝不足之处待术后切口愈合情况允许时尽快补充。术前因白内障无法进行光凝，术后也应尽可能早进行视网膜光凝，这样可以显著减少术后糖尿病性视网膜病变进展。

（四）术前准备

尤其要注意控制血糖、监测心血管系统和肾脏的功能。糖尿病是全身性疾病，除血糖高而不稳定外，多并发高血压、动脉硬化、冠心病、肾病等许多并发症，其中以心血管系统和肾功能与手术关系尤为密切。术前必须进行血压、心电图检查，必要时应请内科医师监护。如肾功能有损害，应注意尽量避免使用肾毒性药物，尤其是在发生术中后囊破裂，术后需酌情全身使用抗生素等情况下，不应忽略患者的全身情况。

血糖是糖尿病患者术前准备的重点，血糖控制不良不仅增加手术的难度和风险，术后炎症反应也比较重，容易出现虹膜粘连并加剧糖尿病视网膜病变的进展。应注意以下几个问题：①关于血糖控制的标准一般是空腹血糖小于等于8mmol/L，糖化血红蛋白小于等于11%。②由于手术应激的存在和生活环境的改变，即使原本血糖控制平稳的患者仍可在住院期间出现血糖较大波动，应密切观察，防止住院期间出现低血糖等严重并发症。建议糖尿病患者住院期间每日用血糖仪监测空腹血糖和晚餐后 2h 血糖。

（五）手术技巧

糖尿病患者的瞳孔往往较难散大，尤其是严重的糖尿病患者，虹膜组织几乎均有不同程度的萎缩。可在 500ml 灌注液中加入 1 : 1 000 的肾上腺素溶液 0.25ml，并利用辅助钩牵开下方虹膜或采用虹膜拉钩等方法，尽量维持术中大瞳孔，避免手术器械与虹膜接触，顺利完成手术并减轻术中术后炎症反应。

因为虹膜萎缩无力，术中虹膜常脱出切口外，此时不必急于恢复虹膜，可以继续操作，植入人工晶状体再恢复虹膜，否则可能反复恢复虹膜造成更多色素脱失及虹膜炎症。

角膜缘切口应稍向前，切口内口应距角膜缘 1.5mm，可以减少切口出血的麻烦。

（六）人工晶状体植入

1. 人工晶状体的选择　糖尿病性白内障患者人工晶状体的选择要考虑到糖尿病性视网膜病变。前房型人工晶状体影响眼底检查并可能加剧虹膜新生血管形成和新生血管性青光眼，一般不宜选用。在选择后房型人工晶状体时，应尽量植入大光学直径的人工晶状体，便于散瞳检查周边部视网膜或进行玻璃体切除手术。在玻璃体手术中，有时需在玻璃体腔中填充与玻璃体屈光指数不同的气体或硅油，植入单凸人工晶状体可以避免双凸人工晶状体后凸产生的光学效应对眼底观察造成的影响。如以减轻眼部炎症为着眼点，肝素表面处理的人工晶状体有其优越性。糖尿病性白内障患者也不宜选用硅凝胶（silicone）人工晶状体，大量资料表明硅油（silicone oil）可附着于硅凝胶人工晶状体，在为糖尿病患者行白内障手术时，必须考虑到患者以后可能需要接受玻璃体切除合并硅油填充的手术。

2. 人工晶状体植入的指征　对于术前没有或仅有轻微视网膜病变的患者，对手术的耐受及视力恢复情况与非糖尿病患者没有显著差异。对术前有增殖性糖尿病视网膜病变的患者，植入人工晶状体的效果各家报告不一。许多研究表明大多数患者能很好地耐受手术，并能恢复和保持良好的视力。但也有报告称这类患者术后视网膜病变进展迅速，人工晶状体的存在妨碍了视网膜光凝。Cunliffe 等曾对 66 例眼术后做视网膜光凝，没有 1 眼因人工晶状体的存在而妨碍必要的激光治疗，并认为增殖性视网膜病变不应列为人工晶状体植入的禁忌。目前认为糖尿病视网膜病变患者在以下情况不宜植入人工晶状体：①严重的增殖性视网膜病变伴牵引性视网膜脱离。②虹膜新生血管形成。③新生血管性青光眼。

（七）术后处理

全身使用皮质类固醇激素可能使血糖升高，故术后常规给予吲哚美辛口服。若炎症反应较重，可用地塞米松结膜下注射，或在密切观察下全身使用低剂量皮质类固醇激素。

九、并发晶状体源性青光眼的白内障摘除术

（一）临床特点

白内障并发晶状体源性青光眼主要是：①膨胀期白内障继发青光眼。②晶状体溶解性青光眼。

膨胀期白内障继发青光眼是由于晶状体体积变大，致使前房变浅，房角变窄，同时加剧了生理性瞳孔阻滞，从而引起眼压升高，手术方式需视前房角情况而定，如果降低眼压后前房角重新开放者，可单纯行白内障摘除；如果前房角有粘连者，则应选择白内障摘除联合抗青光眼手术。

晶状体溶解性青光眼是由于吞噬了过熟期白内障液化变性的晶状体皮质的巨噬细胞机械性阻塞了小梁网从而造成眼压升高，一般不会引起周边虹膜前粘连。药物降压后应迅速摘除晶状体并冲洗前房。

（二）手术难点

（1）由于前房浅，手术操作空间小，容易损伤邻近的眼内组织（如角膜、悬韧带、后囊膜）。

（2）长期高眼压，术中可能出现脉络膜出血。

（3）角膜内皮功能受损。

（4）虹膜萎缩，虹膜无张力，术中虹膜易脱出。

（5）瞳孔缘虹膜后粘连，瞳孔收缩，散大困难。

（6）晶状体悬韧带溶解、脆弱或断裂，有潜在脱位的危险，以及较高的玻璃体正压力，术中容易脱出玻璃体。

（7）晶状体核较大且硬化。

（三）术前准备

必须使用药物控制眼压，术前可以联合用药，尽量使眼压控制在正常范围。但缩瞳药会使瞳孔缩小，有可能造成白内障手术的困难故应避免使用。尽可能不在高眼压下手术，以减少术后的并发症。术前应用皮质类固醇治疗，以减轻葡萄膜的炎症。

（四）手术方式

1. 单纯行白内障摘除术　手术适应证：①使用药物治疗或激光治疗能较好地控制眼压。②患者对药物的耐受性较好。③青光眼的视神经损伤并不重，视杯不大，无典型青光眼视野损害。

2. 白内障青光眼联合手术

（1）手术适应证：白内障严重影响视力，伴有以下情况者，可行白内障青光眼联合手术：①严重的视神经损伤。②常规药物不能控制眼压。③患者不能耐受治疗青光眼的药物。④患者不能耐受多次手术。

（2）联合手术的优点：患者较为方便，住院费用减少；避免一过性眼压升高威胁晚期青光眼患者的残存视力；减少术后使用抗青光眼药物；可避免分期手术时白内障手术影响抗青光眼手术效果，或抗青光眼手术增加以后行白内障摘除术难度。

（五）手术技巧和要点

（1）术前停用缩瞳药，同时需要控制眼压。

（2）应用软壳技术形成并维持前房和保护角膜内皮。

（3）应用染色剂，成功完成连续环形撕囊。

（4）囊袋张力环稳定脱位晶状体的囊袋。

（5）小瞳孔的处理（详见小瞳孔节）。

（6）后房高压和浅前房处理玻璃体腔压力升高和浅前房往往同时存在，在核乳化之前，用黏弹剂加深前房较困难，此时，需要玻璃体减压和前房成形同时进行。术前静脉滴注 20% 甘露醇 250～500ml。如果术中前房仍不能加深，可做睫状体扁平部穿刺，抽出 0.2～0.3ml 液化玻璃体，然后立即向前房注入黏弹剂加深前房，缝合巩膜切口。此外，经睫状体平坦部玻璃体切割，也可加深前房完成超声乳化手术。

（7）超声乳化参数设定：尽量使用低能量超声劈核，线性超声能量控制，减轻组织损伤。灌注压应适当升高，保持较高的前房正压力。由于前房操作空间有限，碎核时宜选择快速劈核法，核劈开后，最好使用固定超声模式，一旦吸住核块，可以立即用最大设定能量将其乳化吸除，避免过度抽吸导致前房变浅。使用 15° 和 30° 小孔径超乳针头，针孔容易阻塞，可获得最大核块握持力。45° 针头不容易被较小的核块阻塞，前房波动大，容易损伤角膜内皮。

十、抗青光眼术后白内障摘除术

（一）手术适应证

抗青光眼手术后如果眼压控制满意，同时估计白内障术后有助于改善视功能者，可以考虑施行白内障摘除术甚至联合植入人工晶状体。

（二）术前准备

1. 瞳孔　对于静止状态下双侧瞳孔大小不相等、对光反射异常者，可能存在除白内障之外的青光眼或青光眼手术造成的视功能损失，因此手术后视力的提高会受影响。

2. 电生理检查　包括视网膜电图、视觉诱发电位等，可以客观评估术后的视力。

3. 激光视网膜视力测定 用激光视力干涉仪测定视网膜视力，可以反映黄斑区的功能。

（三）手术要点及注意事项

（1）由于术中需保护结膜滤过泡，手术可选择颞侧透明角膜切口。

（2）充分抽吸残留皮质，以免残留皮质堵塞滤过口而影响滤过功能。在抽吸过程又要认真注意保护角膜内皮细胞。因为高眼压及多次眼前段手术均会影响角膜内皮细胞的功能。

十一、玻璃体视网膜手术后的白内障手术

（一）临床特点

玻璃体切割术后会引起白内障的发生，或加重已有白内障，尤其是加快核硬化的速度。有报道黄斑部视网膜前膜玻璃体切割术后核性白内障的发生率为 12.5% ~68.0%；糖尿病性视网膜病变行玻璃体切割术后白内障的发生率达 88%；玻璃体切除联合硅油填充术后白内障的发生率据报道可高达 100%，即使取出硅油，也无法避免白内障的发生。

（二）手术难点

（1）因受视网膜功能的影响，术后视力难以预测。

（2）术后视网膜脱离可能复发。

（3）瞳孔散大困难，特别是虹膜后粘连患者。

（4）玻璃体手术中的损伤：如晶状体悬韧带十分脆弱，导致囊袋不稳定和玻璃体脱出；后囊膜误切，可能导致白内障手术中核下沉。

（5）晶状体虹膜隔不稳定，术中易造成后囊膜的损伤。

（6）眼内无玻璃体的支撑，术中眼压不稳定，前房不稳定易造成浪涌现象。

（7）硅油填充术后、晶状体的囊膜很坚韧，撕囊困难。

（8）硅油眼人工晶状体度数很难计算，其一是因为超声波通过硅油时衰减明显，不能准确地测定其眼轴；另一原因是因为硅油屈光指数高于水和玻璃体。

（三）手术时机

多数作者报道的玻璃体手术和白内障手术的间隔一般在半年以上。对于硅油眼，要考虑是否在白内障手术中或者白内障手术前另行手术将硅油取出，不适合选用硅胶材料的人工晶状体，计算度数时应考虑到以后硅油的取出并做调整。

（四）术前准备

如果已有囊膜和悬韧带的缺损，可选用祥为 PMMA 材料的三片折叠式人工晶状体，缺损严重者最好采用囊袋张力环进行内固定。对于许多原来合并有高度近视的患者，或者先前曾行过巩膜环扎术，术前必须准确测量眼轴长度，防止较大的屈光误差，采用 IOL Master 测量硅油眼和高度近视眼有其独特的优势。

（五）手术技巧及要点

手术时麻醉方式可以采用球后或球周麻醉，表面麻醉不一定对所有患者都起作用。灌注液中尽量不加入其他药物，由于缺乏玻璃体的屏障作用，这类药物会快速弥散至整个眼后段，从而对视网膜造成较大的毒性。

1. 白内障超声乳化吸除术 超声乳化术是目前玻璃体切除术后白内障摘除比较适合的手术方式。由于其切口小、密闭性好，可较好地克服术中低眼压问题。

术中注意：切口不宜过大，以免液体漏出过多而引起眼球塌陷；灌注瓶的高度不宜过高，以免前房波动过大；使用黏弹剂维持前房深度，但避免过度充盈前房；水分层时，注水少量多次，以免胀破囊袋，可边注水边用针头压后唇减压；尽量保留软核壳以增加安全性。在超声乳化过程中，尽量避免使用高负压、高流量，皮质清除时也尽量采用低灌注吸引，以免增加后囊的波动。此类患者容易发生房水反

流综合征，即房水通过悬韧带反流到玻璃体腔，前房变浅，此时增加灌注瓶的高度只会使情况更糟。在超声乳化过程中，可用辅助器械稳定晶状体，由于没有玻璃体的支撑，术中一旦发生后囊膜破裂，晶状体易完全脱位至玻璃体腔。此时，应先用黏弹剂保护晶状体不下沉，酌情改用圈套器圈出晶状体核。皮质清除后尽量彻底地小心抛光后囊膜，以减少术后 Nd：YAG 激光后囊截开率，避免激光后囊膜切开术的并发症发生。

2. 白内障囊外摘除术　对于已行玻璃体切除手术的患者来说，白内障囊外摘除术的难度会比一般患者要大。因为没有了玻璃体对后囊膜的支撑作用，前房深度会变得极不稳定。灌注瓶的高度不宜过高，以免前房波动过大。切口不宜过大，以免液体漏出过多而引起眼球塌陷。在切口完成后，立即在前房内充分注入黏弹剂，以维持眼球形状。也可用平坦部灌注液体方法协助维持眼压，或在行切口前缝合巩膜支撑固定环，以防止术中出现低眼压和眼球变形。娩核时使用压迫法常常会比较困难，多采用圈套器圈核的方法。由于缺少玻璃体对后囊膜的支撑，清除皮质也往往变得较困难，在清除过程中必须避免对后囊膜和悬韧带加压以免造成不必要的损伤。

3. 经扁平部晶状体咬切术　适用于软核或无核的年轻患者，一般多在玻璃体切割术中联合采用，也有二期行晶状体切除的。由于切口密闭，术中也可较好地维持眼压。

十二、穿透性角膜移植术后白内障摘除术

穿透性角膜移植术后，并发白内障者并不少见。角膜移植术后并发白内障的原因较多，首先是角膜移植前患眼即存在轻度或中度白内障（包括并发性、外伤性或老年性白内障），其次角膜移植术中可能因器械进入前房时对晶状体前囊的轻微损伤、角膜移植术后虹膜炎症反应及长期皮质类固醇的眼部应用等，也是术后白内障发生发展的重要原因。

角膜移植术后白内障的特点是发生和发展较快。特别是术前已存在不同程度的白内障病例，术后 3 ~ 6 个月即可变成完全混浊。部分病例可因晶状体皮质膨胀，引起前房变浅，甚至继发青光眼，危及角膜植片。

角膜移植术后白内障摘除术同单纯白内障摘除术一样，存在对角膜内皮细胞的损害。因角膜植片的内皮细胞已经过第一次手术的损伤，其代偿能力能否再承受第二次手术的伤害，这是手术者必须考虑的问题。术后因晶状体皮质残留和虹膜睫状体炎，对比较脆弱的和数目已减少的角膜植片内皮细胞的毒性刺激也不能忽视。鉴于上述种种因素，穿透性角膜移植术后，白内障摘除术的手术时机、适应证和手术的操作技巧都值得慎重考虑和商榷。

（一）手术适应证

（1）角膜植片透明，但晶状体完全混浊。

（2）角膜植片透明，晶状体中度混浊，但前房浅或影响视力矫正者。

（3）晶状体中度混浊，对侧眼是无晶状体眼者。

（4）角膜移植术后白内障摘除的时机：为了防止白内障摘除术后过重的炎症反应对角膜内皮带来的损害，白内障摘除的时间应尽量推迟至角膜移植术后半年以后。晶状体膨胀而致前房变浅或已继发青光眼者除外。

（5）对欲行白内障摘除联合人工晶状体植入术的患眼，由于拆线前后角膜的屈光力与曲率半径及散光度往往有较大改变，因此为了减少植入人工晶状体屈光度的误差，应在角膜移植缝线拆除后才考虑行白内障手术。

（二）手术禁忌证

（1）晶状体混浊度较轻，视力矫正不良的原因主要与角膜散光或眼底病变有关者。

（2）角膜植片发生排斥反应正在治疗者。

（3）角膜移植片单纯疱疹性角膜炎复发未控制者。

（三）术前准备

（1）术前角膜内皮细胞显微照相，了解内皮细胞的形态与数量变化及评价内皮细胞的代偿储备

功能。

（2）其余术前准备同一般白内障摘除术，术前应充分散瞳，如联合植入人工晶状体，可使用短效散瞳药散瞳。

（3）术前可静脉滴注高渗剂，减少玻璃体体积，降低眼压。

（4）如考虑到白内障摘除术后有可能发生严重虹膜炎症反应危险者，术前 2d 可全身或眼部使用皮质类固醇激素。

（四）手术方法

（1）麻醉方式：成人采用表面或局部麻醉，小儿或情绪过分紧张可用基础麻醉。注射球后麻醉后，应加压按摩眼球最少 10min，有助于降低眼压。

（2）常规做开睑牵引缝线，及上直肌牵引缝线。

（3）做以穹隆部为基底的结膜瓣长约 160°。

（4）角膜缘前界后 1mm 做斜行切口，长约 160°，在 12：00 切穿至前房。

（5）用截囊针头做连续环形撕囊。如晶状体膨胀前房很浅，可先注 Healon 于前房，然后进行晶状体前囊破囊。

（6）可采用超声乳化吸除或扩大切口后用晶状体套圈娩出晶状体核。

（7）皮质的清除抽吸或冲洗皮质时要特别小心，避免发生晶状体悬韧带的断裂和玻璃体脱出。灌注抽吸的全过程均要注意保持前房适当深度，切忌让抽吸针头接触或吸着角膜内皮面。

（8）如需植入人工晶状体者，前房注入 Healon 后将后房型人工晶状体植入晶状体囊袋内。

（9）角膜缘的切口用 10 - 0 尼龙线间断缝合，达水密状态，并用平衡盐溶液形成前房。

（10）常规结膜下注射妥布霉素及地塞米松。在结膜囊内涂抗生素眼药膏，用眼垫包术眼。

（五）术后处理

（1）术后 1 周内应加强局部使用皮质类固醇滴眼液滴眼，如虹膜炎症反应重，可结膜下注射地塞米松 2mg。

（2）注意植片反应，术后观察过程中，如发现植片突然水肿加重，或角膜背出现灰白色沉淀物（KP），是排斥反应的征象，需全身与局部加强应用皮质类固醇等抗排斥反应的药物。

十三、经睫状体平坦部晶状体咬切术

（一）手术适应证

除儿童白内障以外，有明显的晶状体不全脱位、白内障术中晶状体核沉入玻璃体腔、浅前房，伴有玻璃体积血或玻璃体增殖的伴较软核的白内障（如 45 岁以下或外伤性白内障）。

（二）手术方法

（1）巩膜切口距角膜缘 3.0 ~ 3.5mm。

（2）穿刺刀平行虹膜面刺入晶状体赤道部。

（3）玻璃体切割器伸入晶状体内。

（4）注水针头可经角膜缘进入前房或另做一个巩膜切口刺入晶状体内。

（5）启动切割抽吸系统，轻轻蚕食样咬切晶状体。

（6）将晶状体皮质和软核等在晶状体囊袋内抽吸干净。

（7）根据具体情况切除全部或部分晶状体前囊或后囊或两者均切除，如后囊已切除应一并将前段玻璃体切除。除用玻璃体切割器经角巩膜咬切晶状体外，也可以用超声乳化针头经扁平部乳化吸除软核的白内障。

（王　涛）

第五章

玻璃体病

　　玻璃体是透明的胶状体，由纤细的胶原结构、亲水的黏多糖和透明质酸组成。它构成眼内最大容积，对视网膜具有支持作用。纤细的胶原纤维使玻璃体附着在视网膜的内界膜上，在锯齿缘、视盘和中心凹部玻璃体与视网膜附着紧密。

　　玻璃体的生理、生化特性伴有年龄性改变，随年龄增长发生玻璃体液化（vitreous liquefaction）、胶原纤维凝聚和玻璃体后脱离（posterior vitreous detachment，PVD）。玻璃体疾患有先天异常、原发变性，亦可继发于眼内其他组织病变。主要的病理生理改变有：

　　（1）透明度丧失。

　　（2）凝胶生理特性改变：液化、胶原纤维凝聚和玻璃体后脱离。

　　（3）玻璃体条带或膜形成，牵拉视网膜。

　　（4）玻璃体内细胞增殖，纤维增殖、新生血管长入。

　　（5）非增殖性细胞浸润，玻璃体感染、炎症和新生物。

　　（6）玻璃体脱入前房，造成继发性病变，如白内障术中玻璃体脱出，引起术后黄斑囊变性、视网膜脱离等并发症。

第一节　先天性玻璃体异常

一、Bergmeister 视盘

　　胚胎时期，神经纤维长入原始视盘上皮，来自视盘的细胞可以从视杯内层向玻璃体分离，这些神经外胚层细胞构成 Bergmeister 视盘（Bergmeister papilla），大约在妊娠第四个月时，Bergmeister 视盘胶质细胞增多，并产生胶质鞘包绕玻璃体内动脉。随后玻璃体动脉退化萎缩。如果退化不完全，在视盘上可残留胶质组织。

（一）临床表现

　　视盘表面存在薄厚不一的胶质残留（图 5-1）。可并发其他先天性异常，如视盘前血管环、玻璃体动脉残留、原始玻璃体增生症、牵牛花状视盘异常。

（二）诊断与鉴别诊断

　　诊断依据眼底表现。

　　鉴别诊断：牵牛花状综合征（morning glory syndrome），视盘先天畸形的一种。表现为大视盘、大陷凹伴血管放射状排列，可有增厚的神经胶质层，有视功能障碍。

（三）治疗

　　该病不影响视力，无需特殊治疗。

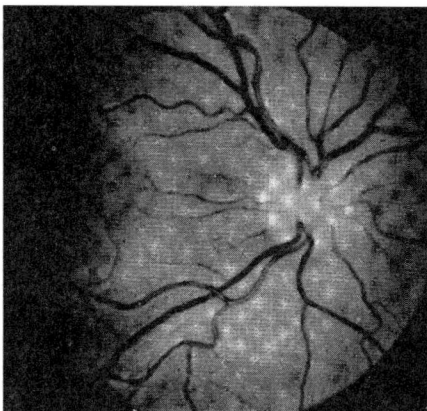

图 5 – 1　Bergmeister 视盘
视盘上有胶质残余物

二、玻璃体动脉残留

胚胎 6~7 周时，玻璃体动脉从视盘经玻璃体到达晶状体，11 周时开始退化，胚胎 8 个月时玻璃体动脉萎缩，卷缩于玻璃体管中，少数人或早产儿该动脉萎缩不全，形成残留。

（一）临床表现

1. 症状　患者可感觉眼前有条状黑影飘动。

2. 眼底检查　视盘前方有一灰白色半透明的条索状物向前伸向玻璃体，该条索随眼球运动而飘动，条索中有时可见到血细胞。

3. 裂隙灯检查　有时可在晶状体后囊看到一个小环，这是玻璃体动脉的附着部，称为 Mittendorf 圆点（mittendorf dot）。

（二）诊断与鉴别诊断

诊断依据眼底表现。

鉴别诊断：视盘前血管环（prepapillary vascular loops），这是血管从视盘先进入玻璃体腔，然后回到视盘，再开始向视网膜分支。血管环至少有一个上升支和一个下降支。80%~95% 为动脉起源。约 30% 血管环上包有白色的神经胶质鞘。而玻璃体动脉残留仅有一个单一条索状血管，不具有上升支和下降支。

（三）治疗和预后

一般不影响视力，无需治疗。

三、永存原始玻璃体增生症

永存原始玻璃体增生症（persistent hyperplastic primary vitreous，PHPV）为原始玻璃体纤维和血管残留物，存在于视神经表面与晶状体之间。视盘部有明显的纤维胶质增殖，并发原始玻璃体增生时，可牵引视网膜最终导致视网膜脱离。该病单眼发生率为 90%。

（一）临床表现

1. 症状　视力减退，经矫正不能提高。并发青光眼时可失明。

2. 外眼检查　程度较轻的小眼球。

3. 裂隙灯检查

（1）浅前房，可导致继发性青光眼。

（2）晶状体小。

（3）散瞳后可见长的睫状突。

（4）许多病例晶状体后囊有小裂缝，可产生白内障，而致白瞳症。

（5）有些病例可观察到晶状体后囊 Mittendorf 圆点。

4. 眼底检查　可见视神经和晶状体之间存在胶质组织。严重病例在视盘周围可存在牵拉性视网膜脱离。

（二）诊断与鉴别诊断

诊断主要根据眼底原始玻璃体胶质组织的存在并发小眼球、浅前房、晶状体后囊裂、白内障或发生闭角型青光眼。

鉴别诊断：白瞳症，特别是视网膜母细胞瘤。该病常累及双侧，从不并发小眼球或白内障。超声波检查有助于鉴别，检查时应特别注意判断眼轴的长度。

（三）治疗与预后

晶状体完全混浊后可导致继发性青光眼，症状发生后不久，可通过角巩膜切口或扁平部切口行晶状体和前部玻璃体切割。手术成功则可以保留眼球，但不能缓解弱视。

（王　涛）

第二节　遗传性玻璃体视网膜病

一、遗传性视网膜劈裂症

遗传性视网膜劈裂症（X – linked retinoschisis）又名青年性视网膜劈裂症（juvenile retinoschisis），发生在男性，为性连锁隐性遗传，表现为玻璃体视网膜的变性。常为双眼发病。自然病程进展缓慢，部分病例可自行退化。

（一）临床表现

1. 症状　患者可无症状或仅有视力减退。

2. 眼底检查

（1）视网膜劈裂的内层隆起，通常在颞下象限，劈裂视网膜前界很少达锯齿缘，而后界可蔓延到视盘，常并发内层裂孔。如果视网膜内层和外层都出现裂孔，将会发生视网膜脱离。

（2）黄斑部出现典型的"辐轮样结构"（spoke – wheel configuration）（图5－2），或称"射线样结构"。

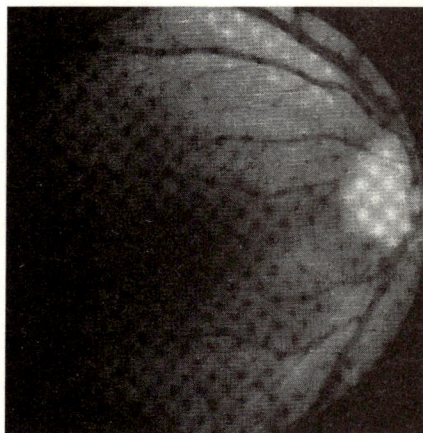

图5－2　遗传性视网膜
劈裂症的射线样黄斑

（3）部分病例并发玻璃体出血。

3. 电生理检查　视网膜电流图显示 a 波振幅正常，b 波振幅下降。

（二）鉴别诊断

1. 视网膜脱离　多为单眼发病，脱离范围常蔓延到锯齿缘。

2. 原始玻璃体后增生症（posterior hyperplastic primary vitreous）　大量玻璃体样残存物造成视盘和下方视网膜粘连，造成下方牵拉性视网膜脱离，可并发或不并发视网膜裂孔。一般单眼发病，无家族性。

二、Goldmann – Favre 玻璃体视网膜变性

Coldmann – Favre 玻璃体视网膜变性（Goldmann – Favre vitreoretinal degeneration），又称 Goldmann – Favre 综合征。如果周边部视网膜层间劈裂症发生在年轻的女孩身上，或者发生在常染色体隐性遗传的男孩身上，就叫做 Coldmann – Favre 综合征。该病可并发夜盲、白内障或视网膜色素变性。

治疗与预后　该病不合并视网膜脱离时，无手术指征。并发玻璃体出血时，最好采取保守治疗。当并发视网膜脱离时，应及时进行手术治疗。

本病发展缓慢，部分病例可自行消退。

三、Wagner 玻璃体视网膜变性和 Stickler 综合征

（一）病因

Wagner 玻璃体视网膜变性（Wagner vitreo – retinal degeneration）为玻璃体视网膜的遗传性变性。

（二）临床表现

（1）症状：一般无临床症状，当并发视网膜脱离时可有相应的症状。

（2）遗传特点：常染色体显性遗传。

（3）眼部体征：早年发生白内障。眼底特点包括：玻璃体液化致巨大的透明空腔；视网膜前玻璃体有致密的无血管膜牵引视网膜；平行于视网膜血管分布的视网膜色素；容易发生视网膜脱离。

Stickler 综合征又称 Stickler 关节病玻璃体视网膜变性综合征，为常染色体显性遗传病。眼部特点：视网膜前无血管膜，血管旁格子样变性，玻璃体液化形成空腔、近视、白内障，视网膜脱离的发生率高，伴多发裂孔（图 5 – 3）。

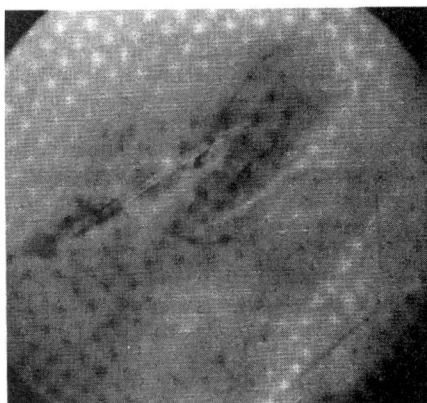

图 5 – 3　Stickler 综合征的视网膜
血管旁格子样变性

Wagner 玻璃体视网膜变性可归类到 Stickler 综合征。

（4）视网膜电图检查正常。

（三）鉴别诊断

常染色体显性遗传性玻璃体视网膜病变（autosomal dominant vitreoretinopathy）：该病特点为玻璃体巨大、透明空腔、高度近视、视网膜格子样变性，这些特点符合 Stickler 综合征。但该病还伴有视网膜前新生血管。

（四）治疗与预后

存在 Wagner 玻璃体视网膜变性和 Stickler 综合征的患者应警惕视网膜脱离。对患者应进行眼底追踪。发现视网膜裂孔或格子样变性应及时进行预防性激光治疗。并发视网膜脱离，应尽早进行手术治疗。

四、家族渗出性玻璃体视网膜病变

家族渗出性玻璃体视网膜病变（familial exudative vitreoretinopathy，FEV）是常染色体显性遗传病。

（一）临床特点

颞侧周边部视网膜存在无血管区和增殖病变（图 5-4），新生儿期可看到牵拉性渗出性视网膜脱离。以后可发生晶状体后纤维增殖，视网膜毛细血管扩张，甚至有 Norrie 病变（先天性视网膜皱褶）。该病变双眼改变不对称，患者常无症状。

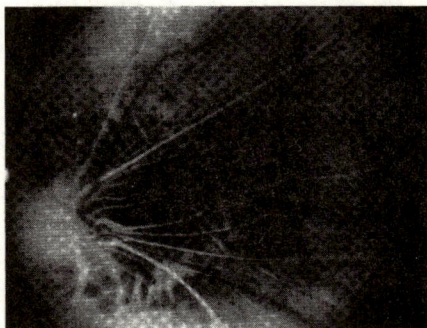

图 5-4　家族渗出性玻璃体视网膜病变

（二）鉴别诊断

早产儿视网膜病变：发生在低体重的早产儿，常有大量吸氧史。眼底周边部血管分化不良致无血管区，最初发生增殖性病变在颞侧周边。FEV 常发生无吸氧史的足月产儿。

（王　涛）

第三节　退化玻璃体异常

一、原发家族性淀粉样变性

原发家族性淀粉样变性（primary familial amyloidosis）可以影响到眼部，据报告眼部受累率达 8.4%。淀粉样物质可沉积在眼的小梁网、脉络膜，而大量的物质沉积在玻璃体内。

淀粉样物质经电镜和免疫组化分析证实为两种蛋白质。这种沉积可引起脏器的功能障碍，组织损害和萎缩。

（一）临床表现

1. 症状　突然的、进行性的视力下降、畏光、眼睑痉挛。

2. 眼部体征

（1）外眼和前段：眼外肌麻痹，双侧眼球突出，瞳孔不等大，对光反射迟钝。

（2）眼底：玻璃体充满无定形的白色或稍带黄色的物质。视网膜动脉旁可有渗出性出血，视网膜上有"棉絮"斑，可以存在周边部新生血管。

（3）全身体征：多发性骨髓瘤、巨球蛋白血症的改变，心脏受累时出现心律不齐、心力衰竭，还可能影响到肝、脾、肾、肾上腺、甲状腺等器官，出现相应的体征。

（二）诊断与鉴别诊断

1. 诊断依据　根据临床表现和活检。可进行诊断性玻璃体切割。

2. 鉴别诊断　星状玻璃体病变（asteroid hyalosis），玻璃体内混浊物为圆形、分散状，而原发家族性淀粉样变性玻璃体内混浊物形态无一定规则，有时伴有膜的形成。

（三）治疗与预后

全身系统病治疗，预后较差。

二、星状玻璃体病变

星状玻璃体病变（Asteroid hyalosis）又名"Benson disease"，常发生在老年人，发病率 1/200，单眼患病占 75%。糖尿病患者的该病发生率高于非糖尿病患者。混浊物的主要构成是脂肪酸和磷酸钙盐。

（一）临床表现

1. 症状　无明显症状，视力不受影响。

2. 眼底检查　玻璃体内散在白色、大小不等的卵圆形小体。星状小体小而分散（图5－5）。

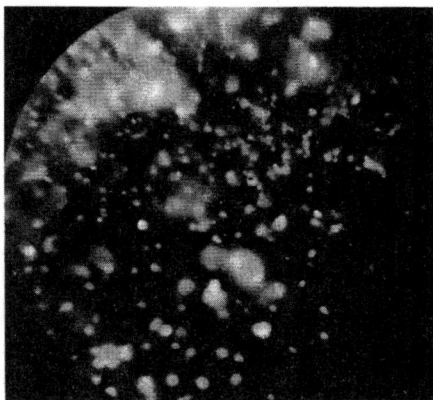

图 5－5　星状玻璃体病变

（二）鉴别诊断

与闪光性玻璃体液化症的鉴别详见下文。

（三）治疗

一般无需治疗。

三、闪光性玻璃体液化

闪光性玻璃体液化（synchysis scintillans）又名"眼胆固醇结晶沉着症"（cholesterolosis bulbi）比星状玻璃体病变少见。多为双侧。显微镜和化学检查玻璃体内混浊物为胆固醇结晶。

病因不清，多发生在 40 岁以前，与玻璃体外伤性损害或炎症损害有关。

（一）临床表现

1. 症状　无明显症状，视力无明显改变。

2. 眼部检查　裂隙灯或眼底镜检查，混浊物为金黄色的结晶小体。眼球转动时，混浊物自由飘动在液化的玻璃体腔内，眼球静止时，混浊物沉于玻璃体下方。

（二）鉴别诊断

星状玻璃体病变，多为单眼发病；无玻璃体液化，当眼球突然停止转动时，白色小点轻微移动回到原位，而不沉于玻璃体下方。

（三）治疗

无需治疗。

四、玻璃体后脱离

玻璃体后脱离（posterior vitreous detachment，PVD）常随年龄增长而多发，好发于高度近视患者，也可继发于玻璃体内炎症、出血、手术后的无晶状体眼、视网膜色素变性等疾患。

（一）临床表现

1. 症状　闪光感，眼前有蜘蛛网样黑影飘动。

2. 眼部检查　眼底镜下可见一环形致密的混浊圈，为玻璃体和视盘附着部撕开所致。裂隙灯检查可见玻璃体后部有一巨大的透明空腔（图5-6），眼球转动时玻璃体飘动度大。如果裂隙灯下见到玻璃体内烟灰状色素，应警惕视网膜裂孔和视网膜脱离的存在。

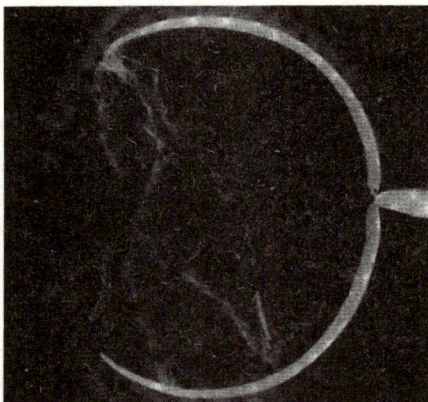

图5-6　玻璃体后脱离

（二）治疗与预后

玻璃体后脱离容易形成视网膜裂孔和视网膜脱离。玻璃体后脱离无需特殊治疗，但应仔细检查眼底，以便早期发现视网膜裂孔或视网膜脱离，及时进行治疗。

（郑　宇）

第四节　玻璃体出血

一、病因

玻璃体本身无血管，不发生出血。玻璃体出血（vitreous hemorrhage）多因内眼疾患和损伤引起，也可由全身性疾患引起。出血原因可分为以下几点：

1）视网膜裂孔（retinal break）和视网膜脱离（retinal detachment）。

2）玻璃体后脱离（PVD）。

3）视网膜血管性疾患伴缺血性改变

（1）增生性糖尿病视网膜病变（PDR）。

（2）视网膜中央静脉或分枝静脉阻塞（CRVO、BR-VO）。

（3）视网膜静脉周围炎（Eale病）。

（4）镰状细胞病（sickle cell disease）。

（5）早产儿视网膜病变（premature retinopathy）。

（6）黏滞性过高综合征：慢性白血病（chronic leukemia）。

（7）主动脉弓综合征（aortic arch syndrome）。

（8）颈动脉闭塞病（carotid occlusive disease）。

4）炎性疾患伴可能的缺血性改变。

（1）类肉瘤病（saroidosis）。

（2）视网膜血管炎（retinal vasculitis）包括小动脉炎。

（3）葡萄膜炎（uveitis）包括扁平部炎。

5）其他引起周边视网膜产生新生血管疾患。

（1）家族渗出性玻璃体视网膜病变（FEV）。

（2）Norrie病。

6）视网膜血管瘤（retinal angiomatosis）和视网膜毛细血管扩张（retinal telangiectasia）。

7）性连锁视网膜劈裂症（X－linked retinoschisis）。

8）Terson综合征（Terson syndrome）：蛛网膜下隙出血、眼内出血综合征。

二、临床表现

1. 症状 玻璃体出血量少时，患者可有飞蚊症感觉。出血量大时，视力可突然减退甚至仅有光感。

2. 眼底检查 检眼镜检查可见玻璃体中有血性浮游物，出血量大时整个眼底均不能窥见。

三、诊断

依据症状和眼底检查进行诊断。双眼患者应进行双眼眼底检查，以寻找病因。眼底不能窥见时应进行超声波检查，排除视网膜脱离和眼内肿瘤。也可令患者头高位卧床休息两天以后，再行眼底检查。

四、治疗与预后

（1）出血量少的不需特殊处理，可等待其自行吸收。

（2）怀疑存在视网膜裂孔时，令患者卧床休息，待血下沉后及时给予激光封孔或视网膜冷冻封孔。

（3）大量出血者吸收困难，未并发视网膜脱离的可以等候6个月，如玻璃体血仍不吸收时可进行玻璃体切割术，合并视网膜脱离或牵拉性视网膜脱离时，应及时进行玻璃体切割术。术后继续针对病因治疗。药物治疗效果不够满意。

玻璃体出血如果长期不吸收，可引起纤维增殖、机化，进而导致牵拉性视网膜脱离，可能并发或不并发裂孔，并引起白内障、继发青光眼等并发症。

（郑　宇）

第五节　玻璃体炎症

玻璃体是细菌、微生物极好的生长基，细菌等微生物进入玻璃体可导致眼内炎（endophthalmitis）。玻璃体炎症也可由寄生虫感染引起。

一、眼内炎

（一）病因

1. 内源性 病原微生物由血流或淋巴进入眼内或由于免疫功能抑制、免疫功能缺损而感染。如细菌性心内膜炎、肾盂肾炎等可引起玻璃体的细菌性感染。器官移植或肿瘤患者化疗后常发生真菌性感染，常见的致病菌为白色念珠菌。

2. 外源性

（1）手术后眼内炎：手术后眼内炎可发生在任何内眼手术以后，如白内障、青光眼、角膜移植、玻璃体切割和眼穿通伤修复等。最常见的致病菌为葡萄球菌。病原菌可存在于睑缘、睫毛、泪道内、手术缝线、人工晶状体等也可以成为感染源。

（2）眼球破裂伤和眼内异物。

（二）临床表现

1. 症状　内源性眼内炎症状为视力模糊；手术后细菌性眼内炎通常发生在术后 1 ~ 7d，突然眼痛和视力丧失。真菌性感染常发生在手术三周后。

2. 体征

（1）内源性感染通常从眼后部开始，可同时存在视网膜炎症性疾患。病灶发白，边界清楚，开始是分散的，以后变大，蔓延到视网膜前，产生玻璃体混浊。也可发生前房积脓。

（2）手术后细菌感染常有眼睑红肿，球结膜混合充血，伤口有脓性渗出，前房积脓或玻璃体积脓，虹膜充血。不治疗视力会很快丧失。

（3）手术后真菌感染常侵犯前部玻璃体，前部玻璃体表面积脓或形成膜，治疗不及时感染可向后部玻璃体腔和前房蔓延。

（三）诊断

（1）内源性感染诊断依据病史，身体其他部位感染灶的存在、治疗史等，患者血和尿的细菌及真菌培养结果有助于诊断。必要时可进行诊断性玻璃体切割。

（2）手术后虹膜睫状体炎症反应是常见的，但疼痛较轻。如果存在前房积脓或玻璃体混浊，应考虑细菌性感染。可取房水或玻璃体进行细菌和真菌培养。取房水标本从角膜缘切口进针，抽 0.1ml，取玻璃体标本可以从扁平部距角膜缘 2.5mm 处进针，抽 0.4 ~ 0.5ml。

（四）治疗

1. 抗生素使用　原则上抗生素的使用取决于细菌培养和药物敏感测定的结果，但最初的给药可基于房水和玻璃体革兰染色结果。给药途径：

（1）结膜下抗生素注射：革兰阴性菌：庆大霉素 2 万 IU。革兰阳性菌：头孢唑啉 100mg/0.25ml。

（2）全身抗生素使用：庆大霉素 1.5mg/kg（80mg/次），每 8h 一次肌内注射或静脉滴注。头孢唑啉 0.5 ~ 1.0g，每日 3 次，静脉滴注。

（3）局部点抗菌素眼药，对眼内炎的治疗作用，较前两种给药途径差。

（4）非真菌性感染治疗中，可合并使用激素，泼尼松 60 ~ 100mg/d。

（5）玻璃体内注药：庆大霉素 0.1 ~ 0.4mg，妥布霉素 0.45mg，头孢唑啉 2.25mg，克林霉素 250 ~ 450μg，给药容量不超过 0.2 ~ 0.3ml，多数医生不提倡重复注射。

2. 玻璃体切割术　玻璃体切割能排除玻璃体腔脓肿，清除致病菌，迅速恢复透明度，并且有利于前房内感染物质的排出，目前广泛用于眼内炎的治疗。手术开始时可先抽取玻璃体液进行染色和细菌培养，染色包括革兰染色、吉姆萨染色和特殊真菌染色，以便确定致病菌。

3. 抗真菌治疗　目前缺乏安全有效的抗真菌药物。全身用药有两性霉素 B、酮康唑和氟胞嘧啶。但两性霉素 B 和氟胞嘧啶的全身不良反应大，眼内穿透性差，不能有效地对抗真菌。因此真菌性眼内炎的最好诊断和治疗方法是玻璃体切割术。抗真菌药物的使用剂量如下：

氟胞嘧啶：口服 37.5mg/kg，每 6h 一次。

两性霉素 B：静脉滴注，开始时小剂量 0.10 ~ 0.25mg/kg，逐渐增至 1mg/kg，每日 1 次。玻璃体注药，5 ~ 10μg。眼药水：0.25%。

二、玻璃体寄生虫

玻璃体猪囊尾蚴病是我国北方地区引起眼内炎症的较常见病因。绦虫的卵和头节穿过小肠黏膜，亦可经血液进入眼内。

（一）临床表现

1. 症状 患者有时自己看到虫体变形和蠕动的阴影。并发眼内炎时视力下降。

2. 眼底检查 检查可见黄白色半透明圆形囊尾蚴（图5－7），大小1.5～6.0PD。强光照射可引起囊尾蚴的头部产生伸缩动作。头缩入囊内时可见致密的黄白色圆点、玻璃体混浊、视网膜脱离。

（二）诊断

依据眼内虫体的存在或ELISA绦虫抗体检查。

（三）治疗

玻璃体切割术取出虫体和玻璃体内炎性物质，修复视网膜。

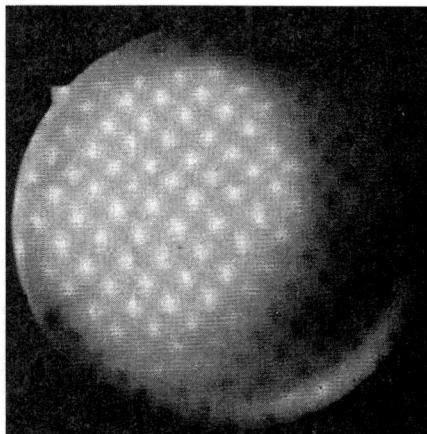

图5－7 玻璃体猪囊尾蚴并发视网膜脱离

（郑 宇）

第六节 增生性玻璃体视网膜病变

增生性玻璃体视网膜病变（proliferative vitreoretinopathy，PVR）是孔源性视网膜脱离的并发症。它曾被定义为"广泛性玻璃体收缩（massive vitreous retraction）"，"广泛性视网膜前收缩（massive preretinal retraction）"和"广泛性周边视网膜增生（massive penretinal proliferation）"。1983年国际视网膜学会命名委员会提议命名为增生性玻璃体视网膜病变。

一、病理过程

大多数人认为，PVR的发生起始于细胞的移行，主要是视网膜色素上皮细胞和神经胶质细胞。这些细胞移行到脱离的视网膜表面和下方，以及脱离的玻璃体后表面，然后增生形成膜。一般认为膜的收缩导致视网膜皱缩、固定皱褶及视网膜脱离。

二、分类

根据1983年国际视网膜学会命名委员会提出的分类法，视网膜脱离并发PVR分为A、B、C、D四级（表5－1，图5－8、9）。

表5－1 视网膜脱离并发PVR的分级

分级	程度	临床体征
A	轻度	玻璃体混浊有色素簇
B	中度	视网膜内表面皱缩，裂孔缘卷边，视网膜变硬，血管变形
C	重度	完全增厚的视网膜固定皱褶
C－1		达1个象限
C－2		达2个象限
C－3		达3个象限
D	超重度	固定皱褶达4个象限的视网膜全脱离
D－1		宽漏斗状
D－2		窄漏斗状
D－3		关闭的漏斗状（看不见视盘）

三、治疗

玻璃体切割术中用膜剥离的方法祛除视网膜表面的膜，部分影响中心视力的条索状视网膜下膜可通过视网膜切开，取出视网膜下膜。

某些药物，如地塞米松、正定霉素、5-FU 等被认为能够抑制膜的形成，有关这些药物在玻璃体腔应用的实验正在进行中。

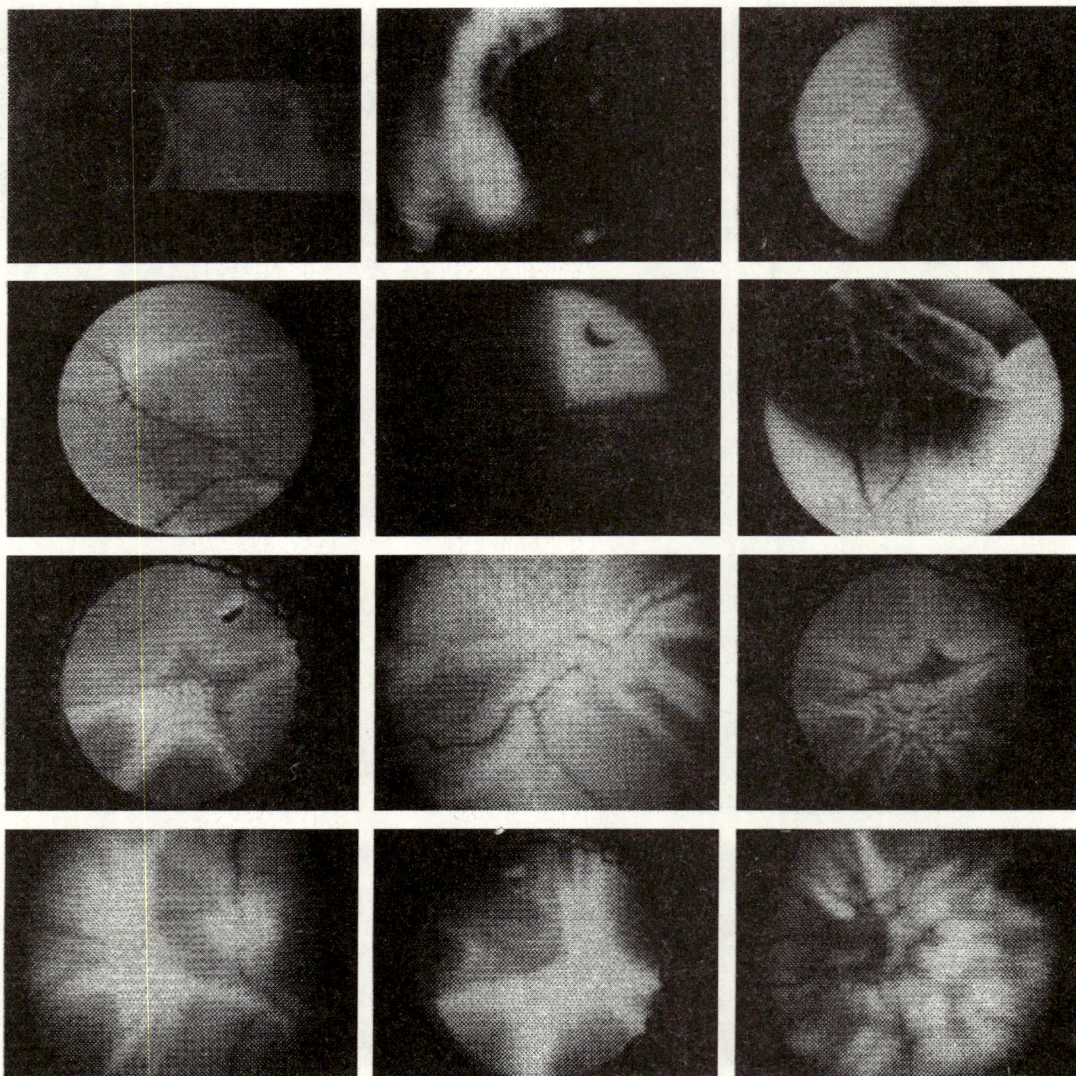

图 5-8　PVR 分类 A、B、C 期

第一行左图和中图：A 期，玻璃体内色素簇，右图：B 期，7 点位视网膜表面子午线方向皱缩；第二行左图：B 期，视网膜表面皱缩，中图：B 期，裂孔后缘卷边，右图：B 期，裂孔后缘卷边；第三行左图：C1 期，视网膜固定皱褶达一个象限，中图：C1 期，视网膜固定皱褶达一个象限，右图：C2 期，视网膜固定皱褶达两个象限；第四行左图：C2 期，视网膜固定皱褶达两个象限，中图：C3 期，视网膜固定皱褶达三个象限，右图：C3 期，视网膜固定皱褶达三个象限

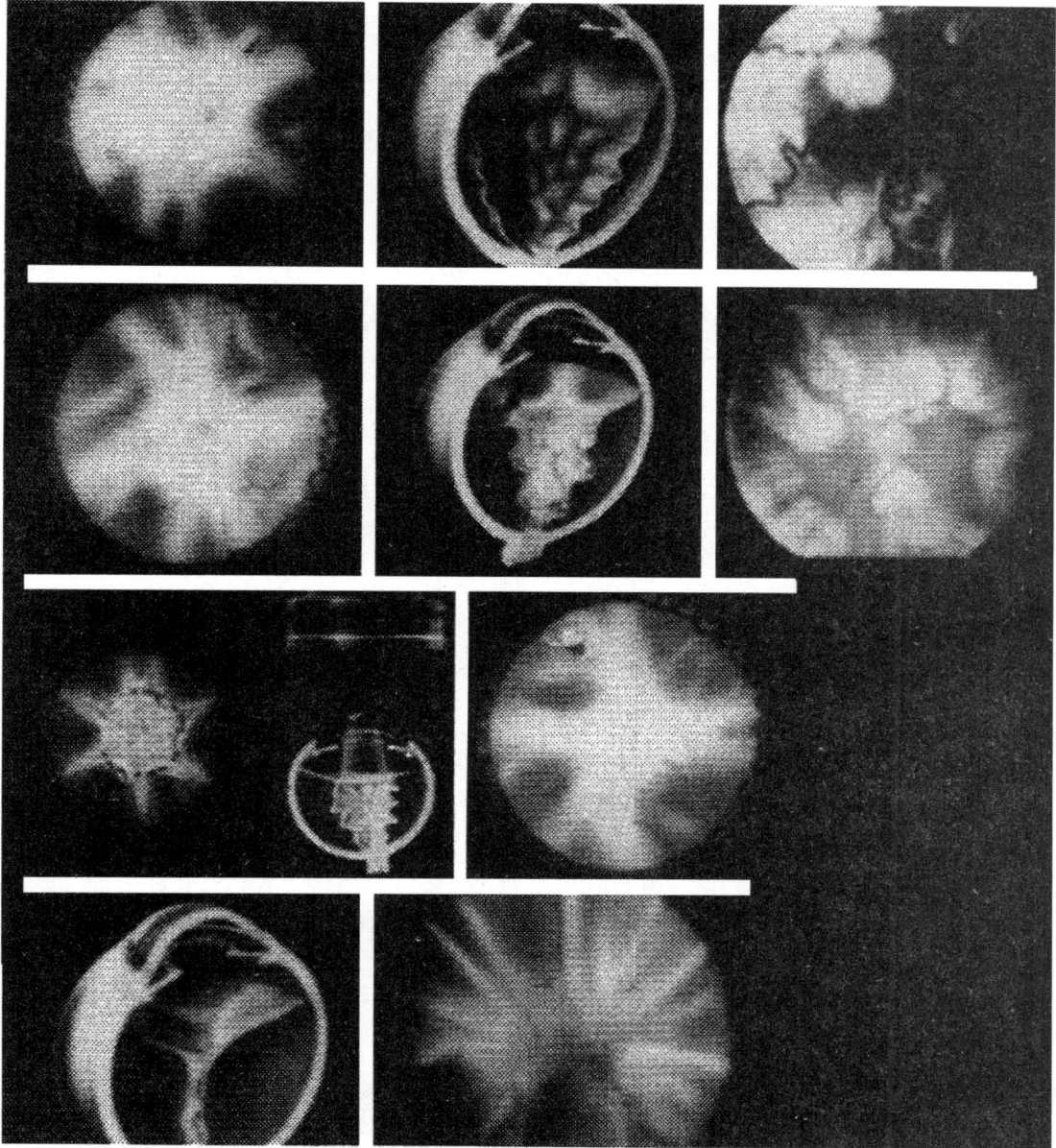

图 5 - 9　PVR 分类 D 期

第一行，PVR D1 期，视网膜固定皱褶达四个象限，呈宽漏斗状；第二行，PVR D2 期，视网膜进一步收缩呈窄漏斗状；第三行，左图：PVR D2 期，间接眼底镜下漏斗在 45°以内；右图：PVR D3 期，漏斗进一步变窄，看不到视神经盘；第四行，PVR D3 期，漏斗关闭，看不到视盘

（张　剑）

第六章

视网膜病

第一节　视网膜中央动脉阻塞

由于动脉痉挛、血栓形成或栓塞等原因使视网膜中央动脉主干或分支阻塞，血流中断时称为视网膜中央动脉阻塞。阻塞一旦发生，被供应区视网膜立即缺氧、坏死、变性，而使视力遭受严重破坏。

一、病因

致病原因有血管栓塞、血管壁的改变和血管外部受压。

（一）血管栓塞

血管栓塞主要为各种栓子堵塞动脉形成阻塞，常见的栓子有：

1. 胆固醇栓子　其为栓子中最常见的，主要来源于大血管有粥样硬化的患者，粥样斑坏死，溃疡暴露在血流中，含有胆固醇的物质脱落形成栓子进入视网膜动脉。这种栓子比较小，呈黄色闪光，可为单个，也可多发。阻塞程度依栓子大小而定。

2. 血小板纤维蛋白栓子　其常见于患心脏病和颈动脉阻塞的患者。血小板和纤维蛋白聚集在血管内皮粗糙面形成血栓性斑块，脱落后进入视网膜血流。这种栓子比较大，可完全堵塞视网膜血流，造成突然失明。

3. 钙化栓子　较少见，来源于钙化的主动脉瓣、二尖瓣，或来源于主动脉或颈动脉的粥样硬化斑。

（二）血管壁的改变

由于动脉硬化或动脉粥样硬化，血管内皮细胞受损，管腔变窄，易于形成血栓。各种炎症也可直接侵犯动脉壁产生动脉炎，血管炎症可使血管痉挛，也可使管腔阻塞。

（三）从外部压迫血管

各种导致眼压和眶压增高的原因，均可诱发动脉阻塞。

二、临床表现

（一）症状

视力突然丧失，甚至无光感。如为分支阻塞，则相当该分支区，产生视野缺损。

（二）体征

1. 眼底检查　视盘色变白，边缘模糊，压迫眼球在视盘上不能压出动、静脉搏动。视网膜动脉显著变细或伴有白线，血柱常间断成节段状或念珠状，视网膜呈急性贫血状，于眼底后极部呈乳白色混浊水肿。黄斑部见樱桃红点，此为本病典型表现。视网膜白色混浊可渐消散，眼底恢复红色但视网膜完全萎缩，视神经纤维变性。视盘因缺乏营养而萎缩呈苍白色，边缘整齐，血管呈白线状。中央动脉阻塞时很少伴有视网膜出血，如有出血，多因并发有小静脉血栓。如视网膜中央动脉的一个分支发生阻塞时，眼底改变和视功能的丧失，仅限于该分支所提供营养的视网膜区，如水肿波及黄斑中心凹时，可显

"樱桃红点"。

2. 荧光血管造影　中央动脉可呈现无荧光素灌注，视盘处的中央静脉可见逆行充盈，黄斑周围小动脉荧光充盈突然停止，如树枝被砍断样。数周后或不完全阻塞的病例，血流可完全恢复，荧光造影可无异常发现。

三、诊断

根据症状及眼底所见即可诊断。

（1）突然发生视力障碍。

（2）眼底视盘色苍白，动脉极细，血柱常间断呈节段状，后极部呈乳白色混浊水肿，黄斑部呈典型的樱桃红点。

四、鉴别诊断

本病应与下列疾病鉴别。

1. 眼动脉阻塞　发病率虽较低，但影响视功能却较严重，视力常降至无光感，视网膜乳白色混浊水肿更严重。部分患者看不到樱桃红点，这是由于脉络膜血供也受阻，视网膜内层和外层均无血液供应所致，病变晚期后极部特别是黄斑部有较重色素紊乱。

2. 缺血性视盘病变　视网膜动脉分支阻塞和不完全总干阻塞应与缺血性视盘病变鉴别，后者视盘病变区水肿，晚期色淡，视野也可为象限缺损，但常与生理盲点相连。荧光造影视盘充盈常不均匀，低荧光与高荧光对比较明显。

五、治疗

（一）治疗原则

（1）尽快给血管扩张药（局部及全身），以解除血管痉挛或将栓子推移到远端较小分支内。

（2）降低眼压，使动脉压阻力减小。

（二）常规治疗

1. 血管扩张药　局部及全身同时应用。

（1）亚硝酸异戊酯（每安瓿0.2ml）吸入，或硝酸甘油片0.3～0.6mg，舌下含化。根据病情，每日2～3次。

（2）妥拉苏林12.5mg～25.0mg，或阿刀平1mg，球后注射，每日1次。

（3）罂粟碱60～90mg，加入5%葡萄糖液或生理盐水500ml内，静脉点滴，每日1次，连续3d。

2. 降低眼压

（1）眼球按摩：用中等度的压力按摩眼球5～15s，然后突然放开5～15s，再重复上述动作，至少8～10min。

（2）前房穿刺术：在局部麻醉下以13号短针头或前房穿刺刀，在角膜缘4∶30或7∶30进针，刺向6点方向，放出前房水1～2滴。

（3）醋氮酰胺：开始静脉注射或口服500mg后，每6h口服250mg（同服等量碳酸氢钠），连服数日。

3. 高压氧　每日3次，每次2h。如无高压氧设备，可用氧气袋代替，装入95%氧气及5%二氧化碳混合气体，氧可缓解视网膜缺氧状态，二氧化碳可扩张血管。其可用于急性期患者，白天每小时吸1次，每次10min，晚上每4h1次。

视网膜动脉阻塞为眼科急症，必须分秒必争，积极抢救，在明确诊断后立即综合应用上述治疗措施：吸入亚硝酸异戊酯，或含服硝酸甘油片，球后注射妥拉苏林，静脉点滴罂粟碱。此外尚可反复间歇按摩眼球或行前房穿刺术。注射或口服醋氮酰胺以降低眼压，促使血管扩张。

（张　剑）

第二节　视网膜中央静脉阻塞

视网膜中央静脉阻塞多由于视网膜中央静脉主干或其分支发生血栓所致。根据阻塞部位不同，分为总干阻塞和分支阻塞。总干阻塞部位在筛板或筛板之后，分支阻塞部位总是在动静脉交叉处。

一、病因

（一）血管壁的改变

（1）视网膜动脉硬化在本病中占重要地位，最常发生阻塞的部位在筛板和动静脉交叉处。在筛板处视网膜中央动静脉被一共同的外膜包裹在一起，当动脉硬化时静脉受压，使管腔变窄，血流变慢甚至停滞，易于形成血栓。这种改变在动、静脉交叉处也可发生。

（2）静脉本身的炎症或炎症产生的毒素可使静脉壁增厚，内皮受损而形成血栓。

（3）外伤使静脉管壁直接受损也可产生阻塞。

（二）血液成分的改变

特别是其黏稠性的改变，如白血病、红细胞增多症及异常球蛋白血症等。

（三）静脉管壁受压致血流动力学改变

眼压升高在本病中占有一定地位。

本病常为多因素发病，既有血管异常，又有血液成分的改变或血流动力学异常的因素。

二、临床表现

1. 症状　突然发病，视力显著减退，晚期如并发新生血管性青光眼时有眼痛、头痛等。

2. 体征　眼底检查：视盘常有水肿，视网膜静脉扩张、迂曲，沿静脉有出血、渗出及水肿，黄斑部可有水肿。

3. 分型　Hayreh 根据临床及实验研究提出将视网膜静脉阻塞分为两型。

（1）缺血型：又称为出血性视网膜病变（简称 HR 型），为视网膜静脉阻塞的重型，故又称为完全性阻塞。

（2）非缺血型：又称为静脉郁滞性视网膜病变（简称 VSR 型），为视网膜静脉阻塞的轻型，故又称为不完全阻塞。

现将两型的主要改变，列表比较如表 6-1。

表 6-1　非缺血型与缺血型比较表

		非缺血型（VSR）	缺血型（HR）
视力		正常或轻、中度减退	明显减退，常低于 0.1
视野		中心正常或比较性暗点，周边正常	有中心暗点，周边缺损
眼底	早期	静脉怒张，后极部出血较少，常看不到棉絮状斑	静脉明显怒张，后极部出血较多，可见到棉絮状斑
	晚期	视盘及视网膜见不到新生血管	视盘及视网膜可见有新生血管
荧光血管造影		多数看不到视网膜毛细血管闭塞区	都可见视网膜毛细血管闭塞区
并发症		不发生眼新生血管	约75%的患者在两年内发生各种类型的眼新生血管
预后		好，一半以上视力可恢复正常	极坏，不能恢复正常视功能，约半数因新生血管青光眼而失明
ERG		正常	b 波低

三、诊断与鉴别诊断

（一）诊断

根据以下要点不难作出诊断。

（1）急性发病，视力显著减退，但不如动脉阻塞那样严重和骤然。

（2）视网膜静脉显著扩张、充盈、迂曲。

（3）沿静脉有出血、水肿及渗出等。

（二）鉴别诊断

1. 颈动脉阻塞性视网膜病变　视网膜中央静脉不全阻塞视网膜病变应与颈动脉阻塞性视网膜病变鉴别。由于颈动脉阻塞导致视网膜中央动脉灌注减少，致静脉压降低，静脉扩张，血流变慢，眼底可见少量出血、小血管瘤和新生血管。现将两者的鉴别列表如表6－2。

表6－2　颈动脉阻塞性视网膜病变与视网膜中央静脉阻塞视网膜病变的鉴别

	视网膜中央静脉不全阻塞	颈动脉阻塞病
视盘	出血多见 新生血管在时间久者很常见 水肿常见	出血较少 新生血管偶见 水肿绝对见不到
视网膜静脉	怒张，色深 管径规则	怒张，色深 管径不规则，部分可扩张成梭形或囊样
病变类型及其位置	出血，微动脉瘤，毛细血管扩张 在全眼底分布广泛，均匀 大的微动脉瘤是不常见的	出血，微动脉瘤，毛细血管扩张在眼底的中纬部 微动脉瘤一般较大
年龄及性别	多见于中年人	多见于中年以后的男性（约占75%）
视力障碍	症状较稳定，很少为阵发性的	症状不稳定，波动大，可有一时性黑矇，一过性视力模糊
合并存在的眼病	开角型青光眼 可并发新生血管性青光眼	视网膜栓塞如胆固醇栓子，纤维－血小板栓子，可并发新生血管性青光眼，眼球或眼眶的缺血性疼痛
合并存在的全身病	高血压	动脉粥样硬化可有一过性缺血性神经系统症状，如一过性肢体麻痹、一过性失语等
视网膜动脉压	正常	低

2. 糖尿病性视网膜病变　一般为双侧，出血散在，不如静脉阻塞多。血糖增高可以鉴别。

四、治疗

（一）治疗原则

从病因及抗血栓治疗入手。

（二）常规治疗

1. 病因治疗　进行全身检查，以发现可能的病因，并加以治疗。

2. 抗血栓治疗　治疗血栓的药物分为三大类，即阻止纤维蛋白形成的药物，促使纤维蛋白消散的药物，以及抗血小板聚集的药物。而活血化瘀中药则兼有以上三类药的作用，现分述如下：

1）抗凝血药：这类药物可阻止纤维蛋白的形成，如去纤酶，又称蝮蛇抗栓酶，是从蝮蛇毒液中分离出的蛇毒酶制剂，使纤维蛋白原下降而产生抗凝血作用，治疗前先查纤维蛋白原并先做皮试，如为阴性，按每千克体重给药0.005～0.012酶活力单位计算。将抗栓酶0.50～0.75酶活力单位溶于250ml生理盐水中静脉滴注，4～5h滴完。检查纤维蛋白原，当上升到150mg可再次给药。

2）纤溶制剂：这类药物能促使纤维蛋白消散。如尿激酶（简称UK）为纤溶酶原的激活剂，使之转变为纤溶酶，它具有水解纤维蛋白的作用，从而达到溶解血栓的效果。常用剂量：①静脉滴注：宜新鲜配制 5 000 ~ 10 000IU，溶于 5% ~ 10% 葡萄糖液或生理盐水 250 ~ 500ml 中，静脉滴注，5 ~ 10 次为一疗程（也有报告主张给较大剂量的，如第一天给 18 万 IU，第二、三天每天给 12 万 IU，以后再每天给 6 万 IU 两天）。②球后注射：100 ~ 500IU 溶于 0.5 ~ 1.0ml 生理盐水中，做球后注射，每日或隔日次，5 次为一疗程。

3）抗血小板聚集的药物：常用者有：①潘生丁，口服 25 ~ 50mg，每日 3 次。②阿司匹林，每天口服 40 ~ 80mg。

4）活血化瘀中药：对缩短病程，促进出血吸收及提高视力确有积极效果，以下三种可供选用。

（1）川芎嗪：40 ~ 80mg，加入 5% ~ 10% 葡萄糖溶液或生理盐水或低分子右旋糖酐 250 ~ 500ml，静脉滴注，每日 1 次，10 次为一疗程。

（2）丹参注射液 2ml（4g）×10 支，加入 5% ~ 10% 葡萄糖溶液或生理盐水 250 ~ 500ml，静脉滴注，每日 1 次，10 次为一疗程。

（3）葛根素 200 ~ 400mg，加 5% 葡萄糖溶液 500ml，静脉滴注，每日 1 次，10 次为一疗程。

（4）常用方剂：如血府逐瘀汤、补阳还五汤等，可随症加减。

5）血液稀释疗法：血液黏稠度增高是视网膜静脉阻塞发病的重要因素。此疗法最适用于血黏度增高的患者，其原理为降低红细胞压积，减少血液黏度，从而达到抗血栓形成的目的。方法是抽血 500ml 加 75ml 枸橼酸钠抗凝，高速离心，使血细胞与血浆分离，在等待过程中静脉滴注 250ml 低分子右旋糖酐，然后将分离出的血浆再输回给患者。10d 内重复此疗法 3 ~ 6 次，使红细胞压积降至 30% ~ 35% 为止，此疗法不适用于严重贫血患者。

3. 皮质类固醇治疗　对青年患者可能由炎症所致者可试用。

（1）氟美松 3mg，加强的松 0.5ml，球后注射，每周 1 次。

（2）强的松龙开始每日 30 ~ 40mg，以后随症状的好转而逐渐减量。

4. 激光治疗　目前多应用氩激光击射，其目的在于：①减少毛细血管渗漏，同时形成一屏障以阻止水肿扩散入黄斑。②封闭无灌注区，使新生血管萎缩，以预防玻璃体出血和新生血管性青光眼的发生。

总之，视网膜静脉阻塞的治疗，对青年患者特别由炎症所致者可用皮质类固醇治疗。中老年人多有高血压或动脉硬化，因血管狭窄，血液黏稠度增高和血液流变学改变所致的视网膜静脉阻塞，其中非缺血型的静脉郁滞性视网膜病变，以采用药物治疗为原则。对缺血型的出血性视网膜病变，除药物治疗外还需要激光凝固封闭无灌注区，使新生血管萎缩以预防玻璃体出血和新生血管性青光眼的发生。

（张　剑）

第三节　视网膜静脉周围炎

视网膜静脉周围炎（retinal periphlebitis）又称 Eales 病、青年复发性玻璃体出血。1882 年由 Henry Eales 首次报道。本病多见于青年男性，发病年龄以 20 ~ 30 岁为最多。多双眼发病，两眼多在一年内先后发病，且易复发。临床上主要表现为发生于视网膜周边部的闭塞性视网膜血管疾病。

一、病因

病因多种多样，多数人认为本病可能与结核有关。临床上观察发现虽然大多数患者有结核菌感染病史，但常无活动性结核病，仅有少数人在肺部、纵隔，或身体其他部位可查见陈旧结核病灶。推测其发病原因多为由结核菌素引起的 III 型变态反应。故对本病患者，应详细了解有无结核病史，或与结核患者长期接触的历史。这种患者结核菌素试验常为阳性。可疑者应做胸部 X 线检查以除外肺结核。

此外，某些局部病灶感染，如牙齿脓毒病灶、慢性扁桃体炎、中耳炎、鼻窦炎和皮肤脓肿等也为较常见病因。

二、临床表现

本病多双眼受累。患者自觉症状因受累血管的大小、出血量多少及部位而定。早期由于病变在周边部小血管且出血量不多、一般不影响视力，患者多无自觉症状或仅有轻微飞蚊症。当病变侵及较大血管，致使大量出血进入玻璃体，患者可突然发生视力严重下降，仅见手动或仅有光感。

眼底检查：在发病时散瞳进行眼底检查，常因玻璃体内有大量的积血，无法见到眼底红光反射或稍可见红光反射，看不见眼底。只有当玻璃体出血吸收或大部分吸收时，方能查清眼底发现病变。

视网膜血管的改变主要位于眼底周边部，视网膜周边部小静脉不同程度地迂曲扩张－管径不规则，可扭曲呈螺旋状或环状，静脉旁常伴有边缘不清、宽窄不一的白鞘，偶尔小动脉也受累。受累血管附近多有大小不同和数量不等的点片状或火焰状出血。也可见静脉旁有白色结节或不规则状渗出斑，有时渗出斑部分掩盖静脉，使其呈现似中断或切削状外观。上述改变最初只表现于眼底周边部的某支或某几支小静脉，随病情进展，病变可波及视网膜各象限周边部的小静脉，每支静脉及其附近均有相同病变，并渐向后部发展、波及更大的静脉。炎症活动期间，偶见同时并发发生脉络膜炎，这时则可见病灶附近尚有边界模糊的黄白色或灰白色渗出斑位于视网膜血管深面。部分静脉炎症可发展为分支静脉阻塞，主要位于有病变区域的分支小静脉。视网膜上的出血可局限于视网膜，也可穿破内界膜进入玻璃体。反复玻璃体出血者，待出血吸收后，检查眼底受累静脉管径恢复正常，但粗细不匀，有白鞘伴随，附近可有绒团状或海团扇状新生血管或吻合支形成。由于多次玻璃体出血，还可产生玻璃体视网膜增殖，机化纤维索条产生，这些索条收缩进一步可牵拉视网膜形成破孔和视网膜脱离。

另外，本病偶可侵犯一支或数支视网膜大静脉，致使其管壁扩张充盈，有较多出血和白色渗出，导致黄斑部视网膜水肿和星芒状渗出。视盘常有水肿充血。少数患者还可同时伴发虹膜睫状体炎。

眼底荧光血管造影改变主要为受累静脉管壁不规则、荧光素渗漏、组织染色、微血管瘤、毛细血管扩张、无灌注区和新生血管形成。几乎所有病例在眼底周边部均有不同程度的毛细血管无灌注区形成，随病程进展无灌注区边缘还可见微血管瘤、动静脉短路以及新生血管形成。

三、病理

急性期视网膜周边部小静脉壁及其周围组织有多形核细胞浸润。在慢性和晚期病例，静脉壁及其周围组织有淋巴细胞、浆细胞、上皮样细胞、偶有巨细胞浸润。这些细胞浸润形成结节，压迫血管壁使管腔变窄。炎性细胞也可侵犯管腔，使管腔部分或完全阻塞。也可由于血管内皮细胞增殖、突入管腔，血管壁玻璃样变增厚，使管腔变窄乃至完全阻塞。血管壁最终完全为纤维结缔组织所取代。

四、病程和预后

本病的临床特点是慢性和复发性。部分患者经过几次反复发作后，视网膜损害自行缓解，出血、渗出和水肿逐渐吸收，玻璃体出血大部分消失，仍可恢复较好视力。有些患者则反复发生玻璃体出血，往往在视网膜损害未完全静止之前，新的视网膜、玻璃体出血又有发生，可持续数年或数十年尚有活动性病变，由于反复发作后玻璃体积血机化，纤维组织增殖成为增生性玻璃体视网膜病变、牵拉性视网膜脱离等使视力难以恢复，终至失明。

应该指出的是，该病病程虽为慢性，但不同患者及不同眼别病情复发频率和严重程度不等。有的患者发作几次后自行停止，视力保持良好；而另一些则频繁发作，持续若干年。病情轻重也不等，轻症者仅有慢性静脉周围炎的改变，如静脉旁白鞘、色素紊乱而不发生新生血管和玻璃体出血，或玻璃体出血较少，数月后吸收、眼底和视力恢复正常。重症者则反复玻璃体出血、长时间不能吸收，导致新生血管或牵拉性视网膜脱离，甚至发生并发性白内障、虹膜红变和继发性青光眼等。

五、诊断

由于本病常为双眼受累，而且两侧病情程度也多不一致。因此若在临床上见到患者一眼有大量的玻璃体积血而无法查见眼底时,不管对侧眼有无症状均应充分散瞳检查眼底,尤其应详查周边部视网膜,如能在患者另眼周边部发现一处或数处静脉小分支病变,如迂曲扩张、管径不均、血管旁白鞘和(或)出血、渗出,即可作为本病的临床诊断依据。另外,对主诉飞蚊症的年轻患者也应常规详查眼底周边部,以早期发现本病。

六、治疗

(一)病因治疗

应尽可能查找病因,及时治疗。首先应进行全面体检和必要的化验室检查,如胸片检查有无结核或结节病;皮肤、口腔科等检查是否存在脓毒性病灶或溃疡等;如发现活动或陈旧性结核病灶,应给予规范的抗结核治疗。若仅有 PPD 试验阳性,则无论是否发现病灶,可试用一段时间的抗结核治疗,注射链霉素或口服异烟肼,或对氨柳酸钠 3~6 个月。也可行结核菌素脱敏疗法,以减轻复发程度。如怀疑为脓毒性病灶引起者,可清除可疑病灶,如龋齿、扁桃体炎、中耳炎、鼻窦炎等。

(二)一般治疗

大量玻璃体出血突然发生后,应嘱患者避免剧烈活动,卧床休息,包扎双眼或戴针孔眼镜限制眼球活动,半坐位让血液沉于玻璃体下部。同时多给患者安慰和解释,以消除由于视力急骤下降而产生的焦虑、恐惧心理。可给予口服凉血止血药物如云南白药、三七片、维生素 K 等;维生素 C 和路丁减低血管脆性;陈旧玻璃体出血可肌内注射碘制剂,或做离子透入以促进出血吸收。对于是否应用皮质激素,目前尚有争议。部分作者认为,近期有效,但长期应用反而会使病情迁延,最终效果不佳。

(三)光凝治疗

近年来,应用激光光凝封闭病变血管及毛细血管无灌注区等以阻止病变进展取得了较好的疗效。其方法是对周边部毛细血管无灌注区行散射光凝以消除视网膜的缺血缺氧区;对微血管瘤直接光凝;对扁平的新生血管先光凝其外周视网膜,然后直接击射在新生血管上,使其闭塞;但对新生血管比较饱满者则不能直接光凝,否则容易破裂出血,只能先行大面积散射光凝令其萎缩,再做直接光凝。

(四)玻璃体手术及眼内光凝

严重的玻璃体积血长期不吸收(大于 3 个月)和(或)有机化膜导致牵拉性视网膜脱离者,可行玻璃体切割术,同时进行眼内激光光凝。

(肖 华)

第四节 急性视网膜坏死

急性视网膜坏死综合征(Acute Retinal Necrosissyndrome,ARN)又称为桐泽型葡萄膜炎(Kirisawa uveitis)。本病于 1971 年由日本 Urayama 首次报道。近年来,随着玻璃体视网膜手术、电镜及分子生物学技术的进展,已基本确定本病是由疱疹病毒感染引起,临床上以视网膜坏死、视网膜动脉炎、玻璃体混浊和后期视网膜脱离为其特征。本病较为少见,主要发生于健康成年人,男女比例为 2∶1,单眼多于双眼,双眼 ARN 病例两眼发病间隔时间则多在 4~6 周之内。发病年龄有两个高峰,一为 20 岁,另一高峰则为 50 岁左右,前者主要为 HSV 感染,后者系 VZV 感染引起。除上述两种病毒外,巨细胞病毒(CMV)、带状疱疹病毒及水痘病毒亦可导致本病。

一、病因

尚未完全明了。大多数人认为与病毒感染有关。目前基本上已被确定的有单纯疱疹病毒(Herpes Simples Virus,HSV type 1 or 2)和水痘带状疱疹病毒(Varicella Zoster Virus,VZV)。这两种病毒,不仅在血清学方面取得根据,而且在急性期眼内容(房水、玻璃体)中培养并分离成功。但也有作者认为本病由病毒引起的观点还不能最后肯定,因为临床上发现疱疹病毒感染率很高,而急性视网膜坏死则罕见；有人将坏死视网膜的乳液注入猴和兔的视网膜下未能引起视网膜炎；本病患者血小板凝集功能亢进，因而有可能动脉血管内皮损害促进视网膜和脉络膜毛细血管闭塞，甚至小动脉闭塞，促进了本病的发生发展。此外，也有人认为本病有一定遗传背景，近年来通过 HLA 研究，支持了这一观点。

二、分 期

活动性视网膜炎一般持续 4~6 周，逐渐退行。临床上一般将本病分为 3 期：急性期、恢复期和终末期。也有人不主张分期，仅将本病分为轻型和重型。轻型者最后视网膜色素紊乱，残留萎缩灶和血管鞘；重型者有明显玻璃体混浊，大量视网膜增殖，玻璃体纤维化，牵拉性视网膜脱离，大多数最后眼球萎缩。

三、临床表现

多起病隐匿，早期仅觉轻度眼红、疼痛、怕光、眼前黑点飘动及视力模糊等。

眼部检查：轻者早期视力正常或仅有轻、中度下降；重者随时间进展视力严重下降。眼前节常表现为前葡萄膜炎，睫状充血，角膜后壁有细小后沉着或羊脂状沉着，房水 Tyndall 现象阳性，偶有纤维蛋白渗出或积脓。眼压也可能增高。随病程进展，约 2 周后出现本病典型的眼后节三联征。

1. 玻璃体炎　玻璃体内早期有细胞浸润，短期内混浊加重呈尘埃状。3~4 周后玻璃体机化膜形成。偶有玻璃体出血。由于玻璃体浓密混浊，致使检查时看不清眼底。

2. 视网膜血管炎　血管炎以小动脉炎为主，累及视网膜和脉络膜。临床上见视网膜动脉壁有黄白色浸润，管径粗细不匀，有的呈串珠状，随后动脉变窄、血管周围出现白鞘。可伴有视网膜出血，但不明显。同时部分小静脉也可有浸润、阻塞、出血和鞘化。少数病例血管炎可累及视神经，表现为视盘充血水肿、边界模糊，黄斑部出现水肿皱褶。

3. 周边部视网膜坏死灶　眼底周边部视网膜常有多发、局灶性的白色或黄白色浸润和肿胀病灶，呈多形性或圆形斑状，边界模糊、位于深层，偶可见于后极部。起初可仅限于一个象限，随病程进展可发展至整个眼底周边部。在重型者病变的高峰时期，黄白色渗出可扩大至中周部及后极部眼底。另外，眼底周边部还多伴有散在的斑点状出血。

视野检查早期正常，晚期变小或缺损。电生理检查早期 a 波、b 波降低或消失，提示感光细胞功能障碍。

4~6 周后，前节炎症减轻或消退。视网膜出血和坏死灶逐渐消退，留下色素紊乱和视网膜脉络膜萎缩灶，视网膜血管闭塞呈白线状。

发病 2~3 个月以后，玻璃体混浊加重，机化膜形成，机化收缩牵拉已萎缩变薄的视网膜，致使视网膜周边部形成多发性破孔，破孔大小不等、形状不规则，多位于邻近正常的视网膜病灶区边缘，导致约 75% 的患者发生牵拉性视网膜脱离。发生时间最早者为发病后 1 个月，大多数发生在发病后 2~3 个月。多为全视网膜脱离。视盘色白萎缩。黄斑呈退行性变或玻璃纸样变性，也可有黄斑破孔形成。

四、荧光血管造影

急性期眼底荧光血管造影发现视网膜动脉和脉络膜毛细血管床充盈迟缓；动脉可呈节段状充盈，静脉扩张；视网膜病灶处脉络膜荧光渗漏与遮蔽并存；视盘可有荧光素渗漏。晚期视盘染色，视网膜血管壁渗漏并有染色。由于视网膜周边部血管闭塞可产生毛细血管无灌注区。

缓解期及终末期视网膜萎缩病灶处因有色素沉着呈现斑驳状荧光斑，有的可融合成片，形成大片强荧光区。并见脉络膜荧光渗漏。

五、诊 断

根据本病典型的临床表现如急性发病、广泛的葡萄膜炎、闭塞性血管炎和眼底周边部多数黄白色渗出性病灶等特点应不难做出诊断。1994 年美国葡萄膜炎学会曾推荐如下标准作为本病的临床诊断依据。

（1）周边视网膜有单个或多个不连续的病灶：黄斑区病损虽然少见，如伴有周边视网膜病损则不应排除 ARN 的诊断。

（2）如不经抗病毒治疗，病灶进展迅速（边缘扩展或出现新病灶）。

（3）病变沿周缘扩大。

（4）闭塞性血管病变主要累及视网膜小动脉。

（5）前房及玻璃体有显著的炎症反应。

此外，并存有巩膜炎、视盘病变或视神经萎缩均支持本病的诊断，但并非诊断必需体征。

近年来，采取前房房水进行聚合酶链反应（Polymerase Chain Reaction，PCR）检测，可以发现病毒 DNA，为临床早期、快速诊治提供依据。

六、病理

病理改变显示在视网膜、脉络膜和视盘的血管周围（以动脉为主）有大量炎性细胞的弥漫性浸润，以淋巴细胞、浆细胞为主，急性期可有中性粒细胞，偶见嗜酸性粒细胞，并有纤维组织增生。以上病理改变也可波及巩膜和眼外肌。受累血管管壁增厚和玻璃体变性，管腔闭塞。晚期视网膜神经节细胞层和神经纤维层胶质增生，内核层增厚，外丛状层、外核层和杆锥细胞层以及视网膜色素上皮层广泛变性萎缩，色素增殖。玻璃膜纤维样变性。坏死区网膜除留有比较完整的血管系统外，其余组织结构已不可辨认。据报道，应用扫描电镜观察，可在不少患者的视网膜细胞、色素上皮细胞及视网膜血管内皮细胞中发现疱疹病毒颗粒。

七、治疗

（一）抗病毒治疗

抗病毒药无环鸟苷（Acyclovir）为治疗该病的首选药物。用法为每次 500mg 加入生理盐水 500ml 内缓慢静脉滴注，每 8h 1 次，连续 7d 为 1 个疗程。然后改用口服此药，每次 200mg，每 6h1 次，持续服用 6 周。可以防止另眼发病（双眼患病者，另眼大多在 6 周内发病）。研究证明无环鸟苷能有效抑制病毒活性而不损害正常细胞，但如果静脉给药 1 周后，炎症仍不能有效控制时，可改用丙氧鸟苷（Gancilovir），其剂量、用法、疗程、注意事项同无环鸟苷。

（二）抗凝治疗

由于本病易于发生血管阻塞，因此可同时口服乙酰水杨酸肠溶片以防止血小板凝聚，抑制血液的高凝状态，用法为每次 25mg，每日 3 次，饭后服用。

（三）糖皮质激素

对是否常规使用糖皮质激素存在争议。多数人认为在应用抗病毒治疗的前提下，可加用糖皮质激素做球周注射或口服，用法为地塞米松 2.5mg 与 2% 利多卡因（Lidocaine）0.5 ml，每日或隔日 1 次，共 3 ~ 6 次。如眼前节有炎症者，可用 0.5% 地塞米松水溶液滴眼、1% 阿托品眼液和（或）眼膏点眼。

（四）激光光凝及手术

由于现行的药物治疗并不能有效阻止视网膜脱离的发生，Duker 等人报道 75% ~ 91% 的本病患者在后期仍因视网膜脱离而丧失视力，因此多数作者主张早做激光光凝以阻止病损进展，预防视网膜脱离或使视网膜脱离区域局限于周边视网膜。但常因本病玻璃体混浊明显而妨碍施行有效光凝。为此，近年来，不少人采用联合手术治疗，包括经睫状体平坦部玻璃体切割、膜切除、视网膜下积液内引流、眼内激光及球内注射惰性气体或硅油眼内充填，使视网膜脱离复位率得到提高。Blumenkranz 曾对 16 只眼进行了玻璃体切割，巩膜环扎，冷凝和（或）光凝，注气或不注气联合手术，15 只眼视网膜复位，取得了较好的疗效。

（肖 华）

第五节　Coats 病

Coats 病又称为外层渗出性视网膜病变（external exudative retinopathy）或视网膜毛细血管扩张症（retinal telangiectasis）。1908 年由 Coats 首次报道。本病不很常见，但也并非十分罕见。多见于男性青少年，12 岁以下占 97.2%，女性较少。少数发生于成年人，甚至老年人。通常侵犯单眼，偶为双侧，左右眼无差异。Coats 曾将本病眼底镜下特征描述为：

（1）眼底有大量黄白色或白色渗出。

（2）眼底有成簇的胆固醇结晶沉着或（和）出血。

（3）血管异常，呈梭形、球形扩张，或呈纽结状、花圈状、扭曲状卷曲。

（4）某些病例最后发生视网膜脱离、继发性白内障、虹膜睫状体炎、继发性青光眼。

（5）本病青年男性多见，一般全身健康，无其他病灶。

以往曾将本病分为三种类型：第Ⅰ型为不伴有血管异常的渗出性视网膜病变。第Ⅱ型为伴有血管异常和出血的渗出性视网膜病变。第Ⅲ型出现动静脉交通和血管瘤。后来随着时代的进步尤其是眼底荧光血管造影技术在临床的应用，人们逐渐认识到第三种类型乃是另一类独立血管性疾病，应更名为 von Hippel 病，故不再归属于 Coats 病一类。1912 年 Leber 报告了发生于成年人的多发性粟粒状动脉瘤病（multiple miliary aneurysms），其特点是视网膜有微动脉瘤和环状渗出。目前大多数作者趋向于 Leber 的病例属于 Coats 病成人型。

一、病因和发病机制

本病病因尚不清楚。多数作者认为儿童和青少年 Coats 病系因先天视网膜小血管发育异常所致。据推测可能是由于视网膜小血管先天性发育异常，致使局部血管内皮细胞屏障作用丧失，血浆内成分自血管内大量渗出并蓄积于视网膜神经上皮下，导致视网膜组织大面积损害。成年患者的成因则更为复杂，除有先天性血管异常因素外，可能还有其他原因。如检测发现有的患者血中胆固醇偏高、曾有葡萄膜炎史，推测炎症可能为其诱因。也有人发现本病患者类固醇物质分泌量超过正常，糖耐量曲线延长，显示肾上腺皮质功能亢进，故认为内分泌失调和代谢障碍可能在成人型 Coats 病的发生发展中也发挥了一定的作用。

二、临床表现

本病视力的减退因黄斑受损害的迟早和程度而表现不同。早期病变位于眼底周边部，黄斑部未受损害，视力不受影响，故常无自觉症状。加之多系单眼，又多发生在儿童和青少年，故常不为患者自己发觉，直至视力显著下降或瞳孔出现黄白色反射，或眼球外斜才来就诊。

眼前节检查无阳性体征，屈光间质清晰，眼底检查视盘正常或略充血。视网膜上有单个或多个大片黄白色或白色渗出斑块，病变开始可出现于眼底任何部位，但以颞侧，尤其围绕视盘和黄斑附近的后极部常见；面积大小不等，形态不规则，可局限于一二个象限，或遍及整个眼底。渗出多位于视网膜血管下面，浓厚者有时可遮盖血管。隆起度不一，自不明显到十余个屈光度不等。有时渗出物排列成半环状或环状，则称为环状视网膜病变（circinateretinopathy）。在渗出斑块的表面和周围常见发亮小点状的胆固醇结晶小体，深层暗红色片状出血，散在或排列成环状的深层白色斑点，偶可见色素沉着。病灶区内视网膜血管异常显著。早期血管病变多位于颞侧周边部，也可见于鼻侧或其他象限。表现为视网膜第二或第三分支以后的小血管，动静脉均有明显损害，尤以小动脉明显。血管管径不规则，周围有白鞘，扩张纡曲，管壁呈囊样、梭形瘤样扩张，或排列呈串珠状。也可呈螺旋状或纽结状迂曲。可有新生血管和血管间短路交通形成。病变位于黄斑区附近者可侵犯黄斑，产生黄斑水肿和星芒状渗出，重者晚期黄斑形成机化瘢痕。

由于血管异常是视网膜下产生大片渗出及出血等病变的基础。故病变的进展速度主要与视网膜血管异常的程度和范围有明显关系。而且整个病程缓慢进行，病变时轻时重，晚期大块渗出增多可占据整个眼底，引起视网膜局部或全部球型脱离，脱离网膜外观呈现黄白色发灰暗或略带青灰颜色。不少病例大块渗出使视网膜高度隆起至晶体后囊，出现白色瞳孔，酷似视网膜母细胞瘤。最后视网膜下和视网膜内渗出机化，被瘢痕组织代替。有的病例发生视网膜血管大出血，出血进入玻璃体，导致玻璃体积血，后期机化形成增殖性玻璃体视网膜病变。晚期可并发虹膜睫状体炎，并发性白内障或继发性青光眼，最后眼球萎缩。

眼底荧光血管造影对本病具有极为重要的诊断价值，造影可以发现检眼镜检查无法发现的视网膜大片毛细血管扩张的特征性改变。但却往往因为患者年幼，不能配合检查；或者早期未发现病变，就诊时病变已非常严重（如发生了渗出性视网膜脱离或大量的玻璃体出血）致无法看清眼底，影响造影质量。眼底荧光血管造影典型的表现为血管异常改变，病变区小血管、毛细血管扩张迂曲，管壁呈现纺锤状、串珠状或囊样扩张。不少患者视网膜毛细血管床闭塞，形成大片无灌注区。在无灌注区附近可见微血管瘤和动静脉短路。但不论是否存在视网膜毛细血管无灌注区，视网膜新生血管形成却很少见。整个造影过程中，异常血管渗漏明显，晚期病变区可因荧光素染色呈现大片强荧光。大片出血则呈遮蔽荧光。大片渗出则因位于视网膜外丛状层对视网膜荧光不产生明显影响。如黄斑部受损可呈现不完全的或完全的花瓣状或蜂房样高荧光；若晚期已有瘢痕机化，则造影早期表现为局部的遮蔽背景荧光，后期瘢痕着染呈强荧光（图6-1）。

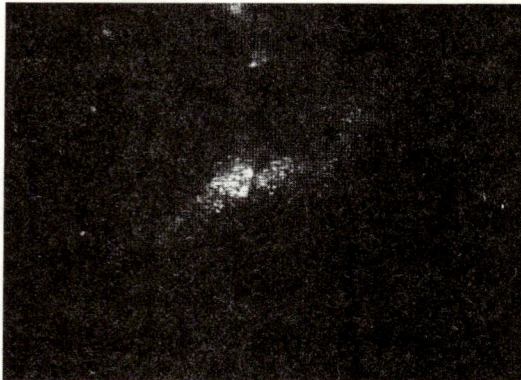

图6-1 Coats病彩色像示视网膜上多数渗出

三、诊断与鉴别诊断

根据本病患者的典型表现，不难做出临床诊断。但应将本病与视网膜母细胞瘤、早产儿视网膜病变、转移性眼内炎等多种发生于儿童期并出现白瞳症的眼病鉴别。其中，尤以与视网膜母细胞瘤的鉴别特别重要，因为如果不慎将视网膜母细胞瘤误诊为Coats病，则将延误对视网膜母细胞瘤的治疗而危及患儿生命。

（一）视网膜母细胞瘤

多见于儿童，晚期病变常发生灰白色视网膜脱离，令瞳孔区出现"猫眼"状反光，较易与Coats病混淆。由于二者治疗手段迥异，预后截然不同，故需特别加以区别。视网膜母细胞瘤病程发展较快，网膜呈灰白隆起，有卫星样结节，出血少，有钙质沉着，网膜上看不到视网膜异常血管和血管瘤等Coats病特有的血管异常及毛细血管扩张等血管改变。应用超声波检查发现实质性肿块回波。

（二）早产儿视网膜病变（晶状体后纤维增生，Terry综合征）

多发生于接受过高浓度氧气治疗的早产儿，氧对未成熟视网膜，即未完全血管化的视网膜引起原发的血管收缩和继发的血管增殖。常在生后2～6周双眼发病。早期视网膜小动脉变细，静脉迂曲扩张，新生血管形成。此后全部血管扩张，视网膜水肿、混浊、隆起、出血，隆起部可见增生的血管条索，向玻璃体内生长。晚期玻璃体内血管增生，结缔组织形成，牵引视网膜形成皱褶，重则晶体后可见机化膜，散瞳后可见被机化膜拉长的睫状突。参考病史可供鉴别。

（三）转移性眼内炎

常继发于全身急性感染性疾病，特别是肺部感染。但患者眼前节常有不同程度的炎症表现，如角膜后壁沉着、前房水闪光阳性，瞳孔缩小等葡萄膜炎体征。且眼底检查无 Coats 病的血管异常改变。

（四）糖尿病性视网膜病变

有时见大片或环状脂质渗出及微血管异常，但糖尿病患者有全身糖尿病的病史、症状和体征，常为双眼发病。

四、病理

由于近年来眼科各种诊疗技术的进步，文献中有关本病组织病理学检查的报道很少，且多为晚期病例。但人们发现无论何种类型，本病的病理改变基本相同，即由于视网膜血管的异常，导致视网膜多层次、大面积的继发性损害。

曾有人应用电镜对一例早期 Coats 病例进行了观察。发现视网膜血管内皮细胞有空泡、变性，病变严重处尚可见内皮细胞层完全消失，血管壁外围仅存神经胶质。Farkes 则观察到该病视网膜下渗出物的成分与血浆成分相同。

晚期病例则呈现视网膜神经上皮层广泛脱离，脱离的视网膜下充满血性和蛋白质性渗出液，有大量泡沫细胞和胆固醇结晶空隙，以及吞噬脂质的巨噬细胞。视网膜血管扩张、血管壁增厚、玻璃样变。PAS 染色显示内膜下有阳性的黏多糖沉积。血管内皮细胞增生变性，使血管变窄甚至闭塞。还有的血管内皮细胞脱落、屏障功能消失，血液外溢。血管周围有明显的慢性炎性细胞浸润，主要为大单核细胞和淋巴细胞。脉络膜也可有慢性炎性细胞浸润。随病变的发展，后期视网膜内、视网膜与脉络膜间的渗出物逐渐被纤维结缔组织取代。视网膜色素上皮细胞也增殖、变性和脱落。最终视网膜完全纤维化。

五、治疗

（一）药物治疗

由于本病病因不明，目前仍无有效的药物治疗。激素治疗效果不确切，虽可在一定程度上促进渗出和水肿的吸收，使病情获得暂时缓解，但停药后病变仍继续发展。

（二）光凝疗法

激光治疗主要用于病变尚较为局限的早中期病例，此时神经上皮下积液不多，效果较好。光凝的目的是使视网膜异常血管闭塞，视网膜内和（或）视网膜下渗出减少，使病变区由脉络膜视网膜瘢痕取代。一般选用黄绿激光，激光参数一般为 $200 \sim 500 \mu m$，时间 $0.2 \sim 0.5s$，调整能量从低能级逐渐增大至视网膜出现中白外灰反应斑为度。播散性光凝整个血管病变区，包括毛细血管无灌注区及有渗漏的视网膜。对于粗大如瘤样扩张的异常血管，可局部联合直接光凝。随着异常血管的萎缩以及视网膜缺氧状态得到改善，视网膜的水肿、出血和渗出随之逐渐消退，一般渗出常于光凝后 $4 \sim 6$ 周开始吸收，完全消退则要一年以上。

由于本病病程呈慢性进行性发展，复发率很高，在治疗结束后随访过程中，应该定期进行眼底荧光血管造影检查，及时发现残留或新出现的异常血管，进行补充光凝。

（三）冷凝或电凝疗法

如果渗出性视网膜脱离严重，视网膜下积液太多，单用激光疗法效果欠佳，可单独使用或与激光合并使用，可取得一定效果。

（四）其他

对本病的并发症如继发性青光眼或白内障等，可根据具体病情考虑手术治疗方案。

（肖　华）

参考文献

[1] 赵堪兴，杨培增，姚克．眼科学［M］．北京：人民卫生出版社，2013.

[2] 陈文涛．综合治疗小儿斜视的临床效果观察［M］．中国医药指南，2012，10（26）：471－472.

[3] 许纲．小儿斜视须重视［M］．江苏卫生保健：今日保健，2015（5）：31.

[4] 谢静．婴幼儿先天性白内障研究进展［M］．临床眼科杂志，2011，19（6）：566－569.

[5] 葛坚，刘奕志．眼科手术学［M］.3版．北京：人民卫生出版社，2015.

[6] 李娟娟，李燕．视网膜中央动静脉并发阻塞的临床观察［M］．中华眼底病杂志，2013，29（6）：563－566.

[7] 雷曼．眼科检查与诊断手册［M］.8版．北京：人民军医出版社，2015.

[8] 刘家琦，李凤鸣．实用眼科学［M］．北京：人民卫生出版社，2012.

[9] 刘庆淮，方严．视盘病变［M］．北京：人民卫生出版社，2015.

[10] 王宁利．整合眼科学［M］．北京：人民卫生出版社，2014.

[11] 张舒心．青光眼治疗学［M］.2版．北京：人民卫生出版社，2011.

[12] 李凤鸣，中华眼科学［M］．北京：人民卫生出版社，2014.

[13] 葛坚．临床青光眼［M］.3版．北京：人民卫生出版社，2016.

[14] 徐亮，吴晓，魏文彬．同仁眼科手册［M］．第二版．北京：科学出版社，2011.

[15] 高占国．眼眶病临床实践与思考［M］．北京：人民卫生出版社，2014.

[16] 管怀进．眼科手术操作技术［M］．第二版．北京：科学出版社，2012.

[17] 北京协和医院．眼科诊疗常规［M］．北京：人民卫生出版社，2013.

[18] 王建国，米会婷．白内障与青光眼［M］．北京：中国医药科技出版社，2014.

[19] 董方田．眼科诊疗常规［M］．北京：人民卫生出版社，2013.

[20] 黎晓新．现代眼科手册［M］.3版．北京：人民卫生出版社，2014.

[21] 王康孙．眼科激光基础与临床［M］．北京：上海科技教育出版社，2008.

[22] 庞秀琴．同仁眼外伤手术治疗学［M］．北京：北京科学技术出版社，2016.

[23] 林玉华，王金生，孙丽红，等．原发性闭角型青光眼小梁切除术不同切口位置术后临床评效［M］．牡丹江医学院学报，2012，33（1）：41－42.

[24] 刘素平，周妤．影响糖尿病性白内障患者早期诊治的原因分析［M］．包头医学院学报，2016，32（2）：107－109.

[25] 徐国兴．激光眼科学［M］．北京：高等教育出版社，2011.

[26] 任霞，贺经，冯延琴．原发性开角型青光眼治疗进展［M］．国际眼科杂志，2016，16（3）：458－461.

[27] 张承芬．眼底病学［M］.2版．北京：人民卫生出版社，2010.